U0353274

香江哲学丛书

丛书主编 黄　勇　王庆节

当代医疗
与儒家思想

范瑞平　著

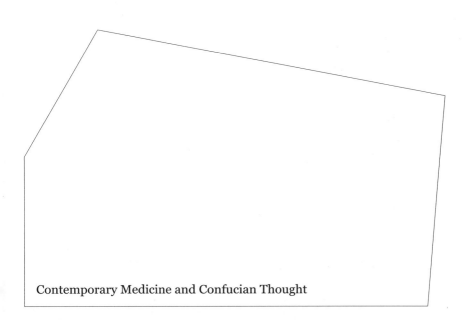

Contemporary Medicine and Confucian Thought

中国出版集团
东方出版中心

图书在版编目（CIP）数据

当代医疗与儒家思想 / 范瑞平著. 一上海: 东方
出版中心, 2024.3
（香江哲学丛书 / 黄勇, 王庆节主编）
ISBN 978-7-5473-2355-7

Ⅰ.①当… Ⅱ.①范… Ⅲ.①医疗保健-关系-儒家
-哲学思想 Ⅳ.①R197.1 ②B222.05

中国国家版本馆 CIP 数据核字(2024)第 047564 号

当代医疗与儒家思想

著　　者　范瑞平
译　　者　刘海立
丛书策划　刘佩英
责任编辑　肖春茂
装帧设计　周伟伟

出 版 人　陈义望
出版发行　东方出版中心
地　　址　上海市仙霞路 345 号
邮政编码　200336
电　　话　021-62417400
印 刷 者　山东韵杰文化科技有限公司

开　　本　890mm×1240mm　1/32
印　　张　15.625
字　　数　343 千字
版　　次　2024 年 3 月第 1 版
印　　次　2024 年 3 月第 1 次印刷
定　　价　118.00 元

总　序

　　《香江哲学丛书》主要集录中国香港学者的作品，兼及部分在香港接受博士阶段哲学教育而目前不在香港从事哲学教学和研究的学者的作品，同时也集录与香港邻近并在文化上与香港接近的澳门若干大学哲学学者的著作。

　　相对于内地的城市来说，香港及澳门哲学群体较小。在由香港政府直接资助的八所大学中，实际上只有香港中文大学、香港大学、香港浸会大学和岭南大学有独立的哲学系；香港科技大学的哲学学科是其人文社会科学学院中人文学部的一个部分，而香港城市大学的哲学学科则在政治学和行政管理系；另外两所大学——香港理工大学和香港教育大学，虽然也有一些从事哲学教学和研究的学者，但大多在通识教育中心等。而且即使是这几个独立的哲学系，跟国内一些著名大学的哲学院系动辄六七十、七八十个教员相比，规模也普遍较小。香港中文大学的哲学系在全港规模最大，教授职称（包括正教授、副教授和助理教授）的职员也只有十四人，即使加上几位全职的高级讲师，也不到二十人。岭南大学是另一个有十位以上哲学教授的大学，其他几所大学的哲学教授的数量都是个位数。相应地，研究生的规模也不大。还是以规模最大的香港中文大学为例,硕士和博士项目每年招生加起来就是十个人左右,其他学校则要少很多。

当然这并不表示哲学在香港不发达。即使就规模来说,虽然跟内地的大学无法比,但香港各高校的哲学系在国际上看则并不小。即使是在(至少是某种意义上)当今哲学最繁荣的美国,除了少数几个天主教大学外(因其要求全校的每个学生修两门哲学课,因此需要较多的教师教哲学),几乎没有一个大学的哲学系,包括哈佛、耶鲁、普林斯顿、哥伦比亚等常青藤联盟名校成员,也包括各种哲学排名榜上几乎每年都位列全世界前三名的匹兹堡大学、纽约大学和罗格斯大学,有超过二十位教授、每年招收研究生超过十位的,这说明一个地区哲学的繁荣与否和从事哲学研究与教学的人数多寡没有直接的关系。事实上,在上述一些大学及其系科的世界排名中,香港各大学哲学系的排名也都不低。在最近三年的 QS 世界大学学科排名中,香港中文大学哲学系都名列亚洲第一(世界范围内,2017 年排 30 名,2018 年排 34 名,2019 年排 28 名)。当然,这样的排名具有很大程度的主观性、随意性和多变性,不应过于重视,但至少从一个侧面也反映出某些实际状况,因而也不应完全忽略。

香港哲学的一个显著特点,同其所在的城市一样,即国际化程度比较高。在香港各大学任教的哲学教授大多具有美国和欧洲各大学的博士学位;在哲学教授中有相当大一部分是非华人,其中香港大学和岭南大学哲学系的非华人教授人数甚至超过了华人教授,而在华人教授中既有香港本地的,也有来自内地的;另外,世界各地著名的哲学教授也经常来访,特别是担任一些历史悠久且享誉甚高的讲席,如香港中文大学哲学系每个学期或至少每年为期一个月的唐君毅系列讲座,新亚书院一年一度的钱穆讲座、余英时讲座和新亚儒学讲座;在教学语言上,除香港中文大学的教授可以自由选择英文、普通话和粤语外，其他大学除特殊情况外一律用英文授课，这为来自世界各地的学生在香港就读，包括就读哲学提供了方便。但更能体现这种国际化的是香港哲学教授的研究课题与世界哲学界直接接轨。

香港哲学研究的哲学传统主要包括中国哲学、分析哲学和欧陆哲学，其中香港中文大学在这三个领域的研究较为均衡，香港大学和岭南大学以分析哲学为强，香港浸会大学侧重宗教哲学和应用伦理学，而香港科技大学和香港城市大学虽然哲学项目较小，但突出中国哲学，即使很多学者的研究是跨传统的。以中国哲学为例，钱穆、唐君毅和牟宗三等缔造的新亚儒学传统将中国哲学与世界哲学，特别是西方哲学传统连接了起来，并得到劳思光和刘述先先生的继承和发展。今日的香港应该是世界上（能）用英语从事中国哲学研究的学者最多的一个地区，这些学者中包含那些主要从事分析哲学和欧陆哲学研究的，但也兼带研究中国哲学的学者。这就决定了香港的中国哲学研究大多具有比较哲学的特质：一方面从西方哲学的角度对中国哲学提出挑战，从而促进中国哲学的发展；而另一方面，则从中国哲学的角度对西方哲学提出问题，从而为西方哲学的发展作出贡献。相应地，香港学者对于分析哲学和欧陆哲学的研究，较之西方学者在这些领域的研究也有其特点和长处，因为他们在讨论西方哲学问题时有西方学者所没有的中国哲学传统可资利用。当然也有相当大一部分学者完全是在西方哲学传统中研究西方哲学，但即使在这样的研究方式上，香港哲学界的学者，通过他们在顶级哲学刊物发表的论文和在著名出版社出版的著作，可以与西方世界研究同样问题的学者直接对话、平等讨论。

香港哲学发达的另一个方面体现在其学院化与普及化的结合。很多大学的一些著名的系列哲学讲座，如香港中文大学新亚书院每年举办的钱穆讲座、余英时讲座、新亚儒学讲座都各自安排其中的一次讲座为公众讲座,在香港中央图书馆举行。香港一些大学的哲学教授每年还举办有一定主题的系列公众哲学讲座。在这些场合,往往都是座无虚席,到问答阶段,大家都争相提问或者发表意见。另外,还有一些大学开办自费的哲学硕士课程班,每年都有大量学生报名,这些都说明:香港浓厚的哲学氛围有很强的社会基础。

由于香港哲学家的大多数著作都以英文和一些欧洲语言出版,少量以中文出版的著作大多是在台湾和香港出版的,内地学者对香港哲学家的了解较少,本丛书就是要弥补这个缺陷。我们希望每年出版三到五本香港学者的哲学著作,细水长流,经过一定的时间,形成相当大的规模,为促进香港和内地哲学界的对话和交流作出贡献。

王庆节　黄勇

2019 年 2 月

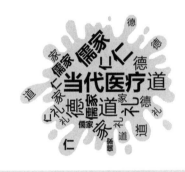

前
言

**医疗召唤道德，
传统面对当下**

医疗关乎每个人的生老病死和每个家庭的悲欢离合,常常成为社会讨论的焦点。医疗问题具有鲜明的伦理实践特点:医学伦理学难免嵌入有血有肉的案例叙事和细节描绘,而不仅仅是普遍而冷静的原则应用;它关注客观的疾病状况、需要和利益,而不仅仅是主观的感受和欲望;它涉及高技术的专业行动和责任,而不仅仅是外行的期待和行政的干预;它势必引向人际伦理和社会正义的追求,而不仅仅是个人品德和理想的探索。这些特点,在当代医疗中变得尤为突出和尖锐,常常形成一系列迫在眉睫的道德挑战,难怪40年前西方哲学家曾经惊叹"医学挽救了伦理学的生命"(Toulmin,1982)。的确,医学伦理学问题不再让伦理学家们可以舒舒服服地躺在抽象理论的象牙塔中一味分析概念、远离实际、"隔岸观火"。涵盖新的生命技术问题以及传统医学问题研究的生命伦理学(bioethics)已经成为当代西方学术的显学,而这门学科(显然具有交叉学科性质)依然是以哲学伦理学为中心的。

中国的情况似乎略有不同。一方面,当代医疗问题在中国社会同样紧迫复杂,呼唤着道德的关注和适当的应对。但另一方面,中国学界存在着一个重要争论：我们是否应该全盘接受西方主流的原则主义理论［例如比彻姆（Tom Beauchamp）和丘卓斯（James Childress）的"四原则"理论］来研究和解决我们的医疗问题。本人一直主张我们不应该照搬照抄西方的学说，而是应该基于自己的伦理传统来建构新的理论。二十多年来，同香港与内地的一些志同道合的同事主办《中外医学哲学》期刊（于1997年创刊），组织"建构中国生命伦理学"年会（已办17届），包括个人推出的《当代儒家生命伦理学》（北京大学出版社，2011），都属于这一范围的努力。

但此事说易行难，因素很多，这里可以提到其中两个因素。其一是，中国的哲学家们大都忙于哲学史或思想史研究，关注现实伦理问题的不多，研究生命医学伦理问题的人就更少了。少数关注现实问题的中国哲学家，着力点往往还放在宏观的政治社会哲学问题上，缺乏对"微观"问题在当今中国现实肌理中的观察和分析。加之，关注应用伦理问题（包括生命伦理问题）的哲学家们，常常采取的还是一种"拿来主义"的西化态度。另一个困难因素在于，区分中国伦理传统中哪些思想是好的、哪些是对解决当代问题有帮助的、哪些是应该得到辩护的（同时哪些是坏的、哪些是对解决当代问题没有帮助的、哪些是应该受到摒弃的），需要深入探索和重构，也需要同西方传统和社会进行切实的比较和反思。这可能正是我们所经历的"传统面对当下"问题的一个重点：我们既不该全盘西化，也不该食古不化。这一学术行程依然充满艰辛和不确定性。

本书题为"当代医疗与儒家思想"，主体内容来自近年来发表的一些英文论文（详见本文下面的附录），分为六个部分（医疗决策、医疗制度、医疗科技、器官医疗、精神医疗、老年医疗）共二十一章。首先由刘海立帮助将英文翻译为中文，然后由我对译文进行修订。这类论文的翻译着实不易，海立的工作做得十分认真，总体质量不错，但我的修订任务不只在于改正个别错漏或误译，更在于澄清一些概念、更新一些资料、合并一些章节和改善一些论证，甚至在一些地方有意作了与原文意思略微不同的表述。没有海立的帮助，本书是不可能完成的。但任何不足甚至错误，当然仍由我自己负责。

所有英文原文的翻译和使用都已得到原发期刊或出版机构的书面授权。值得一提的是，一些英文原文具有共同作者，包括下述各位：王明旭、边林、孙思涵、陈浩文、陈晓阳、郭崢嵘、翁若愚、黄德兴（Michael Wong）、曹永福、谢文野。他们全都热情同意有关论文在本书中的使用，这里特致谢意。在修订译文和改善论证的过程中，我还同另一些学界朋友作了有益的交流，学到了不少东西，已在书中的具体地方利用脚注形式作了说明和感激。最后，本书责编肖春茂副编审为本书的出版做了大量的专业、联络和安排的工作，值得感谢！

这里需要提一下本书所诉诸的儒家思想的概念框架和方法论。本书将儒家思想概述为一个"以道为志向，以德为基础，以家为本位，以礼为引导"的道德系统（特别不同于当代西方生命伦理学的原则主义系统），它是基于经典儒家的观点特别是孔子在《论语》中所强调的"志于道，据于德，依于仁，游于艺"而重构出来的，用来分析当代社会的医疗问题。这一方法假定我们可以在当今理论探索中作为一家之言来把儒家思想重构为这么一个道德系统，并肯定这一系统依然在很大程度上体现在人们的伦理实践和生活方式之中，切合儒家思想在中国民间的伦理生命力（特别是在医疗实践中的伦理生命力），从而利用它来进一步分析、评估和解决我们所面对的医疗问题，并在同时与其他理论系统（特别是西方生命伦理学的理论系统）进行比较，自觉进入一个反思平衡的学术研究过程，追求适当发展儒家思想的可能性。简言之，在我看来，儒家传统依然渗透当下的社会需求，而我们当下的社会需求也为它的健康发展提供了一个很大的机会。

　　当然，儒家传统上下几千年，各期各派林林总总，众说纷纭。我所采用的重构主义儒家方法论绝不是设定儒家内部不存在思想分歧，更不是说中国（乃至东亚其他国家和地区）只有儒家传统而没有其他传统。说到底，一个概念框架只是一家之言，其真实性、协调性、有用性和深刻性都只能留待读者评说。问题在于，如果不去重构一个结构清晰的儒家伦理概念框架，我们就无法系统地评价和应对当代道德问题（特别是医疗道德问题），只能让我们的道德生活的各个方面流于碎片化、分离性，乃至相互冲突的说明。同时，如果不去重构一个协调一致的概念框架，我们也难以通过比较研究来对儒家思想本身作出必要的反思和发展，因为我们面对着发展精良的其他伦理理论体系（特别是西方的伦理理论体系）。总之，"当代医疗与儒家思想"这一课题无论在实践上还是理论上都是很有意义的，需要得到更多的关注和研究。

　　是所望焉！期待读者的批评和指正！

范瑞平

2023 年 8 月 10 日于香港城市大学

附录（原英文论文出处）：

Fan R. and Chen X. 2010. The Family and Harmonious Medical Decision Making: Cherishing Appropriate Confucian Moral Balance, *Journal of Medicine and Philosophy*, 35.5: 573 - 586.

Fan R. 2011. The Confucian bioethics of surrogate decision making: Its communitarian roots, *Theoretical Medicine and Bioethics*, 32(5): 301 - 313.

Fan R., Cao Y. and Chen X. 2011. Toward a Confucian Family-Oriented Health Care System for Future of China, *The Journal of Medicine and Philosophy*, 36(5): 452 - 465.

Fan R. 2012. Confucian Reflective Equilibrium: Why Principlism Is Misleading for Chinese Bioethical Decision Making? *Asian Bioethics Review*, 4(1): 4 - 13.

Fan R. 2013. How Should We Defend a Family-Based Approach to Informed Consent? in *The Future of Bioethics: International Dialogues*, ed. Akabayashi A. Oxford University Press: 762 - 765.

Fan R. 2014. Informed Consent: Why Family-Oriented? In *Family-Oriented Informed Consent: East Asian and American Perspectives*, edited by Fan R. Dordrecht: Springer: 3 - 23.

Fan R. 2014. The Confucian Response. in *Safe Passage: A Global Spiritual Source Book for Care at the End of Life*, ed. Lazenby Mark, McCorkle Ruth and Sulmasy Daniel P., Oxford University Press: 127 - 129, 156 - 157, 183 - 185, 212 - 213, 238 - 239.

Fan R., Guo Z. and Wong M. 2014. Confucian Perspective on Psychiatric Ethics. in *The Oxford Handbook of Psychiatric Ethics*, ed. J. Sadler, W. van Staden, and K. W. M. Fulford. Oxford University Press: 603 - 615.

Fan R. 2015. Equality Is Problematic: Engelhardt on Fair Equality of

Opportunity, Health Care, and the Family. in *At the Foundations of Bioethics and Biopolitics: Critical Essays on the Thought of H. Tristram Engelhardt, Jr.* ed. Rasmussen Lisa M., Iltis Ana S., and Cherry Mark J., Springer, Dordrecht: 145 – 158.

Fan R. and Wang M. 2015. Taking the role of the family seriously in treating Chinese psychiatric patients: A Confucian Familist Review on China's First Mental Health Act. *Journal of Medicine and Philosophy*, 40(4): 387 – 399.

Fan R. 2016. Nonegalitarian Social Responsibility for Health: A Confucian Perspective on Article 14 of the UNESCO Declaration in Bioethics and Human Rights, *Kennedy Institute of Ethics Journal*, 26(2): 105 – 218.

Fan R. and Chan H. M. 2017. Opt-in or opt-out: That is not the question. *Hong Kong Medical Journal*, 23(6): 658 – 660.

Fan R. 2019. A Confucian View of Informed Consent and the Issue of Vaccination, *Studia Bioethica*, 11(2): 23 – 30.

Fan R. 2019. DNA, Brain, Mind and Soul: A Confucian Perspective. in *Interreligious Perspectives on Mind, Genes and the Self*, ed. Joseph Tham, Chris Durante and Alberto Garcia Gomez, Routledge, London: 63 – 74.

Fan R. and Wang M. 2019. Family-based consent and motivation for cadaveric organ donation in China: An ethical exploration. *The Journal of Medicine and Philosophy: A Forum for Bioethics and Philosophy of Medicine*, 44(5): 534 – 553.

Fan R. and Sun S. 2020. To Relieve or to Terminate? A Confucian Ethical Reflection on the Use of Morphine for Late-Stage Cancer Patients in China, *Developing World Bioethics*, 20(3): 130 – 138.

Fan R. and Xie W. 2020. Towards Ethically and Medically Sustainable Care for the Elderly: The Case of China, *HEC Forum*, 32(1): 1 – 12.

Fan R. 2021. A Confucian Conception of Public Reason and Bioethics. in *Public reason and bioethics*, ed. H. Li, and M. Campbell. Cham:

Palgrave Macmillan: 93 - 134.

Fan R. 2021. Sex Robots, Marriage, Health, Procreation, and Human Image. in *Sex Robots: Their Social Impact and the Future of Human Relation*, ed. Fan R. and Cherry Mark, Springer: 179 - 196.

Fan R. 2022. A Confucian Reflection on Reproduction and PGD/PGS. in *Multicultural and Interreligious Perspectives on the Ethics of Human Reproduction*, ed. Joseph Tham et al., Springer Nature.

Fan R. and Bian L. 2022. Who would the Person Be after a Head Transplant? A Confucian Reflection. *The Journal of Medicine and Philosophy*, 46.2: 210 - 229.

Fan R. and Lawrence Y. Y. Yung. 2022. Should Cash Subsidy Be Offered to Family Caregivers for the Elderly? The Case of Hong Kong, *Journal of Bioethical Inquiry*, 19(4).

Fan R. 2023. Organ Donation, Comprehensively Good Incentives, and the Family: A Comment on Hong Kong's Interview Findings and Survey Results, in *Incentives and Disincentives for Organ Donation: A Multicultural Study among Beijing, Chicago, Tehran and Hong Kong*, ed. Fan R., Springer: 237 - 259.

目 录

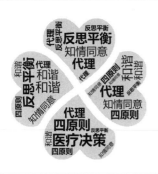

第
一
部
分

医疗决策

第一章

儒家的反思平衡：误入歧途的四原则理论

一、儒家生命伦理学与原则主义生命伦理学的根本分歧

原则主义生命伦理学（principlist bioethics），常被简称为"四原则"理论，是当代最著名的生命伦理学理论。它是由美国生命伦理学家比彻姆（Tom L. Beauchmap）和丘卓斯（James F. Childress）提出的（Beauchamp and Childress，1979，2019），在北美、西欧甚至国际上的其他地区都成为绝对的主流学说，深刻影响了当代生命医学的伦理决策。然而，在中国文化（乃至受儒家道德影响的整个东亚文化）中，生命伦理问题的探索依然呈现着截然不同的进路。这一进路可以被称为一种儒家生命伦理学，它植根于儒家对美德生活的理解，并且蕴含在至少自孔子（公元前551—公元前479年）以来的两千五百多年的道德反思传统之中。这两种学说之间，有着深刻而复杂的区别。

在某种程度上，这种区别在于比彻姆和丘卓斯试图通过四种一般原则来构建生命伦理学，并用以解决争议性案例。此四原则现已广为

人知,即尊重自主(respect for autonomy)、不伤害(nonmaleficence)、有利(beneficence)及公正(justice)原则。虽然比彻姆和丘卓斯预设道德具有普遍性,即所谓所有文化的共同道德(common morality),但他们却由争议性的案例或难题出发来引入生命伦理学。他们的兴趣在于解决具体的生命伦理案例所呈现的明显道德冲突,且认为以此作为道德探讨的背景是理所当然的。有趣的是,尽管他们的路径是基于争议性案例,但他们却否认不同文化间存在着基础性的道德分歧和道德多元性,反而认为都可以,也应该诉诸完全相同的一般原则(即他们的四原则)来得到解决。

相比之下,儒家道德则植根于一种以道为志向、以德为基础、以家为本位、以礼为引导的社群生活之中①。儒家道德的重点首先不是放在解决争议性案例上,而是在于恰当地理解和实践如何做一个有德之人并过上良好的生活。两者的区别并不仅仅是在注重培养美德的美德伦理学与基于鼓励正确的自主决策、从而趋利避害的伦理学之间的分歧。在根本的层面上,儒家思想中的道德生活不是由若干抽象的(即一般的)原则来指导,而是以具体的礼仪实践来引导、习得和呈现的,其中具体文化所推崇的礼仪习俗发挥着基本的、无可替代的道德功能。

---

① 本书对儒家道德的这一表征主要依据孔子在《论语·述而》中所作的下述概括来重构出来:"志于道,据于德,依于仁,游于艺"。本书将"道"理解为天道,并将天道、天命、天理重构为同义概念。"德"是人的美好品性,常称美德;儒家认为上天赋予每个人以德性(即潜在的美德,如孔子所说的"性相近"或孟子所说的"四端"或"四心"),由人来修炼而成就实际的美德(即德行)。"仁"为主要的或代表性的美德,本书特别强调它所包含的"仁者爱人"和"差等之爱"的伦理规范,突出表现在"以家为本位"的礼仪实践中。"礼"为儒家六艺(礼、乐、射、御、书、数)之首,虽然孔子在这里用了"游"字,但笔者理解这并非显示孔子认为礼不重要,而是提示"礼"与"法"不同,礼一般不该由政府强制执行,而是应该留待民间、家庭和个人来"克己复礼",为人们的自由言行提供切实有效的引导,包括进行适时的权衡和反思。特别感谢几位朋友同我讨论儒家传统的以上几个关键概念:唐文明、方旭东、赵法生、郭忻、梁涛、李竞恒。

同人们利用自然事物所进行的常规实践(如农业劳动、工业生产和科学实验)不同,礼是一种特殊的社会实践(如举行婚礼、葬礼、祭礼等大型礼仪以及大量的日常微观礼仪活动),人们在这种实践中不是要出产什么有用的物品,而是进行直接的人际互动或与超自然的对象进行互动。通过观察和习得礼仪,人们在人伦关系上获得切实的指导,学会如何开展社会交往,并且将这种在具体文化中形成的礼仪习惯和日常做法代代相传。这并不意味着礼是一成不变的,或者不应有所调整,更不意味着儒家美德伦理学无法给人们的日常活动提供一般性原则的指导。相反,一般性原则的指导在儒学中并不缺乏,诸如"仁者爱人","己欲立而立人,己欲达而达人","己所不欲,勿施于人",等等,都是我们耳熟能详的儒家美德原则①。重要的是,纵观儒家美德伦理的生活过程,在进行道德评价时,原则并不是要脱离礼仪来进行单独指导,而是要与礼仪结合起来进行综合考量,进而显示礼仪的道德实在性以及原则与礼仪之间的密不可分的关系。由此,儒家道德的反思平衡(reflective equilibrium)得以建立,而儒家的礼仪实践也在儒家生活方式中得以保存下来(详见本章第三节)。

如何在特定的情境下作出恰当的行动和决定呢? 依据儒家的视角,道德礼仪传统在其中占据着中心地位。相对于一种缜密的理性主义理论,传统之所以能够在对事物进行价值判断时占据优先和独立的地位,部分是因为其所包含和倡导的礼仪化生活方式所体现出的生命力。一种道德传统能够延续两千五百多年,这本身就是一个强有力的

---

① 常有人说美德伦理学只讲美德,不讲原则或规则,甚至不讲道德规范,而后者乃是后果伦理学和义务伦理学的专长。这其实是一个误解。事实上,美德伦理学(无论是西方亚里士多德的还是东方儒家的)都包含大量的原则和规则来提供指导,只不过它强调人的伦理生活不可能完全原则化或规则化而已。参阅(Hursehouse, 1999)。

证据，证明它能帮助人们作出适当的道德评判、促使社会道德向前发展。然而，这并不意味着当一个人提出"如何过美德的生活"这个问题时，儒家圣者只会将礼仪指示给提问者，而完全不提及原则。原则在儒家道德伦理中的确占有一席之地，然而，儒家认为，要想理解这些原则，必须将人们由礼而入德的现实生活作为参考（这一点，不仅就儒家伦理文化而言是如此，任何成熟的伦理文化都如此）。相反，比彻姆和丘卓斯预先假定他们的四原则能够解决任何有争议的生命伦理问题，不需要诉诸任何以具体的礼仪习俗为特征的共同德性生活和传统。在本章中，笔者会论证为何他们的假设从儒家的视角来看是错误的，并且论证针对一些具体的生命伦理案例，儒家为何以及如何能够提出完全不同的建议。

二、原则主义生命伦理学的问题

基于儒家视角，比彻姆和丘卓斯的根本错误，在于他们在生命伦理的探究中卷入了三层误置的道德反思平衡之中。首先，他们的思想总体上是片面的且不完整的，只强调一般原则的功能，而没有考虑到个体在礼仪实践中的现实生活。尽管他们意识到，对于制定政策而言，需要对其原则进行附加解释、详述和权衡，但他们仍然简单地"将四原则看作是更具体的医疗和科研伦理的基础"（Beauchamp，2001：480）。这样一来，他们的四原则就成了能够独立指导医疗实践的"万能法则"，而轻视了实际的传统礼仪和伦理习俗在任何社会的常规功能（包括解释和权衡四原则的功能）。在儒家看来，这种原则主义忽视了礼仪实践的作用，在道德生活中反映出一种不恰当的反思平衡。看看那些全都打着"维护人的尊严"原则旗号的西方民众之间的严重分歧（例如一方坚决反对任何堕胎决定,另一方坚定支持任何堕胎决定;一方十分排斥主动安乐死,另一方完全赞成主动安乐死),当知这一评价不假。

其次,他们引用的原则并非"共同道德"的原则,而是基于自由主义的后传统世界观所产生的特定道德,他们正是由此得出了四原则。这种世界观同时给他们提供了判断和信念。尽管他们声称四原则是部分地从专业角色和传统中得出的(Beauchamp, 2001: 480),但是他们的整体研究路径、对于生命伦理的综合框架,从结构和内容上都非常匹配现代西方的个人权利、个人自主和社会公正的自由主义伦理观。显然,构建原则主义生命伦理学之框架的道德范式,乃是自主行动的个人主义范式,这也正是自由主义的民主道德和政治的范式。正是这种范式贬抑了实质的人际关系,也贬抑了家庭生活。在西方启蒙运动和法国大革命所塑造的自由主义世界观中,对人的理解是独立于他们的社会文化和历史背景的,似乎个人都成了无名无姓的、自由而平等的个体(尽管我们并不否认一些基本的个人自由和权利的重要性)。但儒家观点则恰恰相反:一个人只有在与他人相处时,尤其是在家庭生活之中,通过传统礼仪习俗的共同活动,才能追求和实现自己的美德生活。

最后,尽管比彻姆和丘卓斯没有明确宣称某种道德理论,他们却只承认那些能够证实他们的特定直觉和审慎判断、支持其基本道德原则的特定视角。更为重要的是,那些支持四原则、认为四原则可以通过一个宏观的道德反思平衡来维持的人,已经预先选择了能够使他们的论述成立的直觉和审慎判断及原则,从而操控了结果。也就是说,他们仅仅参考了那些支持其想要的结论的、与之协调的背景理论①。然而在

---

① 也就是说,他们的原则主义并非如其所说的那样反映现代西方生活的普遍道德,而只是反映了一种自由主义的社会民主道德。即便在现代西方社会,(转下页)

儒家看来,伦理原则与真实的实践之间的关联程度,要远比比彻姆和丘卓斯所预想的更加紧密和复杂。有效的生命伦理学探索,必须具有一种文化敏感性。一个具有文化敏感性的生命伦理学,一定有着深刻的内涵,并且无法忽视当地深厚的礼仪实践。

三、儒家的反思平衡

作为案例分析基础的儒家路径将在下一节论述,本节只进行简要介绍。笔者将尽可能大体地廓清儒家的立场,包括所涉及的不同特征的道德反思平衡。儒家道德生活中的反思平衡,会关注判断、直觉、原则和规则,但它们的功能同自由主义思想家,如罗尔斯(John Rawls)和丹尼尔斯(Norman Daniels)所认为的相去甚远。这样的反思平衡可用以阐述一种亘古弥新的精神传统——儒家传统。儒家的思考方式不会从整体上质疑传统,但这种质疑会发生在西方现代的自由主义道德路径中,后者倾向将道德的个体剔除在社会背景之外来赋予其自由和平等。继西方启蒙运动和法国大革命之后,怀疑的诠释学对西方道德传统进行系统性质疑。然而儒家思想坚持认为,人们应当认真对待传统的影响。事实上,儒家道德反思的基本结构同 2 500 年前并无本质差异。

孔子留给我们一个对有德生活的综合性阐述——其中追求天道的志向、美德的基础、良善的态度、家庭本位、礼仪实践以及礼仪实践与一

(接上页)它也并不是普遍公认的。本章以儒家思想为源泉,力图证明自由主义的社会民主道德观,如同比彻姆和丘卓斯的原则主义所表达的那样,提供了一个非常褊狭和不恰当的关于道德思想和道德活动本质的见解。因为从根本上,这种思想错误地忽视了“礼”的实践对于任何恰当的道德生活的重要性。然而,本章将讨论限制在中国文化背景范围内。

般性美德原则的辩证关系，都发挥着不可或缺的功能①。孔子首要解决的问题，并不是像在现代道德哲学中所关注的那样，如"一个人在道德上应该做什么"或者"什么样的行为才是道德上正确的"。相反，孔子继承了中国的德性传统，理所当然地认为一个人本然地应当成为有德之人。孔子"德"的观念继承着儒家的核心价值，即仁爱待人、尊重生命以及追求和谐的人际关系（Ivanhoe，2000，ix-x；1-2）。因此，去追问"人为何应该成为有德之人"便无从谈起，因为只有美德才是人们过真实生活并寻求幸福的唯一方法。因而，真正的问题是一个人应该怎样获得美德。孔子意识到，只有践行蕴含美德精神的传统，才能获得美德。幸运的是，在孔子之前中国就存续着这种美德传统，即通过礼仪实践来清晰地向人们展示"德"的核心价值。这样的礼仪实践作为实际的背景，而为儒家思想的道德追求确立了适当的起点。所以，对于孔子来说，一个人要想变得有德，就必须以"克己复礼为仁"（《论语·颜渊》）为起点，即有克服自己不合理的欲望来实践礼仪的决心。例如，对待自己的父母，一个人必须"生，事之以礼；死，葬之以礼，祭之以礼"（《论语·为政》）。

这些礼是不是践行儒家伦理生活中的唯一伦理指导？人们应该永远遵守这些礼吗？礼是否应随时代变迁而改变？孔子给出了道德思考的任何原则吗？事实上，除了强调礼仪实践在道德生活中的首要作用，

---

① 这里提一下我所重构的"以德为基础"与"以家为本位"之间的关联和不同。"基础"意味着美德是儒家其他观念建立的基石。如果没有坚实的基础，任何建立在其上的东西都将是不稳定的或轻易倾覆的。因此，虽然这里所说的"基础"并不包含所有儒家其他重要概念都可以从美德概念演绎地推导出来的意思，但的确强调美德作为儒家行为和决策的最终依据的重要性。在"以家为本位"的语境中，"本位"（或称"本体"）意味着家庭是一个人身份、价值观和归属感的源头。它表明一个人与家庭的联系是深根深植的，家庭为其生活提供了坚实的支撑。因此，"本位"强调了家庭作为个人生活的中心和基本力量的重要性。

孔子还提出一系列有助于道德思考的一般原则。例如，在教导儒家最完整的美德——"仁"的时候，孔子清晰地概括了一些一般的要求："仁者爱人"（《论语·颜渊》）；"仁者，其言也讱"（《论语·颜渊》）；"夫仁者，己欲立而立人，己欲达而达人"（《论语·雍也》）；"志士仁人……有杀身以成仁"（《论语·卫灵公》）；"当仁，不让于师"（《论语·卫灵公》）；"己所不欲，勿施于人"（《论语·颜渊》），等等。因此不像有些人所误解的那样，儒家美德伦理学只耽于守礼而没有总结出任何原则；但它也不是仅仅给出原则来指导行为，如原则主义生命伦理那样忽视具体的礼仪实践。确实，在礼仪实践和一般性原则之间，儒家美德伦理学完整地呈现出一种复杂的反思平衡①。

假定美德的生活只需遵循一些一般性原则就能实现，而不需要对礼仪进行遵守和实践，这是一种极大的误解。恰恰相反，礼仪实践是普通道德生活的起点，构成了一个人日常道德行为的境遇。在此境遇中，一个人从礼而得到了关于他应该如何做、如何说的具体指导。事实上，孔子所提出的一般性原则的第一个重要功能，就不是轻视礼仪实践；而是强调指出，真实的道德生活以礼仪为引导、并通过礼仪实践来实现有美德的生活；一般原则无法脱离礼仪实践来发挥指导作用。由于所有人类道德活动都不可避免地遵循一定的礼仪、或以礼

---

① 在一篇关于"仁"与"礼"之关系的名文中，信广来将"仁"看作孔子的综合道德理想，将"礼"看作儒家的具体道德规范，既不完全认同工具主义解释（即"礼"只是追求"仁"的工具），也不完全认同构成主义解释（即"礼"的规范构成"仁"的本义），而是既认可"礼"有塑造"仁"的功能，又强调"仁"有超越"礼"的道德态度的一面。因而我们有时可以违背或修正"礼"，只要有好的理由即可。参阅（Shun, 2002）。本人认为虽然信文极有见地，但也有一点不足之处，那就是没有明确指出孔子提供了两类原则来指导我们如何追求"仁"：一类是要求我们"复礼"的原则（"克己复礼为仁"），另一类是指导我们如何更好地践礼乃至有时应该超越礼的原则，如同上文所列举的那些。本人认为这两类原则提示儒家美德伦理学具有一个极有特色的"礼—仁"反思平衡结构，值得我们重视。

仪为引导，因而独立于礼仪实践的道德原则是不能充分发挥其指导功能的。这就是说，儒家道德原则并不是教人放弃礼仪实践、在原则指导下直接创造自己的行动，而是教人正确行使礼仪。例如在节日赠送礼物的礼仪上，"己所不欲，勿施于人"这条原则会提醒你，在给朋友送礼物时不要把自己不喜欢的东西当作礼物送出去。这一原则并不是说着你应该忘记礼仪，不送礼物，随心所欲就好。总之，尽管形式不同，礼仪实践和一般性原则都体现了儒家德性的道德价值。此两者缺一不可，造就了一种互补关系，从而形成了正常的儒家道德反思。

这就是说，一方面礼仪是基本的道德活动，其在道德指导方面的功能不能被一般性原则所取代。另一方面，在具体场合下适当地遵循一般性原则，这对礼仪实践也是必要的。此外，礼也不是绝对的、不可侵犯的或不可改变的。在需要因时制宜地调整、修改甚至违背礼仪时，也可以从一般性原则那里找到其合理性。例如，《论语·子罕》中孔子支持将费工费时的亚麻礼帽改成丝绸礼帽，理由是这样更节俭，同时保持了礼仪的功能。尽管一般性原则、规则或理论可以适当作为实践礼仪的道德理由，对礼进行辩护、修正以及提示例外情况，但儒家强调道德生活无法从根本上根据一些原则、规则或理论来得到理解。也就是说，儒家的礼仪实践确实涉及一些原则，但并不像原则主义那样为原则所取代。例如，尽管孔子承认是否心安可以被用来指导是否应该为父母守丧三年，但他反对借口于心安而摒弃守孝三年之礼的观点（《论语·阳货》）。这里的关键并不在于找到更多的原则，然后在原则之间寻求一种平衡；关键在于，人们的道德生活在某些本质方面不能通过原则表述的方式来完全概念化，因为礼仪实践同样重要。植根于"德"的儒家核心价值，正如先前所提到的，尊重生命、追求和谐的人际关系，以及仁爱待人,体现在原则和礼仪两个方面①。这种综合而辩证的儒家反思平衡,使得儒家道德思想与原则主义的观点截然不同。

四、一个启发式案例

具体来说,美国自 20 世纪 70 年代以来流行的原则主义伦理学,与儒家生活方式下的生命伦理学的一个主要区别,在于两者对医疗决策中家庭的地位的不同看法。让我们来考虑一个中国的例子。一位男士,他的妻子已经去世,但有两个成年儿子和一个成年女儿。这位男士已被诊断为癌症晚期,无法治愈。尽管一些化疗可能会有限地推迟他的死亡,但这种化疗会产生严重的痛苦和不适。三个孩子都认为父亲对癌症和死亡怀有深深的恐惧,所以不应该告知他这一诊断。他们还认为应该拒绝接受进一步的化疗从而免除父亲不必要的痛苦,而且医生应该接受这一家庭决定。他们进而认为,医生在和他们的父亲进行交流时也应该顺从子女的希望,仅仅告诉父亲他的大致健康状况,而不告诉他真实的癌症诊断。

在比彻姆和丘卓斯的原则主义伦理学指导下,这个案例中孩子们的做法是完全错误的。根据比彻姆和丘卓斯的伦理原则,如果本人是清醒的、有行为能力的,那么尊重自主性原则要求医生和患者进行直接、如实的交流。从这个观点出发,必须由患者亲自作出所有关于治疗的决定。然而,儒家以礼为出发点的道德视角则不是如此,它不会认可、更不会支持这种个人主义的责任观点。相反,儒家伦理道德重视并培养适当的家庭人际关系,强调:① 家庭成员的相互依赖(而不是患者

---

① 对于礼在儒家美德生活中的功能的更详细论述,参阅拙作(Fan, 2010)第十一章和第十二章。

的独立自主）；② 家庭共同决定（而不是个人自我决定）。"告知真相"这一承诺的意义，并不局限于一种抽象的、绝对禁止说谎的规定。相反，传统中含有深厚的、基于礼仪实践，指导人们在医疗情境中区别什么时候应该直言不讳地说出真相，而什么时候最好对病人隐藏真相。①

　　在这个案例中，子女们对于这位年迈的父亲所作出的适当反应，是由父母和子女之间的关系性质所决定的。这些子女真心希望他们的父亲能在这样的状况下拥有最大的幸福，所以，基于他们对父亲心理状态的了解，而决定对父亲隐瞒病情的真相。他们的医生应当遵循由家庭成员和医生共同达成的决策协议。尤其是当医生发现患者的家属的确是出于对患者真诚的关心，而且家属的愿望和医生的专业判断不存在本质分歧，那么医生就应该配合患者家属，对患者隐瞒真实情况（Fan and Li，2004）。

　　这并不是说儒家伦理学或生命伦理学没有一个关于真诚的一般性原则来指导相关的道德行为。相反，孔子和其他儒者不断强调真实、诚实、守信以及知行合一，这些道德品质是非常重要的。基于这些考虑，儒家对于真诚的原则要求我们以相互信任的共同纽带来真心实意地对待别人，但偶尔也需要隐瞒真相甚至说谎来维持完整的关系和追求美德。因此，儒家的真诚原则应当与以礼仪为引导的生活实践（包括医疗实践）一起发挥道德引导作用，从而更好地体现人的生命、人类繁荣、和谐与相互依存的人际关系等儒家的核心价值。儒家的真诚原则提醒人们反思，向病人隐藏真相是否合适，但它并不包括像康德义务论之中那

---

① 笔者在这里强调儒家生命伦理学不同于原则主义生命伦理学的主要特点，绝不是鼓励对病人说谎，或者认为所有对病人说谎的案例都能得到辩护。事实上，如同后面章节的论述，本真的儒家"家庭共同决策"本来就鼓励家庭成员（包括病人）之间的交流和讨论，尽可能作出人人知情的决定。

种片面的、形式主义的一条"告知真相"的绝对原则。

总结来说，目前西方主流的原则主义生命伦理学中存在着一种个人主义的、以个人自主为本位的、以一般原则为指导的道德责任倾向。相反，儒家生命伦理学则支持一种以家庭为本位的、以礼仪为引导的道德责任。这个比较展示了在西方自由主义生命伦理学假定下，医生、病人以及家属是如何以不同的方式参与、而将决策的重点放在病人和他们的医生之上，将病人视为孤立的、独立自主的决策者；而在儒家境遇中，医生、病人和家属的决定是由家庭作出的，礼仪对其进行塑造和支持以实现美德的操作。这两种不同的路径之间的分歧，涉及对个人在其医疗决策中的作用的不同理解，以及对告知病人真相的不同理解。再次强调，本章只是为了说明两种路径之间截然不同的差异，同时解释为何从儒家的视角看，原则主义的路径具有误导性。篇幅所限，笔者无法在本章中对儒家路径给予一个充分的辩护。

五、结论

儒家生命伦理学蕴含在儒家道德传统之中，礼仪和原则均为美德生活的体现，并以两者的交互关系构成其实质内容。强调礼仪的重要性就是强调道德生活的切身性，因为人是具有身体的道德主体。各种不同的礼和依据礼的实践，使道德生活得以具体化。这种道德生活是无法完全概念化为一般性原则、规则或理论的。儒家思想深刻认识到，在人类切身性的道德生活中，礼仪实践优先于一般原则。一个健康的道德反思更取决于整体性的礼仪实践，其中包括一些一般性原则的指导，但不能完全为原则指导所决定。实际上，这种儒学道德认识论提示我们，美德和道德生活，只能通过礼的实践来从真实生活中习得和体现。若要批判性地质疑既定的生活方式,思辨性的哲学反思需要自证其合理性,而且需要哲学家们在一定程度上置身于这种生活方式之中。儒家思想不否认道德的多元性或不同道德视角之间存在深刻分歧,然而儒家思想也不赞同一种过分的道德相对主义。简言之,儒家道德生活提倡一种礼仪与原则之间的反思平衡,以助于适当的道德反思,同时避免任何极端的立场——无论是极端自由主义,还是极端保守主义。

【致谢】：感谢恩格尔哈特(H. T. Engelhardt, Jr.)、慈继伟和艾文贺(P. J. Ivanhoe)对本章初稿提出的宝贵建议。】

第二章
儒家的家庭观及和谐医疗决策

一、家庭在中国现行医疗决策中的作用

正如上一章所示,儒家生命伦理学是一种以道为志向、以德为基础、以家为本位、以礼为引导的生命伦理学,体现在儒家的生活方式之中。这种特点已经在中国的医疗保健和医学实践中存在了数千年。显然,这种生命伦理学与20世纪70年代以来在美国出现的以原则为基础、以个人为本位、以个人自主为引导的生命伦理学存在着明显差别。这种差别尤其体现在这两种生命伦理学的不同的家庭观以及家庭在医疗决策中的作用这一方面。在现代西方个人主义模式中,医疗决策的道德责任主体是个人,即病人,家庭仅在"不主动作为"(by default)的意义上代表病人来发挥决策的作用,即当病人变得无行为能力,但没有准备详细的预先指令或签署持久委任书来指定另一个人作为代理决策人之时(Boisaubin,2004;Cherry and Engelhardt,2004)。相反,在儒家家庭主义模式中,医疗决策的道德责任的主体是家庭(Fan,1997,2000,2007;Fan and Tao,2004)。在此模式中,病人总是被当作家庭

的一员(Fan, 2002)，家庭必须在医疗环境中主动参与其患病成员的医疗决策，起到主要作用，而病人常常起到的则是次要作用(Cong, 2004；Fan and Li, 2004；Qiu, 2004；Lee, 2007)。也就是说，这种模式是以家庭为本位，而不是以个人为本位的。加之，它还以和谐这一目标为取向，因为它邀请医生、病人和病人家属一起，以儒家美德为基础，按照"礼"的引导程序，为病人的医疗保健作出和谐的决策①。本章旨在为这种儒家模式在当代中国医疗保健和医学实践中的合理性提出解说和辩护。

　　受现代西方个人主义观点的影响，一些中国学者认为，为了尊重病人的"自主权"，以家庭为本位、以和谐为取向的中国模式应该被西方模式所取代(如陈飞, 2008)②。他们拒绝承认家庭在中国医疗决策中所扮演的关键角色，认为家庭成了一个巨大的绊脚石，使病人无法获得足够的医疗信息，也无法对自己的医疗保健直接表达同意或拒绝。但这种观点没有注意到儒家伦理的基本关注，也无助于儒家模式下的中国人的基本道德感和心态及其正常发展③。无论如何，这种视角没有反映出中国医学伦理学的主流观点，即在作出医疗决定时，病人与家庭理所当然是密不可分的。例如，在近来发布的关于知情同意的中国伦理指导意见的条目描述中，使用的一个关键术语是"患者或家属"，而不是单独的"患者"(指导意见 I, 2008)。特别是，关于医生告知必要的医疗

---

① 本章重点讨论儒家的家庭观及医疗决策观，下一章将转向"家庭本位"与"个人本位"之间的关系和不同以及医疗实践中的知情同意问题。

② 无可否认，近现代中国的"家庭革命"思潮曾把"家"看作"万恶之源"，也产生了一些积极"反家""去家""毁家"的现代新儒家。陈立胜敏锐指出这种思潮不但来自现代西方文明的强行叩关，而且具有儒家内部阳明心学一系的"家"主题上的递进性与思维模式上的对应性，如其"身家之私""身家之累""心安是家""友道第一""孔孟在家出家"等一系列观念(陈立胜, 2022)。有意思的是，至少就本章所聚焦的医疗决策模式而言，中国社会直到今天依然是以家庭为本位的。

③ 张祥龙对于家在儒家文化中的重要地位和作用，作了深入的中西比较哲学探讨。参见(张祥龙, 2017)。

信息，该指导意见第五条指出，"凡可能增加患者心理负担的告知，应首先告知家属或者其他法定代理人，待病情允许后再告知患者本人"（指导意见 I，2008：3）。关于对治疗的同意，该指导意见第四条建议，"因某种情况暂时不宜让患者了解的，一般应由家属或其他法定代理人表示同意并履行文字手续"（指导意见 I，2008：4）。关于如何与被诊断为癌症的病人进行沟通，在另一个相关的指导原则中，第三条明确规定"对肿瘤患者的告知，即使其承受能力较好，也应首先告知家属。待家属有心理准备并征得家属同意后，再选择适当时机告知患者本人"[1]（指导意见 II，2008：7）。这些指导同中国现行的相关医疗法律的要求没有不同，在临床实践中也得到了多数中国医生的支持[2]。简言之，从中国医学伦理学的角度来看，试图将病人与他们的家人分开，并将病人视为孤立的、"自主的"决策者，将产生严重有害的反常后果。这种分离违背了中国人对人的生命本质的基本认知，尤其是对家庭关系特点的认知（见第二节）。

不熟悉中国家庭主义生活方式的西方读者肯定会对这种以家庭为本位、以和谐为取向的医疗决策模式感到不解。他们自然会对这种模式的正当性或合理性提出一系列问题。第一，为什么家庭在医疗决策中应处于如此优先的地位呢？难道家庭不就是个体成员的总和吗？当

---

[1] 这些医疗决策指导意见是中国大陆 24 家医院、8 所医科大学的人文医学部门和 6 个相关的学术团体，通过四年（2004—2008）仔细认真地研究和项目合作的成果。该研究项目由中国著名医学伦理学家杜治政教授负责协调。这些指导意见整合了民众的相关观点，反映了当前中国主流医疗实践中有关知情同意的特点（公告，2008：1）。

[2] 例如，在本章原文作者之一陈晓阳教授当时任职的一家中国省级医院里，如果病人被诊断为患有严重疾病，对于是否或何时将真相告诉病人，医生通常会遵循家属的决定。治疗的知情同意书通常也是由家庭成员而不是由病人本人签署的。人们普遍认为家属一定会考虑病人的利益和意愿，除非发现有相反的证据。

一个人生病时，为什么在病人知晓自己的病情之前，医生要先告知其他家庭成员呢？为什么其他家庭成员有权代表病人作出医疗决定，即使病人有能力并且能够自己作出决定？第二，这种模式是否意味着，只要涉及严重的疾病，就应该只把诊断结果告知患者的家属，而绝不能告知患者本人？第三，如果病人的家属之间对病人的治疗意见不一致时该怎么办？谁应该有最终的决定权？第四，如果病人与其家属对于治疗有分歧时该怎么办？医生应该遵循谁的意愿呢？第五，如果家属为病人作出了无益甚至有害的决定，该怎么办呢？医生是否应该始终遵循家属的决定呢？

　　所有这些问题都既合理又重要。本章将对这些问题进行回应，以论证儒家的以家庭为本位、以和谐为取向的模式的合理性。首先，关于家庭地位的问题将在下一节中讨论，并将介绍儒家在医疗保健方面的家庭观。其余相关的问题将在第三节中讨论，并将阐述儒家如何理解与医疗决策有关的和谐。最后一节将论证在对相关问题进行适当的生命伦理学探讨时，需要了解现代西方生命伦理学和儒家生命伦理学之间的相互挑战和回应。与其声称某一方的特定观点构成了全球或"普世"生命伦理学，不如采用这种比较的方法、互相学习和借鉴，来得更为中肯和富有成果。

二、儒家的家庭观及医疗决策模式

　　关于家庭在医疗保健服务和政策方面的作用，存在着各种不同的观点(Engelhardt, 2007: 524-527)。现代自由主义者将家庭视为经过参与者同意而建立起来的社会单位。根据这个概念，家庭不一定是由一男一女组成，而是一个人为的社会组织，其基础是人的自由选择，可以根据他们确认的任何规范来一起塑造,只要这些规范能确保所有成员的同意,并肯定平等和人类尊严即可。因此,家庭成员的义务和责任是在他们基于个人自主、平等和尊重人的尊严等方面的前提约束下,通过相互协商来确定的。但这种自由主义家庭观与许多传统文化所接受的以社会生物学为基础的家庭观形成了鲜明的对比。在社会生物学理解中,家庭是一个自然的、卓有成效的社会生物学单位。它基本上是由一男一女在长期的性、生殖和社会关系方面的结合而构成的。正如恩格尔哈特所观察到的,尽管存在着不同的家庭形态,但对家庭的这种社会生物学说明承认,一男一女这种紧密结合,包括在性、社交和生殖方面,与实现某些人类的特定利益(如抚养孩子和照顾年迈父母)之间有着重要的联系。然而,在当代西方社会中,单身母亲、同性恋夫妇(孩子是领养或通过第三方协助生育)和丁克家庭(夫妻双收入而无子女)竞相出现,对这种联系以及传统的父权制家庭提出了挑战(Engelhardt,2007: 524‐525)①。

儒家的家庭观与社会生物学观点大体一致,但比它更加深入。在儒家的理解中,家庭不仅是一个生物和社会实在,也是一个形而上学实在。儒家对家庭的完整说明至少包括三个方面:家庭是一种形而上的实在,反映了宇宙的深层结构,对人类生活具有深刻的必要性和规范性;家庭是一个社会范畴,如果没有家庭,对社会现实的理解将不可避免地成为片面的和不完整的;家庭是一种生物事实和社会现实,由美德、责任和恰当的礼仪实践组成,从而使人类繁荣成为可能。因此,家庭在人类生活中必然是非个人主义的。以上所有这些考虑都支持家庭

---

① 总体而言,西方传统对于家的重视程度无法同东方传统(特别是儒家传统)同日而语,参见(杨效斯,2010)。对于亲子关系(以及家庭对于儿童成长的作用)的中西比较研究,参见(Cine, 2015)。

在个人真实生活中的重要地位。

中国经典的形而上学，包括儒家在内，本质上是一种关于阴阳的形而上学。阴阳二气，被认为是宇宙的基本元素或能量①。但是阴阳在每种事物及每个人身上的结合并不是平均的。相反，根据中国的形而上学，每种事物或每个人的体质不是以阳为主就是以阴为主。例如，太阳以阳为主，月亮以阴为主；男人以阳为主，女人以阴为主。鉴于这种形而上的条件，在儒家的理解中，人类个体不是良好生活的自足存在者：他们不应该去过个体的单独生活或以其他方式强烈地独立于他人，特别是异性。换句话说，如果个人不能以适当的方式与他人形成统一体，那么他将难以实现正常的人类生活，也难以实现真正的人生目标。具体来说，儒家认为人类有三种最重要的统一体，称之为"三纲"，即君臣、父子、夫妻②；以及五种基本的人际关系，称之为"五伦"，即君臣、父子、夫妻、长幼、朋友。

因此，家庭关系包含了儒家形而上学"三纲"中的两纲（家庭纽带）：男性作为一个相对阳性的个体，必须与女性（一个相对阴性的个体）结

①　阴阳思想在中国最古老的经典《易经》中已有反映。《易经》的文本是在五千年前诞生的，其注释《易传》或《十翼》则由孔子和其弟子及再传弟子编纂于公元前 5 世纪或前 6 世纪至公元前 3 世纪或前 4 世纪(Chan, 1963: 262)。虽然阴阳这一术语只是在这部经典的注释中使用，在文本中没有使用，但文本的基本思想中体现了阴阳理论：宇宙有两种基本元素或变化的力量，一种由不间断的线（阳爻—）代表，另一种由断开的线（阴爻--）代表，两者组成了经典中所有的重要符号（八卦和六十四卦），揭示宇宙人生中的所有重要事态、结构和变化，也提示了家庭以及家庭关系的重要性（特别是第三十七"家人"卦）。

②　汉代大儒董仲舒（约公元前 179—前 104 年）的三纲说通过一套阴阳形而上学观点为经典儒家（如孔子、孟子、荀子）关于人际关系的看法提供了全面说明。但值得注意的是，这一说明涉及两种不同的观点，即儒家的阴阳互补主义与法家的阴阳专制主义。笔者拒斥后者，接受前者为儒家所揭示的正当人际关系。虽然这种关系的阴阳说明不是由经典儒家直接提出的，但经典儒家的基本家庭思想以及他们所主张的"父慈子孝"等正当人际关系之美德，不仅与这种说明相一致，而且也可以理解为其伦理基础。

合,形成夫妻关系;父母作为相对阳性的个体,必须与孩子(相对阴性的个体)结合,形成亲子关系。对儒家来说,这种纽带是个人之间的基本联系,反映了宇宙的深层结构,即阴阳的相互作用、补充和转化。儒家的这种形而上学观念侧重儒家的家庭主义而不是个人主义本体论。作为一种形而上的实在,家庭蕴含着儒家生活方式的规范性价值取向。它为人类个体应该成为什么样的人、人类应该塑造什么样的人际关系以及应该生育什么样的人提供了重要指导。例如,在儒家看来,一个人或是男性或是女性,应该与异性结合形成夫妇之纲;如果一生不婚,这是不完美的;如果一对夫妇终生不想生育孩子,这也是不完美的。此外,即使在生物技术上成为可能,同性恋、双性恋或中性人可以通过医学科技的干预而"自由地"生育,等等,那将是错误的。这种行为将改变儒家所认为的人类个体或是男或是女的正常情况,并改变夫妻关系的本质,即儒家所理解的正常的男女结合。对于儒家来说,这些关系的本质反映了宇宙的深层结构,不应通过技术手段人为地改变。

儒家认为家庭属于社会实在的一个核心范畴,认识家庭对于全面了解社会实在至关重要。然而这并不是说儒家经典中对家庭的这一理解类似于现代哲学家如黑格尔在其体系中所论及的家庭概念。事实上,儒家强调家庭在社会中的核心地位以及反思何为追求人类繁荣的恰当方式。这些都表明家庭是儒家社会实在中不可回避的一个范畴。事实上,我们不难看出,家庭的概念在一系列的儒家经典著作,如《论语》《孟子》《荀子》《礼记》《孝经》等中占据核心地位。此外,不同于许多现代西方人认为孩子长大后家庭就会解体(Hegel,1967:117),儒家认为家庭至少包含三代人(即使不讲传统中所认可的"九族"),所以即使孩子结婚后,他们还是会被视为父母家庭中的一分子。事实上,儒家家庭本体论所认定的家庭乃是一个永恒的社会实在,既包括过去的祖先,也包括未来的后代。因此,祖先的利益、在世成员的利益、后代的利益,都应该被视为属于一个连贯的利益整体。如果没有家庭范畴以及家庭纽带的意义,儒家的社会语言将会是有缺陷而贫乏无力的。

最后,家庭纽带不仅揭示了一种深刻的形而上的本质和规范,而且作为人类生物和社会层面相互联系的主要维度而存在。这将家庭确立为一种生物和社会层面的实在,蕴含一系列的道德角色、责任和适当的礼仪实践。个体成员必须承担它们,以实现美好生活。换句话说,在儒家的论述中,这些纽带是核心的社会关系,将人们连接在家庭网络中,并维持家庭作为社会的基本单位。在这个单位中,个人通过习得礼仪和美德修养来追求人生的福祉。儒家的德,是一种通过践行适当的礼而获得的力量,并受到美德原则的指导。儒家之礼,如前章所述,乃是一系列得到传统肯定的家庭和社会实践,包括适当的人际关系和在家庭内外进行互动的做法。在儒家社群的历史上,这些做法已经得到检视和反思,并被确立为一般的恰当行为模式。同时,儒家的美德原则,如"仁"的原则和"义"的原则,为以适当的方式进行礼的实践提供了一般性指导①。父母须照顾他们的孩子,孩子须孝顺他们的父母;丈夫须尊重妻子,妻子须协同丈夫成就一个幸福的家庭。因此,将儒家的家庭纽带解释为(如同法家那样的)必然涉及个人尊严的等级(例如,男尊女卑),或必然涉及不适当的家长制(例如,子女必须服从父母),乃是错误的②。相反,家庭纽带体现了儒家美德和礼仪的实质。

---

① 关于儒家美德和儒家礼仪之间的关系的详细探讨,见 Fan,2010：Chapter 11。

② 如同前面提到,法家阴阳专制主义认定人际关系的实质为权力等级关系,强调所谓"君为臣纲、父为子纲、夫为妻纲"之类的服从关系。而儒家则强调人际关系的互补性:夫妻互补、亲子互补等。儒家家庭关系的真正含义涉及实在的深层特征,承载着个人追求的内在价值,它同个人的福祉密不可分,无论是在形而上还是伦理学意义上都不应该被表述为权力服从关系。关于儒家三纲及五伦的本义及其在当代的价值,参见蒋庆,2014;方朝晖,2020;唐文明,2021,2023 相关著述。

儒家将家庭描述为一个整体，这就不难理解为什么在中国这样的儒家社会中，家庭拥有优先地位并在医疗保健方面发挥着关键作用。相对于社会其他部分，家庭是一个基本的自治单位。家庭成员在照顾他们的共同利益时必须忠诚并相互补充，这是理所当然的。事实上，考虑到对家庭纽带的重视，如果认为个别病人在作出医疗保健决定时通常应该把他们与其家人分开，那将是错误的，因为家庭纽带以及决策中密切的相互依赖是人类繁荣的内在因素。与个人主义模式相比，这也有助于作出更好的决定。当一个家庭成员生病时，正处于虚弱和易受伤害的状态，理应由其他家庭成员来照顾，这也是可以理解的。病人不应该承担独立作出医疗决策的重任，也不应该承担这种决策的主要责任。在这样的医疗保健境遇中，关键在于家庭成员照顾病人的责任，而不是病人自己作出自主医疗决定的"权利"。家庭在医疗保健中的这种优先和特殊地位，是由家庭成员之间的密切联系这一家庭现实所决定的，这种联系恰当地体现了互爱和互保。因此，诸如为什么家庭成员应该比病人更早被告知病情，或者为什么家庭成员应该有权代表病人作出医疗决定，这些问题一般来说都已不再重要，因为这种模式无法明确分割病人和其家庭成员。此外，诸如家庭成员是否应该与病人一起作出医疗决策，或者是否应该对病人隐瞒医疗真相等问题，也没有绝对答案。儒家明白，这些问题在很大程度上取决于具体情境，解决方案应该是灵活的，正如下一节所示。

简言之，由于家庭纽带反映了宇宙的深层结构，并且是人类正常生活的重要元素，所以很容易看出，个人主义的典型价值（如个人独立、自由和平等）并非儒家思想的首要价值，因为它们在本质上并不是通过直接欣赏和珍视家庭纽带来促进人的美好生活。只要理解儒家文化对家庭纽带的重视，家庭就像西方文化中的个体一样作为一个独立的整体存在，人们就会认识到家庭在医疗决策中优先地位的合理性。诚然，家庭由个体成员组成,但这并不意味着他们应该独立作出自己的医疗决策。相反,由于认识到家庭成员之间存在着深刻的联系,各个成员愿意将自己团结成一个统一的整体,为彼此的医疗健康作出家庭的共同决策。在追求儒家良好的医疗保健时,不应在病人和家庭之间作出明显的划分。谁应该作为决策者的问题,也不能仅仅取决于对于病人能力的判断。儒家明白,个人能力不是一个全有或全无的问题。总之,在一个正常的家庭中,家庭成员践行美德,互相照顾,包括一起为每个成员作出适当的医疗决策①。

三、和谐隐喻与医疗决策

　　儒家的医疗决策模式不仅以家庭为本位,也以和谐为取向。儒家思想试图追求一个和谐的社会,在这个社会中,人们可以和平地沟通和合作,而不是相互对抗或斗争。这就要求个人不仅在家庭中,而且在社会

---

① 余锦波对我所论证的儒家家庭主义或以家庭为本位的观点提出了强烈批评:"将儒家伦理看成一种家庭主义,是对儒家伦理的严重歪曲"(余锦波,2022:195)。他认为儒家伦理是以关系为本位的,所关注的问题是按照相关美德的指导"根据我在这段关系之中扮演的角色,我应该怎么做"的问题(189)。我认为他的批评主要是因为没有搞清楚我们所说的家庭主义的意思而造成的。就医疗决策而言,儒家家庭主义伦理观至少包含三层意思:① 重要的医疗决策应当由主要家庭成员与患者一起来作出以为患者谋求最佳利益;② 家庭决策不应该违背患者及任何家庭成员的基本权利和自由;③ 当患者利益与家庭利益(如本书所强调的家庭的正直性、延续性和繁荣兴旺)发生冲突时,需要综合考虑来作决定,不能一味认为一方利益绝对或永远高于另一方利益。这些意思可以清楚地排除余锦波所担心和反对的家庭功利主义观点(即每个家庭成员都成为家庭利益的或轻或重的载体,因而可以随时被牺牲掉)。简言之,儒家家庭主义绝非一种功利主义。同时,正如余锦波的儒家关系主义观点无法合理取消"个人"这一实体或本体的存在一样,他也不能无视或否认"家庭"这一实体或本体在儒家传统中所具有的不可或缺的伦理地位和价值。合理重构儒家美德论既要包含关系的考量(特别是"普遍之爱"与"差等之爱"的实践分疏),也要诉诸本体的关注(涉及个人和家庭的基本权利和利益)。

上与其他人一起作出和谐的决定。在医疗情境下，通常至少有三方参与：病人、家属和医生。儒家没有提供对和谐概念的定义，而是指出它的运作方式。在医疗情境下，儒家尤其希望追求一种和谐的医疗决策。本节假定，在古代儒家经典中提供的三个和谐隐喻（即音乐、煲汤和健康），最能说明儒家的和谐理想①。我们将利用这三个隐喻，来解决儒家社会中医疗决策所涉及的特殊伦理问题，尤其是第一节中提到的那些问题。

儒家的三个和谐隐喻通常涉及和谐的人际关系和行动，但这里我们只专注于探讨它们对于共同决策的重要意义。在第一个隐喻中，作出一个和谐的决策就像完成一场美妙的音乐演奏：它需要协调不同的材料，而不是相同或相似的材料。具体来说，为了奏出美妙的音乐，需要非常不同的物件和不同内容的东西，不应该排除任何相关的因素，"一气、二体、三类、四物、五声、六律、七音、八风、九歌，以相成也"（《左传·昭公二十年》）。同样，在完成一个和谐决策的过程中，不应首先排除一个可能与他人持不同观点的人。在达成和谐决策之前，所有相关人员都必须参与进来，必须尊重和考虑每个不同的观点。事实上，这种和谐观念与孔子关于有德君子的教导是一致的，"君子和而不同，小人同而不和"（《论语·子路》）。

这一隐喻的重点提示在于，没有人应该把自己放在一个绝对权威的地位来排斥其他相关人员的意见。对于一个和谐的医疗决策，病人、家属和医生通常都是这一决策过程中的相关人员。如前所述，病人总被认为是家庭中的病人。如果病人告诉家人说这是他自己的事，宁愿一个人来承担决策，这就不是一个儒家社会的通常情况。通常，病人的家属必须而且应该参与进来。此外，医生站在专业的立场提供诊断、咨询和帮助，医生的建议会被病人和家属认真考虑。另外，病人并没有绝

---

① 关于儒家和谐概念的详细介绍，见 Li C., 2014、Li C. et al., 2021 和 Yu, 2009 的相关论述。

对的权利完全得知自己的医疗状况的真相。如果家属认为将诊断及预后告知病人会对病人产生严重心理伤害，他们会要求医生淡化其严重性，或者推迟甚至隐瞒这些信息。医生通常也会遵守这样的要求，因为家属通常比医生更了解病人的心理状况或能力①。但这并不意味着医生一定要按照家属的要求去做（见本节后面的讨论）。关键是，病人一般不应该被排除在医疗决策之外，并没有规定说病人永远不应该被告知严重疾病。当然，病人也不具有绝对的权利，认为自己在任何情况下都应该被完全告知。病人如何被告知，取决于具体情况。只有当病人的病情、利益和愿望（包括病人了解严重预后的实际意愿）经过家属和医生的认真考虑后，才有可能作出和谐的医疗决策。

在第二个隐喻中，作出一个和谐的决策类似于烹饪美味的汤羹，需要将不同的东西整合在一起。与音乐演奏所不同的是，在音乐协调过程中，每一种材料一般都可以相互区分，而煲汤的所有成分则必须混合平衡。在这种混合中，各成分之间不再有明显的区别，"和如羹焉，水、火、醯、醢、盐、梅，以烹鱼肉，燀之以薪。宰夫和之，齐之以味，济其不及，以泄其过"（《左传·昭公二十年》）。这一隐喻的提示是，每个人都应该做好准备来适当调整自己的看法和作出妥协。为了作出一个和谐的决策，这样的调整或妥协常常是必须的，以便整合不同的意见，实现一个统一的决策。同样，这种和谐的概念也符合孔子的性格和理念，在决策过程中作为有德君子的理想范例，"子绝四：毋意，毋必，毋固，毋我"（《论语·子罕》）。

在医疗过程中，经常会发生这样的情况：病人、家属和医生在为病

---

① 有关不告知病人诊断或预后的问题，并不局限于癌症等绝症，也可能涉及其他类型的非终末期疾病的医疗诊断或预后，如抑郁症或阿尔茨海默病。例如，有一个家属起诉医生的法律案件，其中医生拒绝按照家属的要求向病人隐瞒抑郁症诊断，而是将诊断告诉病人，结果导致病人自杀。参见相关在线报道 http://news.39.net/xlbt/095/30/888167.html，2009 年 12 月 15 日访问。

人的医疗服务作出恰当的决策方面意见不一。儒家传统并没有分配给任何一方无条件的最终决定权——无论是病人、家属还是医生。诚然，在正常情况下，家属常常为病人作出决策，但前提是该决策与医生对病人的最佳医疗利益的判断没有根本冲突（见本节后面的讨论）。而且，有时家庭成员之间也会意见不一。儒家思想认为，在这种情况下，每个人都应该准备好妥协，遵循孔子的教导，仔细考虑别人的意见而反思自己的意见，以达到和谐一致。在这个妥协的过程中，最基本的原则是儒家对美德的承诺：人们必须遵循美德来作为妥协的适当依据。这就把我们引向了第三个和谐隐喻。

根据第三个隐喻，作出和谐决策需要遵循美德，就像追求健康一样。这个隐喻对和谐决策有着进一步的重要意义，超越了前两个隐喻。具体来说，对儒家而言，一个人的健康在于身体健康、心理健康与生命过程健康，每一种都要求人们遵循美德的要求。首先，通过遵循美德来追求身体健康，要求人不能违背四季法则和自然规律。例如，在《黄帝内经》中，古之圣人"淳德全道，和于阴阳，调于四时"。其次，通过遵循美德来追求心理健康，要求人适当地抒发自己的喜、怒、哀、乐等情绪。根据《中庸》，当一个人的情绪被唤起时，应"发而皆中节谓之和"。最后，在一生的过程中保持健康需要遵循美德，包括一个人在社会生活的不同阶段需要防范不同的事情。正如孔子所指出的：

> 君子有三戒：少之时，血气未定，戒之在色；及其壮也，血气方刚，戒之在斗；及其老也，血气既衰，戒之在得。（《论语·季氏》）

简言之，儒家美德是通过践行礼仪活动、遵循伦理原则而获得和体现的，使人能够在正确的时间以正确的方式做正确的事情，从而过上美好的生活。

煲汤隐喻的重点在于不同的意见必须调整、妥协和整合,以实现和谐的决策。追求健康隐喻的重点则在于,这种调整、妥协和整合不应任意而武断,或受到社会或政治势力的胁迫。相反,应该在美德的指导下作出决策,就像追求健康一样。重要的是,参与医疗决策的每一方,病人、家属和医生,都要努力解决他们之间的分歧。尤其是在以下情况下,医生遵循美德的指导至关重要:① 医生面对病人和家属之间关于治疗的意见不一致;② 病人的家属要求医生向病人隐瞒医疗真相,但根据医生的专业判断,家属作出了一个对病人有害或不符合其最佳医疗利益的决策。在第一种情况下,儒家的规则并不是说,只要病人有行为能力,医生就应该始终遵循病人的意愿。相反,儒家的建议是,医生根据自己对病人的最佳医疗利益的专业判断,而选择支持病人或其家属之间的某一方,从而帮助说服另一方改变其观点。这是因为儒家美德的首要要求是,医生应该为病人的最佳医疗利益而努力。在第二种情况下,医生不应该按照家属的指示去隐瞒或欺骗一个有行为能力的病人。医生如果这样做,除非以下两个条件都得到满足:① 医生发现有证据表明家属对病人有明显的关心照顾;② 家属的意愿与医生对病人最佳医疗利益的专业判断没有明显的矛盾。如果不符合这两个条件中的任何一个,医生都应该告知病人真相①(Fan and Li, 2004:189)。

---

① 倪培民认为我所提出的这两个条件的限定有不足之处,因为家属可能出于爱心并且在不违背医生专业判断的情况下作出有违病人合理意愿和家庭利益的决定(如导致病人失去完成事情的机会),他认为家属对病人的关爱不应只是简单的无私,而是更要对病人有真正的了解(倪培民,2022:472)。我当然赞成人之间要多交流、多了解(这本是儒家家庭共同决定的应有之义)。但他的批评可能忽略了中国大陆医疗的实际情况和临床决策的需要:① 医生需要作出决定(但不可能有充足时间和精力来搞清楚家人是否"对病人有真正的了解");② 我的条件暗含所有主要家属(如病人的配偶和所有成年孩子和病人的父母)都有一（转下页）

这符合儒家美德的要求,即必须珍视人的生命和健康。

总之,这三个隐喻对医疗决策而言包含了丰富而深刻的意义。它们可以用来解释儒家以家庭为本位、以和谐为取向的医疗决策模式的合理性。它们也可以用来证明,在考虑特定医疗决策情境下所有相关人员的条件和立场时,儒家模式是以美德为基础的,并且兼顾各方立场。当然,这并不是说现实中所有的中国医疗决策都是和谐的,与这个模式完全一致的①。我们并不否认存在特例,甚至出现严重冲突乃至悲剧。关键是,儒家模式有深厚的基础,而且正如本章试图阐述的那样,它明确回应了现代西方生命伦理学对此所提出的诘难。

四、结论

要反驳儒家医疗决策模式,必须证明以下一个或多个命题:

(1)儒家的阴阳学说和家人之纲的形而上学是有严重缺陷的,必须放弃;

(2)儒家的医疗决策模式并没有真正建立在儒家的形而上学基础上(也就是说,人们可以合理地拒绝这一模式,同时依然保持儒家的形

(接上页)致意见并由一位家庭代表来要求医生对病人隐瞒实情;③ 病人自己也不愿知情而是采取一个模棱两可的态度,消极地把决定全部留给家人去做。事实上,如果病人真的想要知道实情,其实不难——例如病人可以找到一位或几位家人清楚地表明自己的态度和坚决要求知情的理由。我所了解的所有这类案例中的病人(包括我自己的亲戚和朋友),基本都是如③所述的那种消极情形。这其实是一种病人自欺(而不只是家人欺骗病人),理论上可能正是郑泽勉所重构的朱子学的"温和的有意自欺论"的一个典型案例,儒家当然不会认为这是病人践行美德的理想情况。参见郑泽勉,2022:37-50。然而,毕竟在面对重病的情形之下,选择或容忍进入一种自欺状态,依靠家人来做决定,也是无可厚非的,有时候或许还是一种明智的选择。感谢郑泽勉同我讨论这一问题。

① 特别是在有经济利益诱惑的情况下,医生应该如何尊重病人自主性的问题。参阅范瑞平、张新庆,2019。

而上学）；

　　（3）儒家关于礼和德的观点具有无法解决的难题；

　　（4）儒家模式本质上与儒家礼和德的观点无关（也就是说，即使肯定了儒家的礼和德，也不一定要肯定儒家模式）；

　　（5）儒家对和谐的理解具有误导性。

　　鉴于本章篇幅所限，我们无法进一步回应这些可能的反驳理由。本章为儒家以家庭为本位、以和谐为取向的模式所提供的论证主要是说明性的。我们从儒家对家庭的描述以及儒家对和谐的理解出发，阐述了该模式的合理性。我们还对西方生命伦理学者通常提出的有关儒家模式的一系列困惑和问题作出了初步回应。

　　本章的一个目标是说明中国儒家生命伦理学不仅有自己形而上学的基础、核心的关切和诉求，而且可以对现代西方生命伦理学者提出的问题作出合理回应。鉴于这种模式及其背后的儒家思想和理解在中国社会仍然充满活力，中国人有理由通过继续实践这种模式来回应所遇到的问题，并试图发展和改善这一模式。这绝不是说儒家生命伦理学完美无缺（世界上并不存在完美无缺的模式），但它不应被搁置一旁，被现代西方生命伦理学以"全球生命伦理学"的名义来取代。我们应该欢迎来自现代西方生命伦理学的挑战和批评。这种挑战和回应可以促使双方进行严肃的对话和交流。对于学术探索而言，相比于简单地宣称一种立场构成全球的或"普世"的生命伦理学，这种交流至少将更具有针对性，也更可能富有成果。

　　【**致谢**：本章的研究得到了香港城市大学公共及行政学系和济南齐鲁医院的部分支持。感谢杜治政教授、余锦波教授和沈秀琴教授对文章初稿提出有益建议。英文期刊的一位匿名审稿人为本章的定稿提供了有用的意见。】

第三章

知情同意：个人本位与家庭本位

一、引言

在当今世界各地的医疗实践中，知情同意已经成为一种普遍规范。本章为知情同意提供一个独特的视角，即家庭本位的视角——它在东亚地区很显著，但在英语文献中很少探讨。中国内地（大陆）与港台地区以及日本和韩国的生命伦理学者提供了一系列观点，表明家庭本位的知情同意在东亚法律和医疗保健政策中发挥着重要作用。当然，我们也需要参考一些西方学者的相关论述，以便将东亚的儒家观点置于更广泛的背景下。的确，即使在西方世界，也有一些强调相互依赖、家庭照护和共同决策的讨论，它们同东亚学者所关注的家庭本位问题有很多相似之处。然而无疑，当代西方社会的主流知情同意模式是以个人为本位的，而不是以家庭为本位的①。

---

① 孙向晨提出"双重本体"的概念(2019)，即要求个人与家庭两个本体并重：前者推崇个人的自由和尊严，后者强调"亲亲为大"的家庭价值。这一提议正确地反对当代儒家哲学走向全盘西化或因循守旧这两种极端路径中的任何一（转下页）

　　当今的"家庭"概念，往往牵涉两种不同的含义。一方面，"家庭"被用于较宽泛的意义上，指任何由血缘、婚姻或其他关系连接起来的功能良好的单位，只要成员之间联系紧密相互关心即可。不少学者在讨论当代西方国家的生物医学决策问题时，往往使用这种意义上的"家庭"。另一方面，大多数东亚学者依然采用传统的家庭概念来展开论述，为家庭成员在儒家文化背景中适当参与生物医学决策的情况提出论证。今天使用的传统家庭概念，已经很少涉及过去流行的"家族"概念，一般只包括丈夫、妻子和他们的亲生子女，但通常也包括丈夫和妻子的父母。的确，至少在东亚地区，丈夫的父母和妻子的父母通常会分别参与到丈夫和妻子各自的（以及其孙子女辈的）重要医疗决策中来。事实上，在中国大陆等东亚地区，三代同堂的主干家庭仍然是通常的家庭模式。对于家庭成员的任何重大医学问题的知情同意实践来说，这种主干家庭的全体参与是必不可少的。虽然在大多数情况下祖父母们已不再与他们成年子女的核心家庭生活在同一屋檐下，情况仍然如此（Deng，2014：203-218）。

　　本章试图为东亚医疗保健背景下家庭本位的知情同意模式的优点

<hr>

（接上页）种。本书虽然强调"以家庭为本位"，但其主旨与孙的提议只有表面不同，并无实质分歧：本书其实是通过探讨医疗领域中的具体问题来阐明如何才能适当地并重两个本体（"本体"与"本位"并无明显不同，都有实体、实在、根本、主要、重点之意）。本书认为当代儒家伦理学应当维护以家庭为本位的实践（如本章所探索的以家庭为本位的知情同意实践），但同时必须尊重个人的基本自由和权利，后者即为儒家所接受的"以个人为本位"的根本意思。也就是说，本书认为当代儒家社会没有理由不接受一个起码的个人自由和权利概念。同时，在不违背个人基本的自由和权利的要求下（这里"基本的"这一限定很关键，它表明儒家不接受全方位的个体论自由主义的个人自由和权利观念），应当发扬光大儒家的家庭价值和追求。简言之，当我说儒家伦理学不是"以个人为本位"时，只是在说它不应该接受全方位的个体论自由主义的个人自由和权利观念，而不是说它不应该接受"基本的"自由和权利概念来发展儒家的全方位的观念。请参阅本书第六章和第二十一章的详细论述。感谢孙向晨同我讨论这一问题。

作些辩护。首先,本章指明以个人为本位的知情同意所面临的一些问题,接下来论述家庭本位模式的大体合理性,然后探讨这一知情同意模式所面临的批评和挑战,并探索应对这些挑战的合适方法,最后回应日本学者对于本人观点的批评并对传统家庭在当代社会的重要性进行一些总结性评论。

二、个人本位知情同意的问题

在当代西方生物医学实践中,知情同意的主流模式是以个人为本位,而不是以家庭为本位的。正如恩格尔哈特所描述的,"那些将自主的个人主义(autonomous individualism)看作最合适的人际关系要求的人,坚持认为对于这一要求的任何偏离都必须通过个人的明确声明和同意才可允许。例如,病人必须被看作是自主的个体,愿意并会努力进行独立的自我选择,除非他们明确提出要求来把他们看作传统家庭中的一员来对待"(Engelhardt,2002:24 - 25)。确保这种自主的个人主义理想,显然需要更进一步的政治观点,即认为在自己和传统的家庭结构或家庭权威之间,存在一种对抗关系。事实上,正如马克·切里(Mark Cherry)所指出的,自由主义的个人主义倡导者往往将家庭视为一个主要障碍,阻碍着社会实施其所偏好的平等和社会正义观念。在这种观念中,家庭仅仅被视为一种社会建构,通过其参与者的具体协议而产生,并没有独立的实在意义(Cherry,2014:43 - 62)。正是由于这个原因,美国现有的生命伦理学论述特别强调自由主义的个人自主概念是人类善和人类繁荣所不可或缺的组成部分(Beauchamp and Childress,2009)。

因此,这种个人主义观念下的知情同意实践模式,即使在本质上并不敌视家庭，但至少在几个方面对家庭不友好。首先，个人被认为在生物医学问题上拥有独立于家庭的、唯一的或排他性的决定权。虽然病人通常不会真正地单独作决定，但现代西方医疗机构和社会政策制定者却期望病人单独作决定。在决策过程中，病人被单独对待，就好像他们不属于正常家庭一样。家庭成员无权参与决策过程，除非病人通过正式或准正式的程序明确认可他们的参与（Faden and Beauchamp，1986；Wear，1993）。如此一来，个人可以在没有家庭参与的情况下独立作出医疗决策，这种专属权利便得以保障、落实和推广。

事实上，对于家庭参与知情同意，存在一系列的制度障碍。正如杰夫·毕晓普（Jeff Bishop）所阐述的，"医学的结构和实践，包括知情同意和取消危重病人的生命支持的决定在内，在决策的过程中把家庭边缘化了。个人化的知情同意，以及生前遗嘱、持久委任书、隐私法（如 HIPAA①），甚至判例法本身，都是为了支持这样一个神话而建立的：一个孤立的个体在这个世界上由他自己并为他自己独自作出决定"（Bishop，2014：27‐42）。通过为生物医学研究设计个人主义的知情同意机制，这种模式已经被输入到东亚地区。正如邓蕊所指出的，当家庭渴望参与决策过程，以保护其家庭成员免受生物医学研究潜在风险的伤害时，却发现自己在这种"标准"的知情同意模式下什么都做不了（Deng，2014：203‐218）。更糟糕的是，当代生命伦理学、医疗保健系统和法律，已经假定家庭不是一个整体，并假定家庭无助于生物医学实践。正如瑞安·纳什（Ryan Nash）所指出的，这种对家庭的不信任，已经成为西方社会的一种预设，或至少是一种实践上的预设。家庭被视

---

① HIPAA，全称为 Health Insurance Portability and Accountability Act，尚无确切的中文译名，有称为健康保险携带和责任法案，也有译意为医疗电子交换法案，大都直接称为 HIPAA 法案。——译者注

为一个需要警惕、需要预防的问题，甚至是一种需要治疗的疾病。目前的知情同意制度强化了过于简单的个人主义观点，即决策只在个人和医疗机构之间进行。因此正如纳什所见，现行制度是在鼓励一种回避家庭和文化的做法①(Nash，2014：219 - 230)。

除了对家庭不友好的特点外，个人主导的知情同意模式还存在严重的概念和实践问题。首先，病人拥有独立于其他家庭成员的专属决定权，这不利于生物医学决策的实际判断，因为这种实际判断不可避免地要与病人的道德身份、既定性格、长期的生活计划相一致。在个人主导的模式下，知情同意被定义为个人对医疗干预或参与研究的自主授权。由于病人在作出医疗决策时可能抱有利他主义的意图或其他合理的无私价值，病人的自主选择不一定总是符合其最佳医疗利益。然而，在当代生命伦理学中，人们普遍认为"尊重自主，就是承认他们有权根据个人的价值观和信仰来持有观点、作出选择并采取行动"(Beauchamp and Childress，2009：103)。这就是说，抛开最佳利益的考量，必须认真对待病人的"个人价值观和信仰"，以尊重其作为自主性的主体以及培养自主决策能力的权利。可是一个问题出现了：是不是只要一个人被精神鉴定为有行为能力，并且不受他人的任何控制影响，那么他的任何生物医学决策，不论是什么，都应该被认为是按照其"个人价值观和信仰"来作出的，这样就肯定是自主的？如果答案是肯定的，那么我们的自主概念就过于肤浅和琐碎了。这就类似于西季维克

---

① 这并不是要否认西方的许多病人经常将家庭纳入他们的医疗决策中的事实。然而，由占主导地位的个人主义模式制定的政策，对西方将家庭纳入医疗决策形成了阻碍。正如纳什所指出的，"比彻姆和丘卓斯(2009：106 - 107)建议，对那些要求家庭本位的知情同意的病人，必须询问他们这是否真的是其个人偏好。这当然是一种个人主义制度的应用，已经阻碍了任何家庭本位的同意"(Nash，2014：219 - 230)。

（Henry Sidgwick）所说的"反复无常的自由"（capricious freedom）概念，即哪怕一个人只有没有任何动机而行动的力量，他也是自由的（Sidgwick, 1888）。我认为任何严肃的生命伦理学家都不应该接受这种自主概念。如果发现一个病人的个人医疗决策与其道德身份、既定性格、长期生活计划这些基本特点严重不符的话，那么认为其决定是基于"个人价值观和信仰"，只能是无稽之谈。

事实上，一个人的"个人价值观和信仰"乃是经由生活经验进行实践推理，在此过程中被整合为一个人的道德身份和性格特征。根据一个人的"个人价值观和信仰"来形成决策的真正方式，不可避免地涉及一个人在其所依赖的他人的陪伴下进行实践推理，而且"在我们培养和行使实践推理的过程中，没有哪一点是完全不依赖于特定的其他人的"（MacIntyre, 1999：97）。正如王珏所说，若一个人处在重病的困境中，这种依赖则更加明确和突出。病人在本质上是依赖其家庭成员来自主选择。如要清楚地看到这一点，读者可以阅读王珏在其论文中讨论的一个启发性案例：一位韩裔美国移民及其家人在纽约的艰难生死决策过程（Wang, 2014：65-82）。在个人主义的神话中，一个人的情绪、信仰和意图只对自己透明，对他人基本不透明。而与之不同的是，病人自己的声音往往听起来很沮丧、破碎和模糊，远不是一个明确的判断标准。相反，实践理性的运用预设了一个相互依赖和相互依存的关系网络（其范式即家庭）作为基础，使得实践推理能够真正符合个人的信念和价值观。因此，个人主义的知情同意有可能侵害病人根据自己的价值观、信仰和生活愿望作出自主决定的机会，因为这种模式假设病人独自拥有排他的决定权，认为这种权利的有效行使不关乎病人和家庭成员的重要关系（Wang, 2014：65-82）。

遵循这一思路，翁若愚（Lawrence Yung）认为，自我解释与他人解释是相互关联的。正如查尔斯·泰勒(Charles Taylor)所说,"我们总是需要通过与我们的亲人想要在我们身上看到的那些东西的对话——有时甚至是斗争——来确定我们的身份"(Taylor,1994:28)。由于个人的自我解释对他的自主能力很重要,这对病人来说就更重要了,因为他的决策能力可能会被他的内在弱点或心理障碍所破坏,诸如不合理的偏好、错误的意识、对压迫性规范的信仰或扭曲的欲望(Yung,2014:109-124)。在王珏的观察中,虽然病人本身可能因饱受疾病的折磨而迷茫,但家属可以判断某个医疗决策是否符合患者的人生规划。这是因为一个有意义的医疗决策必须根据一个人生活的连贯性叙述来评估,而正是通过这样的叙述,病人将他所有的决定和行动趋向一些核心承诺。正是这些核心承诺决定了他是一个怎样的人,使他的生活变得统一。因此,病人的个人身份在很大程度上取决于他如何很好地活出这种统一性,并将之实现(Wang,2014:65-82)。正如麦金泰尔强力论证的那样,自我必须在诸如家庭这样的社群中找到自己的身份,在这个意义上,我的故事是其他家庭成员故事的一部分,正如他们的故事是我的一部分一样(MacIntyre,2007:221)。特别是,在与家人一起作出医疗决策的过程中,病人更好地了解了自己的病情、选择和真正的愿望(Yung,2014:109-124)。

这就是说,个人本位的知情同意假设了一种个人独有的权威,其中隐含了对自主的错误理解。正如毕晓普所述,"尽管有一种流行的神话,美国的个人在临终时可以允许或拒绝治疗;但实际上对于一个因疾病而变得不得不依赖他人的病人而言,家庭最适合代表他来作出决策。在临床场景中,只有家庭能够觉察病人的精神和道德价值的细微之处。病人的依赖性需求,使得家庭适合成为一个关怀病人的社群"(Bishop,2014:27-42)。同样,崔基成(Kysungsuk Choi)认为,我们必须修改个人主义的自主概念,使其能够反映出一种理想的道德主体意识。这种意识蕴含在东方的生活方式之中。在参与生物医学决策的过程中,家庭与个人同样重要。这是为了维护病人与家人的陪伴关系,只有通过家人并与家人一起,病人才能在知情同意的实践中保持其道德主体的完整性[①](Choi, 2014: 83-92)。

知情同意的个人本位模式的另一个问题,是其错误的假设,即在今天的高科技医疗背景下,比如在重症加强护理病房(ICU)中,病人可以自主和独立地控制自己的行动并决定自己的命运。通过评论丹尼尔·卡拉汉(Daniel Callahan)提出的"技术边缘逼近策略"(technological brinksmanship),毕晓普说明了为什么这种假设是虚幻的。卡拉汉所说的"技术边缘逼近策略",是指首先努力寻求一种进取性的技术医疗,相信到了某个时刻,病人将能够知道已经到达了一个边界:跨过了这个边界,他就知道是时候该对进取性的技术医疗说"不"了(Callahan, 2000: 41)。换句话说,当代美国医学的社会决策机制认为,个体有能力控制自己的身体、生命和死亡,知道什么时候该说"不"。正如卡拉汉所指出的,"越来越多的个人决策者认为,唯一比死亡更大的恶,是个人对死亡的无法控制"(Callahan, 2000: 37)。ICU 的整个社会机制,连同个人在进入 ICU 之前需完成的所有文件,包括生前遗嘱、持久委任书和知情同意书,其核心似乎是由一个自主和独立的个人激活医学的技术性干预。这个机制还假定,自主的个人具有能够征服这个技术环境的力量,并将自己的生死问题置于自己的掌控之下(Bishop, 2005,

---

① 通过(Fan, 2014)等有关儒家生命伦理学的著作,西方读者可能首次发现了东亚地区对个人自主权和知情同意的详细介绍,以及它们与西方生命伦理学存在的普遍差异。如果没有这种理解,东亚地区的做法在西方生命伦理学看来至少是令人困惑的。

2014：27-42）。

然而，由于ICU设备的强大功能，个人是否能够准确知道他什么时候已经越过了边界，以便能够发出明确的指令来拒绝和放弃进取性的技术治疗，这一点并不清楚。即使个人知道有一天机器可能对自己不再有利，并且已经完成了所有的文件，比如生前遗嘱或预先指令，这些机器也可能不会按照病人的真实意愿正确地关闭。正如毕晓普所指出的：

> 在大多数情况下，生前遗嘱和知情同意所讲的无非是这类的话："如果我不能参与决策，并且如果我的主治医生认为积极的治疗不会导致功能的恢复，我授权医生停止各种积极的治疗。"然而，任何有医疗经验的人都知道，重病患者的生理特性非常复杂，无法给出一个一目了然的明确界限。相反，临床判断和解释的细微差别是决策过程的一部分，有一个可以帮助作出这些决定的家人比拥有一份生前遗嘱或一份病人单独签署的知情同意书要重要得多。真实的情况是，当我们处于最虚弱的时候，在绝大多数情况下，还是家庭最了解其成员，家庭知道如何最好地与医生讲道理，并告知医生什么对病人最好。（Bishop，2014：27-42）

这就是说，尽管当代生命伦理学的总体思潮提倡技术边缘逼近策略和个人本位的知情同意，但在生命末期的实际情况和护理实践中，病人永远不可能处于能够独立自主地控制自己的行动和决定自己命运的地位。病人无法独立知道何时是说"不"的正确时机。在重症监护的一般限定情况下，生前遗嘱也不能将病人的确切要求明确告诉医生。家庭成员的参与不仅是有益的，而且是必需的。

　　此外，个人本位的知情同意并不符合东亚文化环境的现实，尤其在人们的生物医学决策实践上。如果把这种个人主义的模式强加给东亚病人，在伦理上也并不可取。正如崔基成所报告的那样，韩国的大多数老人对他们的后代有一种道德上的义务。当他们说他们不想要任何维持生命的治疗时，他们可能关心的是节省治疗费，以留些钱给他们的后代用来改善生活(Choi，2014：83-92)。同样，基于他们的研究结果，陈浩文等人发现，在当前的香港社会，仍然体现出一种强烈的家庭主义风气。在这种风气中，人们往往愿意为了促进其他家庭成员的利益而牺牲自己的利益，如健康、物质利益或其他以自我为中心的利益。这意味着，自我利益可能包括其家庭成员的利益。换句话说，其他家庭成员的利益与自己的利益是不可分割的，为了促进其他家庭成员的利益，有时必须牺牲自己的利益。因此，在医疗决策过程中，不应该把病人看作是一个独立或孤立的存在；相反，必须把病人看作是处于家庭关系网络中的一个人，病人的真实愿望不应该完全由他自己当下想要的或不想要的东西来决定，有时应该由家庭为病人的利益着想来决定(Chan et al.，2014：151-170)。

　　在中国台湾地区，根据李瑞全的观察，家庭关系仍然非常亲密，家庭参与各种个人活动仍然是普遍的做法，医疗决策也不例外。当一个人生病和易受伤害时，家庭成员可以提供最需要的帮助和信任。家庭成员通常也更了解病人的价值观和偏好，这为治疗病人提供了最好的指导，并为专业医疗人员的医疗决策提供了依据。台湾地区的医疗法甚至规定，诊断结果可以向病人或家属披露；在某些情况下，诊断结果根本不向病人透露。在临终疾病的情况下，家庭的合法参与是至关重要的。因为在通常情况下，病人如果无行为能力或陷入昏迷状态，他的意愿对专业医疗人员来说是不明确的，医生则要确定采用何种替代方案。家庭作为一个整体,通常有能力作出这样的决策。这可能有助于专业医疗人员避免一些艰难的道德困境。另一方面,家庭的参与也有助于防止专业医疗人员虐待易受伤害和孤独的病人。总之,在李瑞全看来,台湾地区要转变为个人主导的知情同意模式是不可能的(Lee,2014b:125-136)。

最后,个人本位的知情同意具有一种原则主义伦理学的特点,它对生物医学的复杂性和细微差别不敏感。而这种复杂性和细微差别,需要与具体境遇相关的美德实践的关照。当代流行的原则主义生命伦理学认为,"没有比从四原则(即尊重自主、不作恶、行善和公正的原则)发展出来的规则和一般道德判断更基本的道德内容存在"(Beauchamp and Childress,2009:387)。从这种原则主义的观点来看,这四项原则不仅是"作为一个分析框架,旨在表达共同道德的一般规范,是生物医学伦理的合适起点",而且是"作为制定更具体规则的一般准则"(Beauchamp and Childress,2009:12)。相比之下,正如我们在前面章节中所表明的,在东亚文化中,仍然存在一种相当不同的对生命伦理问题的态度,即不以一般原则为出发点,而是植根于儒家对"德"的理解,并嵌入在一种由"礼"维持的生活方式中。重点不是提供一套普遍的原则,为所有情况制定具体的指导规则,而是通过礼仪实践来培养美德,这不可避免会涉及具体境遇,并依赖于具体实践。简言之,儒家思想认为,道德和伦理生活不是仅仅由一般原则来指导,而是通过礼仪实践方式来习得和体现。在以儒家美德伦理方式处理生物医学的复杂性和细微差别方面,具体的礼仪实践发挥着根本作用。

通过分析一个最近的中国案例,即妻子向丈夫隐瞒癌症诊断的案例,赵文清论证,个人本位的知情同意所隐含的原则主义,在生命伦理学上具有误导性。在赵文清看来,向病人隐瞒病情的案例,部分反映了儒家的医疗决策方式。这种方式主要不是以一般的原则或规则来指导，而是以美德为基础、以家庭为本位、以礼仪习俗为出发点。在这个案例中，一方面，妻子根据她所理解的对丈夫最好的方式来对待丈夫，这显示了儒家对关怀的理解。根据儒家的美德规范，她承担了所有的恐惧、压力和因丈夫病情恶化而产生的痛苦。她以极大的勇气和爱对待她生病的丈夫，体现出作为妻子的仁爱美德。从儒家的观点来看，一个有美德的人不需要始终遵守讲真话的规则，不管病人的精神和身体状况如何。这是一个十分复杂的过程，要权衡不同决定的后果，仔细评估病人的精神和身体状况，最重要的是听取病人和其他家庭成员的意愿。在这个故事中，丈夫表现出强烈的求生意志，而妻子则担心知道坏消息会打击丈夫对抗癌症的勇气。因此，很难说将真实病情告知丈夫，对照顾他来说就是最好的。儒家没有绝对的规则来要求家庭必须或不得向病人隐瞒信息，正确的决定在很大程度上取决于情境。在赵文清看来，采取这样的儒家方法往往比简单地遵循行善、公正以及最重要的尊重自主的原则要难得多。如果一个人总是遵循一些一般的原则或规则行事，比如对病人说实话，那么在复杂的生命伦理情境下，他就回避了对亲人的道德责任①(Zhao，2014：231－244)。

——————

① 一些西方读者可能认为这个例子没有说服力。他们可能认为，肯定妻子的善意是一回事，但对丈夫隐瞒真相是否真的符合他的"最佳利益"是另一回事。妻子认为符合他的最佳利益，并不意味着真的如此。然而应该注意的是，赵文清讨论这个案例的主要目的是指出一个基本的文化差异，就是请西方读者耐心考虑中国人如何看待这种情况。正如赵文清所观察到的，这个案例在中国大陆得到了普遍的认可和赞许。此外，至少从理论上讲，这样做是为了丈夫的最大利益，就像西方医生偶尔也会援引"治疗特权"条例而不向病人透露消息一样。重要的是，正如赵文清所指出的，为了判断最佳利益，我们需要求助于一种文化中共享的特殊的善的观念。虽然没有提供一个完整的儒家善的观念，但她强调了儒家的经验，即"在生命的最后阶段能够依靠自己的家人是一件好事，它使病人感到幸福"(Zhao，2014：231－244)。

三、家庭本位知情同意的辩护

以家庭为本位的知情同意,否认了个人本位模式所主张的病人拥有排他性的唯一决定权。从东亚儒家的角度来看,病人没有道德权利来排斥家庭参与医疗决策。相反,这种观点强调家庭成员参与病人医疗决策的自然性、有效性和正常性,从而承认病人和家属都享有共同的决策权。在东亚地区,这种以家庭为本位的模式要求医生承认,家庭是为病人作医疗决策的基本单位。这种以家庭为本位,而不是以个人为本位的知情同意模式是否合理? 对其合理性的首要考量,是关注社会上已经存在的相关社会事实和习俗。在这方面,即使是在美国的背景下,安娜·伊蒂斯(Ana Iltis)总结了两个有利于家庭参与生物医学决策的主要理由:家庭成员之间的福祉(well-being)息息相关;家庭成员也会因为关心彼此的福祉,而关注推进和保护彼此的利益(interest)。她警告说,临床医生和研究人员不应认为大多数病人和潜在的研究参与者独立于亲密的家庭关系之外,进而觉得家人参与健康决策是不必要的甚至是不恰当的。相反,这两点考虑给我们提供了重要的理由,在医疗体系中要认真对待家庭。正如伊蒂斯所说,当病人面临严重的诊断或重症监护的情况,或个人主要或完全为他人的利益而承担健康风险时,这些考虑尤为重要(Iltis, 2014:171-186)。

家属参与医疗决策的实际效果很明显,而且是多层面的。首先,正如翁若愚所指出的,现代医学的一个可悲特点是,由于不断更新迭代的医疗技术的应用和日益严重的医疗官僚化,医患关系已经变得高度形式化、规范化并受到约束。因此,病人和医生之间形成了巨大的鸿沟,这种鸿沟使他们难以形成个人的、可沟通的、亲密的关系。在患病期间,家庭这一平台可以给病人提供最需要的关怀和情感支持。在处理病人与医生之间高度官僚化的关系困境时,家庭可以赋予病人力量,从而缩小他们之间的鸿沟(Yung,2014：109-124)。换句话说,家庭成员的参与,能够创造和维持一个空间：在这个空间里,病人和家庭成员发现他们在同一艘船上,在面对危机时能够团结起来共同应对。他们有共同的生活史、记忆和追求,所以家人可以最合适地向医生提供信息和说明理由,从而使医生给病人提供适当的治疗。简言之,在高度专业化和官僚化的医疗实践背景下,家庭成员的参与创造了一个场域,有助于医生与病人建立更紧密、更同心协力也更能"连贯叙事"(biographical-based)的医患关系(Wang,2014：65-82)。

此外,正如毕晓普所观察到的,家庭似乎最适合承担这种决策的角色,至少有三个具体的实际因素。首先,家庭在照顾其成员的物质需求方面有特殊作用。其次,由于有共同或共享的生活史,家庭最能欣赏和维护其成员的价值观。最后,家庭能够执行生物医学体系中使用的决策方法和判别方法。而通过这些方法作出的决策,更有可能符合患者家庭成员的道德观和生活意义。不仅家庭成员的价值观得到体现,而且家庭与其成员都学会了如何在家庭本位的知情同意模式中作出这类决策(Bishop,2014：27-42)。

转向家庭本位的知情同意,也有助于解决某些棘手的生物医学问题,如遗体器官捐献问题。例如蔡昱提出,中国大陆对遗体器官捐献采用的是个人本位的法律模式,应该转变为家庭本位的模式：即个人在生前对遗体捐献的明确同意,应该是与其近亲属共同作出的决定；并且捐献者和其家庭代表应该共同签署同意文件,以实现这一决定。虽然中国目前采用的个人主义法律模式只要求个人同意,但从法律和社会角度来看,医生在捐献者死后摘取其器官而不需要征得其家人的额外知情同意,是根本不可能的。在蔡昱看来,只有像她建议的那样,改变为以家庭为本位的政策,中国公民对其遗体的处理权和其家人对遗体的所有权才能得到尊重和实现,正如儒家文化所赞许的那样。这样一来,医生就可以避免必须征得家属同意的尴尬,也不会在没有家属同意的情况下冒险摘取器官①(Cai, 2014: 187 - 199)。同样,对于在中国大陆使用人体受试者的生物医学实验,邓蕊提出了"基于家庭的二元决策模式"来保护中国的受试者。在这个二元决策模式中,家庭有权确认或拒绝家庭成员同意成为研究对象;但是,家庭无权要求家庭成员参加试验。也就是说,对于任何试验,如果一个人决定不参加,家庭不能要求他参加。但对于任何重要的试验,如果一个人决定参加,他仍然需要得到家人的同意;如果家人拒绝同意,就不应该让他参加试验。正如邓蕊所言,这种家庭参与决策的权利是必要的,可以从更多角度考虑科学研究的风险,以保护作为主体的每个家庭成员的重要利益(Deng, 2014: 203 - 218)。

除了作为一种常规的社会习俗之外,在东亚背景下,家庭成员参与生物医学决策也得到了该地区盛行的儒家道德观的支持。事实上,从儒家美德的角度来看,家庭有道德义务保护其患病或有意参与生物医学研究的成员的利益。如果不积极参与其成员的决策过程,家庭就无

---

① 关于器官捐献问题,参阅本书第四部分。另外,如果一个家庭成员有不同意见,解决分歧的方法是什么? 这常常是西方读者势必会提出的问题。然而,西方读者应该了解一般的儒家文化精神,在这种文化精神中,人们已经形成了一种家庭主义的态度:如同前面章节指出,因为家庭成员处在同一个家庭,应该就任何家庭成员面临的重要事项达成一致、作出一个决定。在保护每个家庭成员的道德和利益的过程中,每个家庭的这种"一致决定"策略,是体现家庭完整性和团结性的基本方式。所有家庭成员在他们的生活经历中,都被儒家美德(如仁义)和相关礼仪(如家庭会议)所指导,以实践这种"一致决定"策略。因此,通常会通过家庭讨论来达成一致。那些不能达成一致的家庭将被其他家庭鄙视为缺乏必要的家庭美德和诚信(Fan, 2011; Fan and Chen, 2010)。

法承担这一义务。正如李日学(Ilhak Lee)所指出的,儒家的"孝"是社会关系的支柱,在韩国社会中指导孩子们照顾他们的父母,年轻一代将照顾年长的父母视为他们的道德责任,以回报他们在早期生活中所受到的恩惠。这种对父母和祖父母的道德责任感和感激之情在韩国被认为是理所当然的事情,成年子女必然被列为保护父母和祖父母利益的主要决策人[1](Lee, 2014a:137 - 148)。从儒家的道德观点来看,正如蔡昱所指出的,家庭作为一个道德上的共同体而相互负责。在这个共同体中,每个成员的医疗保健或维持生命的治疗不再是个人的事情,而是一个共同的事情,每个成员都要承担道德责任(Cai, 2014:187 - 199)。邓蕊赞同这一观点,她指出,每个人的道德认同都是在家庭中形成和确认的。在一个人的生活过程中,要作出道德上重要的、好的决定,如教育、就业、婚姻、健康、住院和医疗等事务中,一个人的家庭成员在道德上有义务参与审议和决策过程(Deng, 2014:203 - 218)。

最后,家庭参与生物医学决策,得到了东亚背景下仍然盛行的家庭本体论的形而上学的支持。正如恩格尔哈特(2013)所指出的,把家庭视为一种深层的、规范的社会实体,历来得到了儒家文化和基督教文化的认可。这种实体也是一种规范性的实在,包含预先存在的角色:丈夫和妻子、父母和孩子。这种实体是多代人的,以尊重和支持前几代人的方式回顾过去,同时以爱和关注的方式展望后代。在恩格尔哈特看来,这种家庭观必然赞同家庭本位的生物医学决策和保密政策,而不是个人本位的决策(Engelhardt, 2010, 2013)。

基于对家庭的这种形而上学理解,毕晓普和王珏等学者进一步探讨了家庭参与知情同意实践的理由。正如毕晓普所说,由于个人通常

---

[1] 东亚地区对美德"孝"的欣赏,使人们能够把本来狭隘的、基于严格规则的、强调个人自主权的知情同意放到丰富的美德伦理学语境中来充分看待。

依赖而不是独立于家庭,当受伤、疾病和其他痛苦的突发事件威胁到家庭成员时,家庭是首当其冲的基本保护单位。当个人受伤或生病时,是家庭而不是个人或政体,承担绝大部分的照顾。在这方面,有关个人之间的相互依赖相互关怀的美德,最早和最基本的训练场其实就是家庭。在努力应对和减轻伤害、疾病等意外事件,以及任何家庭成员承受其他苦难时,家庭成员塑造了家庭内部相互给予和相互接受的具体形式。正是由于这个原因,毕晓普认为家庭最适合承担参与其成员的决策过程(Bishop,2014:27-42)。儿童、配偶、父母和祖父母成为一种境遇,其中个人的身体依赖性不再难堪、智力需求得到满足、道德价值得以形成。正是在家庭的境遇中,随着身体和智力需求的满足,其成员生活的道德、存在的意义和目的得以体现(Bishop,2014:27-42)。同样沿着这些思路,王珏补充说,人类个体的具身性(embodiment)、易受伤害性和依赖性这些特点,决定了人类繁荣的共同方式,即在家庭中得到包容和照顾。家庭作为一个无条件给予和索取的网络,构成了每个人的共善。因此,如果在生物医学的实践推理中我们必须适当关注人类生命的易受伤害性和依赖性,那么我们势必见证儒家家庭本体论的必然性以及家庭参与决策过程的道德必要性,因为人类的繁荣首先发生在家庭之中并将依靠家庭的持续繁荣(Wang,2014:65-82)。

四、家庭本位的知情同意所面临的挑战

在当代生命伦理学中,对家庭本位的知情同意有许多误解和挑战。本节将讨论其中几个比较突出的挑战。首先,人们错误地认为,在敦促家庭参与知情同意的过程中,人们被迫将家庭利益置于个别家庭成员的利益之上。当"家庭主义"这个词被用于处理生物医学问题时,这个

指控听起来更加合理。正如余锦波(Kam Por Yu)举过的两个例子：一个是，如果一个人让他的父亲死去可以为整个家庭提供更好的照顾，那么从"家庭主义"的角度来看让他的父亲死去可能是正确的做法；类似地，如果相比于自己3岁的儿子，一个人的母亲更加重要，那么可以说"杀死自己的儿子以拯救自己的母亲"是符合家庭的更大利益(Yu,2014：93-106)。以家庭为本位的知情同意，是否真的具有如此令人反感的道德含义呢？如果没有，应该如何解决个人和家庭利益之间可能出现的紧张和冲突？

在我看来，真正的问题是应该采用什么标准来指导生物医学决策，无论这些决策是以家庭为本位的还是以个人为本位的。众所周知，在以《希波克拉底誓言》为特征的传统西方医学伦理中，病人的最大利益被当作医生作出医疗决定的标准。与此相反，在现代西方，只要不违反医生的职业操守，病人自己的愿望无论是否符合他的最大利益，都是最重要的，似乎都是医生要遵从的。在儒家文化中，正确的医疗决定应该遵循天道，体现在德行中，如仁、义、孝、和等（即本书常讲的以美德为基础）。因此，尽管儒家的伦理传统一直是强有力的家庭主义而非个人主义，但它从未持有利益计算或效用最大化的功利主义原则来指导医疗实践，而是由美德原则来指导。当病人和家庭的最佳利益发生冲突时，儒家的医疗决策方法并没有提供一个指导性的公式，要求家庭利益或个人利益的某一方压倒另一方。相反，儒家的标准是以正当的礼仪为出发点，如使用相互关心的言辞、进行家人讨论、召开家庭会议、认真审议等等，其中要始终遵循美德原则（如仁要求"亲亲"，义要求"适宜"和要求"妥协"，等等）。因此，决策的结果必然取决于具体情境。理想的情况是将病人的利益和家庭的利益整合到一个和谐系统中(Fan,2011)。

当然,理想未必是现实的。人们可能指责以家庭为本位的知情同意会倡导一种家长制,即家庭成员可能以追求病人的最佳利益为名,将他们自己对于"最佳"的理解强加给病人,而实际上病人持有非常不同的价值观和偏好。这种医疗上的家长制在道德上是令人反感的,因为它不仅剥夺了病人的决定权,而且还允许家庭成员用他们自己的判断来代替病人的判断,好像他们比病人更清楚什么是有利于病人的利益和福祉似的(Yung, 2014: 109-124)。这一质疑可以针对任何形式的以家庭为本位的知情同意模式,但对于东亚地区的所谓儒家生命伦理学,这一质疑尤为严重。本章没有足够空间来详细讨论这一质疑,但必须指出一个关键点:虽然儒家以家庭为本位的知情同意模式强调"家庭主权"或"家庭自主",而不是"个人主权"或"个人自主",但它绝不排除病人分享家庭的权威。换句话说,尽管儒家生命伦理学不接受病人对其生物医学事务具有唯一的决定权,但它也不认为其他家庭成员拥有排他性的(即把病人排除在外的)决定权,除非情况十分特殊。适当的"医礼"是,病人和他的家庭成员共享"家庭"决策权利,一起作出适当的医疗决策①。当然,一个关键问题是,当病人和他的家庭成员意见不一致时,应该怎么做。儒家生命伦理学并不想建立任何"绝对"的原则来要求始终遵循病人的喜好或始终遵循其家庭成员的意愿。相反,如同上一章所示,这种情况通常要求医生行使医疗专业责任,根据他的专业判断来偏向一方,说服另一方以保护病人的最佳医疗利益。最后,除非情况紧急,否则必须通过劝说而不是胁迫病人来接受医疗干预。简言之,由于不认为家庭成员有专属的权利来"强迫"病人接受某种对病人有利的医疗,所以这种以家庭为本位的知情同意,不应该被批评为一

---

① 在实践中,确有不少病人采取十分消极的态度,把决策的所有权利和责任全部推给自己的家属,但这是一个不同的问题,需要另外讨论。

种专制的家长制(Fan and Chen，2010)。

当病人变得无行为能力时，应该如何为病人作出代理决策呢？这种情况不会使家长制变得十分明显吗？我们将在下一章详细探讨代理决策问题。这里需要指出两种不同的代理决策标准。一方面，最佳利益标准认为，代理人应该通过自己判断什么对病人是最好的来作出代理决策。另一方面，代理判断标准认为，代理人(应该由病人在无行为能力之前指定)应该依据病人过去表达的愿望或其对病人价值观的了解来作出代理决策。显然，代理判断标准已在西方生命伦理学的论述中占据主导地位。相反，在东亚地区，最佳利益标准仍然很普遍：家庭成员根据他们对病人最佳利益的判断，为他们失去行为能力的家人作决定。有时他们确实会以自己对病人最佳利益的判断来压倒病人之前表达的意愿，这确实是一种"家长制"的表现。翁若愚试图为这种家长制辩护，他认为如果病人有能力并且掌握了自己病情的最新相关信息，他是会被说服来接受家庭成员的决定的(Yung，2014：109 - 124)。事实上，一些美国生命伦理学者发现，即使在美国，大多数临终病人也更愿意让代理决策在病人自己的意愿、代理者对病人最大利益的判断以及医生的意见之间取得平衡，而不是要求他们绝对遵循自己过去表达的意愿，因为那一意愿表达可能并不适应最新的情况(Sulmasy et al.，2007)。

当然，医学上的家长制在实践中可能会被滥用，而不是真正保护病人的利益。让我们考虑一下东亚的儒家文化背景。在这种文化背景下，成年人在道德上有义务照顾年老的父母，包括协助作出维持或放弃延续生命的医疗决定。在这方面，李日学以韩国的情况为例来说明问题。一般来说，子女似乎觉得他们有责任为父母提供一切可能的治疗方案，而不管康复的可能性如何。即使在父母明确表示拒绝积极的医疗干预的情况下，如果子女不再要求为父母提供一切可能的医疗服务，他们仍然会感到内疚。他们往往会牺牲自己的积蓄、工作和房子来支付医院费用，让他们的父母在医院待得更久。的确，孝道责任要求子女从父母的福利和幸福的角度来考虑问题来作出决定，但儒家生命伦理学并没有提供最新的、具体的或"可量化的"孝道标准，可以让成年子女在当代高科技背景下为父母作出适当的临终决策。子女不希望因为"杀害"或"抛弃"父母而受到指责或非议。因此，他们的决定通常非常谨慎：例如，尽可能长时间地使用呼吸机来维持父母的生命（Lee，2014a：137-148）。

不适当的激励机制和其他各种因素，都可能会导致老年医疗的滥用。我听说过一些案例，其中病人多年来处在植物人状态，但一直保持着医疗服务；因为只要病人还"活着"，他们的亲属就能继续享受政府政策分给病人的某些物质特权。显然，这种决策并不是真正为了病人的利益而作出的。但这里应该关注的是，这种滥用是否一定是由家庭本位的知情同意造成的，并且是否通过改变成个人本位就能得以避免。其实，类似的滥用在个人本位的模式下也会发生，因为病人自己也可能要求无论如何都要保住自己的生命。因此，儒家的以家庭为本位的知情同意或孝道美德，未必一定是罪魁祸首。相反，正如李日学所认识到的，人们并不需要放弃他们的伦理传统来实现道德。在韩国，他认为需要做的是让成年子女明白，积极的维持生命的治疗并不总是有用的，而是可能对他们的老年父母有害的。接受适当的舒缓治疗（palliative care）并不是抛弃他们的父母，而是提供适宜的医疗，不应被视为不尽孝道。同时，应鼓励老年患者参与决策过程，与他们的子女和医务人员交换意见，以便为他们的医护作出适当的共同决策。在儒家传统中，寻求父母的意愿、帮助父母顺应天道、作出良好的决定，这是体现美德的方式。因此,在当代韩国以家庭为本位的知情同意可以得以保持和完善(Lee,2014a:137-148)。

以家庭为本位的知情同意的另一个挑战,是向病人告知真相的问题。批评者认为,至少在东亚的医疗实践中,以家庭为本位的知情同意鼓励家庭成员及其医生向病人隐瞒真相,从而侵犯了病人了解自己的健康状况和选择自己的治疗方式的权利。为了应对这一挑战,赵文清提供的讨论案例和理论探索具有启发性(Zhao,2014:231-244)。简言之,当今儒家文明没有道理不接受西方经典自由主义所提出的个人的基本权利概念(因为它并不与儒家以美德为基础的伦理观点相冲突),也没有道理不接受一些基本的个人权利,如思想、言论、发表的自由以及一般的生命、财产权。也就是说,当今儒家不会不接受病人具有了解自己的健康状况和选择自己的治疗方式的一般权利。但权利是可以放弃的,也是可以被其他考虑(如果足够强大的话)压倒的。如果家人有理由、有证据表明告知病人(特别是年老的父母)一个致死性诊断或预后十分不利于病人的医疗和生活时,儒家认为这就可以压倒病人知情的权利。有些儒家学者论述,儒家权利可能只是一种协助制定和维持相应的法律的后备机制(fallback apparatus):只有当无法实现美德或人际关系破裂时,才需要行使权利(Chan,1999;Fan,2010:58)。具体说来,当医生发现有证据表明家庭成员不关心病人的最佳利益,或者根据医生的专业判断,家属的决定违反了病人的最佳医疗利益时,医生就在道德上有责任主动向病人说明真相以尊重其知情的权利(Fan and Li,2004:179)。

如果在病人变得无行为能力之后,家庭成员之间无法达成共识该怎么办? 对于什么是对病人最好,他们的意见可能有很大分歧。在这里,李瑞全根据他所观察的中国台湾地区的经验,指出医务人员可以协助主持和协调家庭会议。正如他所说,为了防止家庭成员对病人的治疗方案产生误解和无端担忧,医疗咨询非常重要。同时,通过与家庭成员的公开讨论,医务人员可以了解家庭结构和家庭成员之间的差异,以及病人和整个家庭的价值观与偏好。有了这样的了解,医务人员就能在家庭成员之间出现僵局的情况下,更好地保护病人的最佳利益。在极少数情况下,病人被其家庭成员恶意操纵,这时医务人员可以成为强大的监管者和弱势病人的保护者(Lee,2014b:125 - 136)。

是否应该专门设立一个伦理委员会来审查家属的决策,并在拒绝心肺复苏(DNR)①等情况下,为无行为能力的患者作出最终决策?李瑞全以中国台湾地区的《安宁缓和医疗条例》为例,对这个问题作出了否定的回答。该法的前一个版本要求伦理委员会先审查和批准家属的决策,然后才能执行。这样做的目的是防止家属和医生滥用权力,损害病人的利益。然而后来发现,主治医师和主要家庭成员合理作出的一些拒绝心肺复苏的决定,却被伦理委员会否决了,原因是委员会成员担心受到其他反对的家庭成员的指责。这种委员会的成员,实际上不像病人家属那样能分担病人的痛苦,也不像医疗专业人员那样努力照顾病人。他们远离病人、与病人没有关系,因此他们倾向于采取保守决策以保护自己,避免可能的麻烦。这样一来,伦理委员会反而进一步加剧了家属和医疗人员的痛苦和折磨。因此,在 2012 年的最新版本中删除了这一条款。由主要家庭成员作出的、受到医疗专业人员支持的决策成为最终决策(Lee,2014b:125 - 136)。

最后,在病人丧失其对未来治疗的评估能力之前,以家庭为本位

---

① DNR 是"Do Not Resuscitate"的缩写,意思是"拒绝接受复苏"。它是一种医疗指示,表示患者不希望在心脏停止跳动或呼吸停止时接受复苏措施,如心肺复苏或使用呼吸机等。

的知情同意模式应该如何安排和准备预先指令呢？在讨论这个问题时，黄汉忠和杨亚宁都认为，这种指令文件有助于家属更好地了解病人的愿望和偏好，以便在病人变得无行为能力后更方便他们作出决定。在黄汉忠看来，鼓励病人单独签署预先指令，并指定他的一个家庭成员作为正式代理人，在任何意义上都不会损害家庭的价值或与家人的亲密关系（Wong, 2014：245 - 256）。而另一方面，杨亚宁认为，如果病人想指定一名家庭成员作为自己的医疗决策代理人，那么代理决策人不仅应得到病人本人的认可，也应得到其他主要家庭成员的认可。事实上，杨亚宁认为所有家庭成员都应该参与，一起决定谁应该作为整个家庭的正式代理人，并且生前遗嘱文件或持久授权书应该由病人和所有主要家庭成员签署，以授权其发挥作用。在杨亚宁看来，这种以家庭为本位的预先指令模式有两个优点：首先，它可以鼓励病人，尤其是老年病人，与他们的家人讨论自己的临终关怀和决策，以便家人能够更好地了解他们的意愿。其次，它还可以帮助病人和家庭成员进行和谐的合作互动，以达成重要的医疗决定，从而防止在病人丧失行为能力后，代理决策者和其他家庭成员之间出现冲突（Yang, 2014：109 - 124）。

五、对日本批评者的回应

日本生命伦理学家赤林朗（Akira Akabayashi）和林芳纪（Yoshinori Hayashi）对于笔者的辩护观点提出了异议。他们同意存在两种不同的知情同意模式：一是西方生命伦理学的以个人为本位的第一人称模式，二是亚洲生命伦理学所提出的（并仍在东方社会中使用的）以家庭为本位的模式。他们把后者称为"家庭协助进路"（a family-facilitated approach)，为西方第一人称模式提供了一个替代方案。的确，他们所论证的模式及其观点与笔者所持有的具有很多相似之处①。他们还认为这种模式"充分尊重病人的自主权"，因为病人已经默许了家庭决策（tacit consent）(Akabayashi and Hayash，2014)。他们的结论是，这种模式"很适合日本的临床体系和其他任何重视家庭在治疗选择中的作用的体系，包括意大利、中国和美国的一些亚文化体系"(Akabayashi and Hayash，2014)。然而，他们强调，在论证理由上与笔者有很大分歧：

> 范瑞平等学者的结论与我们的结论相似，但得出这些结论的论证不同。他们基于儒家观念来热情地为家庭在医疗决策中的作用辩护，而我们则认为，基于自我的相互依存说明，可以将家庭决策解说为对于病人自主性（autonomy）的尊重。(Akabayashi and Hayashi，2014)

这就是说，他们认为以家庭为本位的模式体现了对于病人自主性的尊重，并由此得到辩护。在我看来，他们在病人自主性方面提供的论证恐怕无法支持其结论。尤其是，我认为他们将不得不区分两种类型的病人自主，即个人自主（personal autonomy）与道德自主（moral autonomy），以实现他们的目标。我最终认为，他们的（以及我

---

① 例如，他们认为这一模式适合于我们许多人，因为我们持有相互依存的人格观，认为自己与家庭不可分割。在这种模式中，"病人家属与医务人员进行沟通，并经常为病人作出与治疗有关的决定"(Akabayashi and Slingsby，2006：II)。这种由家属代表病人作出的决定通常被认为是符合病人的最大利益(Akabayashi and Hayashi，2014)。此外，赤林朗和林芳纪不认为这种模式的医疗实践会支持医生家长制；相反，它"消除了医生违背病人意愿作出决定的可能性"(Akabayashi and Hayashi，2014)。

的)论证只能由道德自主的概念来支撑,而不能由个人自主的概念来支撑。理由如下:

当代社会,包括中国和日本,病人完全不想知道自己的医疗状况而把一切都留给家人来决定的情况已经开始减少,甚至已经逐渐变成非常规的情况或特例。一个有效的知情同意模式不应仅仅考虑这种非常规的情况或特例,还必须考虑典型的案例。至少在当代中国香港和内地,典型的案例是那些病人及其亲属共同作出医疗决策的案例。通常情况是,当涉及严重的诊断或预后时,医生会首先告知陪同病人来医院的家属和病人,然后医生会与他们一起讨论。家属还将咨询其他家属的意见并达成共识,最后由病人和家属共同作出权威的医疗决策。在这种情况下,关键一点是,如果病人和家属对应该如何治疗产生意见分歧的话,病人和家属都无权单独作出最终决定。相反,他们必须先达成一致,然后医生才能进行治疗干预。除非在紧急或其他特殊情况下,医生才有治疗优先权。如果赤林朗和林芳纪的论证确实涵盖了这样的典型案例,并支持其中所体现的伦理逻辑,那么他们的论证就无法由尊重个人自主来解释,甚至不能与尊重个人自主相容。个人自主是一个强大的自由主义和个人主义概念。在这一概念下,自主的个人(例如有行为能力的成年病人)有强烈的自我主权意识和自我决定的权利,包括医疗决策权利。对许多个人主义者来说,个人自主本身就是一个有内在价值的理想。虽然相关的其他人(包括医生和家庭成员)可以提供医疗意见或建议,但只要病人是有行为能力的,他们自己才对自身的生命或健康持有最终决定权。事实上,是否应该征求及允许家属参与决策提供意见,也首先由病人自己来决定(的确,西方医院需要病人签字同意,家属才有权得知病人的病情)。然而,在东亚和其他相关文化的典型案例中,情况并非如此:病人和他们的家人共同作出医疗决策,谁也没有单一的最终决定权(且不论在特殊情况下家人具有最终决定权)。因此,我认为赤林朗和林芳纪的观点无法得到"尊重个人自主"理论的支持。

然而,他们的观点可以得到道德自主概念的支持,比如儒家的道德自主概念。如同陈祖为所阐述的,儒家道德自主的概念可理解为包括四个元素:自愿认同、反思性参与、意志的重要性以及道德意志而非自由选择(Chan,2002)。重要的是,儒家所认识的道德意志并不是个人独断意志的自由表达,而是对于有意服从和实践源于天道的美德(诸如仁义)的一种决定的表达。因此,儒家的道德自主不能简化为个人根据自己愿望和偏好的选择,而是要使自己的决定与天道相符,作出适宜的决策,体现出普遍赞赏的美德要求。基于这种理解,对于诸如医疗决策等某些有关个人生命或健康的重要决策,儒家传统并不赋予个人以唯一权威,而是将这种权威赋予整个家庭,因为它认为家庭成员的共同协商有助于作出适宜的、符合天道的决策。因此,患者个人不会独自拥有排他的决定权,而是由病人和亲属共同作出决策,每一方都有一种否决权,这就同个人自主权相差很远了。如同前面提到,至少有两个理由可以支持这种以家庭为本位的医疗决策模式。首先,正如赤林朗和林芳纪所指出的,患者个人与他们的家庭成员是相互依存的,因此家庭在医疗决策中具有至关重要的地位,家庭成员自然就拥有参与家人医疗决策的权利。其次,如果一个人身患重病,他就很容易陷入自己的情绪中。在作出医疗决策时可能倾向于要求过多、过少或过于激进。这样一来,病人就难以作出符合自己及家庭的最佳或长期医疗利益的、适宜的决定。因此,如果决策权只交给病人,就很容易导致偏离正常的情况,失去家庭成员之间适当的、良性的相互照顾和相互依赖。家庭成员参与医疗决策可以帮助病人防止或纠正这种偏差,完成符合天道的适当决策。这就是为何我认为赤林朗和林芳纪的论证可以得到儒家道德自主概念的支持的主要缘由。

在以家庭为本位的决策模式中，尤其是当病人和家属对治疗选择有异议时，医生应该扮演什么角色？的确，正如赤林朗和林芳纪所正确指出的那样，这种模式拒绝医生的家长制。然而，这并不意味着医生无法在医疗决策中发挥关键作用。至少在以下情况下，医生应该积极参与决策过程。首先，当医生发现病人的决定明显违背其最佳医疗利益时，医生不可心甘情愿地接受这个决策。相反，医生应该和病人家属站在一起，说服病人改变决定，以满足其最佳医疗利益（Chen and Fan，2010）。例如，对于晚期糖尿病伴随并发症的患者来说，足部截肢在医学成效上可能仍然比保肢更好。尽管这些患者可能出于情绪反应要求进行保肢手术，医生也应该与家属一起与患者讨论，争取让他们同意截肢①。此外，在病人家属要求医生向病人隐瞒医疗真相的特殊情况下，除非满足以下两个条件，否则医生不能听从家属的要求：① 医生发现有证据表明，家属对病人有真心的关心照顾；② 家属的意愿与医生对病人最佳医疗利益的专业判断没有明显矛盾。换句话说，如果这两个条件中的任何一个没有得到满足，医生就应该直接与病人交谈来告知真相（Fan and Li，2004：189）。同样，医生在这种情况下的角色可以得到儒家道德自主概念的支持，但与自由主义的个人自主概念是不协调的。

总之，我认为赤林朗和林芳纪本来应该诉诸道德自主（而非个人自主），如儒家的道德自主概念，来为他们的模式辩护。他们不想这样做，因为他们可能认为，这意味着我们需要强迫要求东亚社会的人们遵循

---

① 感谢阿拉斯泰尔·坎贝尔（Alastair Campbell）教授根据他在新加坡的临床伦理经验为我提供了关于这一足部截肢的例子。

儒家的道德自主而非个人自主来进行医疗保健决策。这一定是误解。首先,在事实上,虽然东亚社会中的人们持有各种不同的宗教和意识形态信念,但他们仍然自愿分享本质上类似于儒家的道德自主的概念而非个人自主的概念,并因此接受了以家庭为本位的医疗决策模式,正如赤林朗和林芳纪所指出的"病人已经默许了家庭决策"。因此,人们已经视之为理所当然,根本无须强迫。说白了,赤林朗和林芳纪的问题,可能是混淆了两种不同层次的选择概念:一种是人们的文化(原则)选择,另一种是人们在一个文化之中的行动(决策)选择。前者是一种元选择,正如比彻姆和丘卓斯所指出的,"如果个人行使他们的自主权,选择接受一种他们认为是合法来源的制度、传统或社群时,那么自主和权威之间不存在根本矛盾"(Beauchamp and Childress,2013:105)。儒家传统自主地接受了家庭的权威(包括病人也是家庭成员之一)来决定家庭成员的医疗问题。之所以说是"自主",是因为这种接受的过程可以说是有意的、有理解的,没有受到外力控制的。第二种选择概念则是对个人在一个文化中的决策方式、行动特点及其背后的价值承诺的描述:东方病人由其家庭自主地进行医疗决策,西方病人由自己自主地进行医疗决策。在这种意义上,道德自主(而非个人自主)乃是对儒家知情同意模式的准确表征和合理辩护。

其次,如果东亚社会中的一些病人明确不接受这种道德自主概念以及相关的以家庭为本位的知情同意模式,那么他们就有责任在其临床治疗的一开始就明确声明这一点,以使他们可以根据个人自主的概念以及相关的个人知情同意模式来接受治疗。基于儒家美德考虑,东亚社会不应该也无权强迫要求这些人按照多数人的观点或方式来实践医疗知情同意。但如果他们没有事先作出这样的声明,他们也没有理由抱怨自己的自主权没有得到尊重。

六、结论

本章旨在通过引入东亚地区的生命伦理学来更好地理解以家庭为本位的医疗知情同意模式。事实上，不少西方人（尤其是美洲原住民），也希望获得这一模式指导的知情同意。我们希望东西方之间能形成丰富的交流和讨论，互相理解、学习、借鉴，包括相互的批判性的回应。

无可否认，在西方，传统家庭已在很大程度上受到瓦解。切里曾引用一系列的统计数据来说明这一危机的严重性。例如，美国 2011 年未婚生育率（基于母亲的种族）如下：黑人 72.3％；西班牙裔 53.3％；美国印第安人或阿拉斯加原住民 66.2％；白人 29.1％；亚洲或太平洋岛民 17.2％（Cherry，2014：43-62）。这样的数据应该引起重大关注，因为在传统家庭环境之外长大，对儿童常常是不利因素（Cherry，2010）。幸运的是，东亚地区的非婚生育率和单亲家庭仍然很低：例如在中国香港，2011 年有 81 705 名单亲父母（其总人口略高于 700 万），单亲父母抚养子女的平均人数为 1.3％（中国香港政府统计处，2012）。在韩国，2010 年大约有 16 000 名未婚母亲在抚养孩子（D'Itri，2010）。在中国台湾地区，单亲家庭的比例在过去十年中增长了 50％，2012 年达到 56 万户，占 2012 年台湾地区全部 741 万家庭的 7.6％（Taiwan Insights，2012）。因此，虽然东亚生命伦理学仍然有很多东西可以从现代西方伦理和实践中学习，但不是所有的东西都值得学习。相反，我们应该对现代西方家庭的变化持谨慎态度。事实上，我们应该警惕占主导地位的、时髦的现代意识形态对传统家庭造成的可悲的破坏性后果，正如迈克尔·欧克肖特（Michael Oakeshott）精辟指出的，"首先，我们尽力摧毁父母的权威，因为他们被指责为滥用权威；然后，我们痛惜感叹'好家庭'的丧失和稀缺;最后,我们创造一个家庭替代品,完成摧毁家庭的整个工作"(Oakeshott,1991:41)。

事实上,正如毕晓普所观察到的,"西方的偏激在于花了太多时间思考实践理性人的独立性。也就是说,一方面花了太多时间在个人的自主性主体上,另一方面花了太多时间思考人类繁荣的政治本质。但这些都忽视了家庭"(Bishop,2014:27-42)。通过关注生物医学领域中对知情同意的个人本位和家庭本位之间的争论,本章凸显东亚儒家在生物医学诉求和实践中所体现的家庭的基本地位和价值①。以家庭为本位的知情同意模式,应在东亚社会继续受到维持和发展。这种家庭主义模式不应该被强制改变为个人主义模式。当然,与家庭有关的知情同意的立法和实施,还涉及众多具体问题,下面几章将分别作些进一步探索。

【致谢】:感谢毕晓普(Jeffrey Bishop)、恩格尔哈特、拉斯穆森(Lisa Rasmussen)和几位匿名审稿人对本章初稿的评论和建议。】

---

① 事实上,以家庭为本位的知情同意模式当然涉及医疗之外的问题,甚至涉及当代出现的、同时影响两个家庭的重大问题。例如,在夫妻双方均为各自原家庭的独生子女的情况下,生育两个孩子,并安排其中一个孩子"从母姓",这是否符合儒家的家庭主义道德? 如何实践家庭为本位的知情同意模式来作出适当的决策? 这些都值得认真研究(白劼,范瑞平,2019)。

第四章

代理决策：家庭共同体的地位和作用

一、代理决策的社群性和家庭化

大多数中国人的生活世界是一个儒家式的社群，包含一套共同的道德理解，即使没有共同的宗教理解。儒家思想在中国仍然具有深厚的基础，使得人们在道德义务和美德诉求上相互认同，并将他们紧密联系在一起。在这个意义上，儒家思想及其生命伦理学是社群主义的。这样的认同和诉求体现在一系列礼的实践中，并且不受某些当代中国法律和公共政策的影响。在这一点上，我基本同意阿米泰·埃兹奥尼（Amitai Etzioni）对于社群的看法。他认为"有两个特征来定义何为社群：第一，在一群人之间有相互关联的饱含情感的关系网，这些关系相互交错、相互支持，而不是一对一或直链式的个人关系；第二，追求一套共同的价值、规范和意义以及共同的历史和身份认同。简言之，对一种具体文化的承诺"（Etzioni，1996：127）。我对此的主要修订在于，我们需要充分认识到在那些成功的社群中家庭的关键地位：尽管西方哲学不把家庭看作一个社群（而是看作一个小型私人单位），家庭乃是中国社会中的典型社群,家庭也维系着鲜活的礼仪实践。英文词"社群"(community)也可翻译为共同体。家庭就是中国人的首要共同体。

与埃兹奥尼一样,我承认社群有助于避免社会秩序与个人选择之间的失衡。儒家会坦然接受埃兹奥尼的观察,"一个社会在本质上越是依赖于政府,其道德秩序和自主性就越被削弱,社会也就越缺乏社群性"(Etzioni, 1996: 140)。此外,儒家学者们知道,中国的社群结构的延续尽管会受到政府的影响,但在很大程度上是独立于特定的政府之外的。当然,这并不是说社群主义的诉求与当代中国的法律和公共政策之间不会产生相互影响。需要指明的是,社群式的合作习惯,不同于法律的约束,它是植根于家庭和礼仪实践之中的,这为支持和指导大多数中国人的日常行为选择提供了深厚的资源和基础。事实上,儒家的道德理解主要在中国的家庭中传承。家庭承载了一系列的家族历史叙事、对善行的说明,以及对义务的承担和品德的树立。这是一种家庭的财富。尽管经历了 1911 年的辛亥革命、1919 年的五四运动、1958 年的"大跃进"和 1966—1976 年的"文化大革命",家庭传承仍然使得中国文化的儒家特征得以幸存下来。中国能迅速成为一个成功的世界经济大国,也有赖于此。中国人会发现自己身处一个自稳的道德结构之中,常常独立于既定法律和官方的社会规范之外。特别是,中国过去几十年中经济迅猛发展,离不开家庭社群生活的推动。其结果之一是,中国的病人和家庭在与医生和医疗保健机构互动时,遵循的是儒家式的社群规范,并且在对家庭的理解上,尤其如此。这些规范与西方主流的生命伦理学规范有着很大的不同。

本章探讨中国社群主义规范在当代中国生命伦理学中的重要性,这种规范体现为对家庭的权威、自主性和利益的明确诉求。需要强调的是,这些指导生命伦理实践的规范通常不是来自顶层原则(例如在西方是出自对自由、平等和社会正义的抽象追求),而是来自底层实践,即来自大多数中国家庭仍然具有的道德礼俗，并受到相关的美德原则的指导，例如有关仁、义、和的原则。换句话说，在中国家庭的运作方式之中牢固地嵌入了一套礼仪实践。如同上一章所述，儒家道德思想中一个重要概念就是礼。礼，不仅仅是一系列孤立的礼节或对礼仪事项的一组规定，而是一种复杂而具体的互动模式，能够体现和维护美德、义务和共同关系，是中国家庭的"黏合剂"。中国社会里以家庭为本位的生命伦理学的代理决策，由此得以实现和维持。要想理解中国文化的社群主义特征，尤其是中国大多数家庭的特征，就必须理解中国的礼仪习惯和儒家美德是由家庭来承载的。为了勾勒出这一观点的含义，本章将研究家庭在当代中国大陆代理决策中的核心作用。具体来说，本章以中国大陆家庭的代理决策实践作为主要案例，并与美国的实践进行对比，研究两者有何不同①。

本章首先描述在中国生命伦理实践中，当病人失去决策能力时，家庭是如何作为一个整体来为重大医疗提供知情同意的。本章认为，不设定明确的代理决策者顺序（例如，配偶、子女、父母），反映出家庭作为一种社会实在不能被简化为一种刻板的默认决策者的顺序。虽说美国的代理决策是以家庭为优先的，但它的含义是首先寻求某个有优先次序的家庭成员作为代理决策者来为丧失行为能力的病人作出代理决策。然而，中国的以家庭为本位的代理决策模式则采取了一种更加灵活的方法，在家庭中谁应该成为代理人这一点上，展现出更多的可能

---

① 对中国大陆和美国进行比较，可以更好地说明中国儒家生命伦理学中明显的家庭化特点。在下一节中将会展示美国的代理决策模式在几个方面也具有家庭本位的特点，而不像其他西方国家那样（如在英国主要是医疗团队而不是家庭来为丧失行为能力的病人作出代理决策）。有关英国和美国在这方面的重要区别以及中国香港如何发展出一个结合家庭和医生的代理决策模式，参见 Tse et al.，2004 中的论述。香港模式是由香港自身的儒家家庭文化塑造而成的。

性。这可以让家庭来决定在什么情况下以及在什么问题上，谁应该代表病人发言。简言之，家庭作为一个整体，有权代表无决策能力的家庭成员作出代理决策。在第三节中，本章进一步阐述中国代理决策中涉及的病人自主、家庭自主和道德自主的概念之间的差异。中国代理决策模式以及家庭自主的儒家社群生活，得到了儒家所理解的道德自主的支持，而非个人自主的体现。第四节从医生的角色出发，讨论涉及病人的先前意愿时，病人利益与家庭利益之间可能出现的冲突及其解决方式。本章提示，中国新的法律和政策应该体现现有的家庭礼仪和美德，而不是与之背离，从而延续中国式家庭化社群主义的生命力。

二、为丧失行为能力的病人作出代理决策

美国的医疗代理决策，通常在三个方面是家庭本位的。首先，当病人失去决策能力时，医生通常会征求病人家属的意见。其次，在大多数州里，家庭成员的意见只需要达到一种最低程度的真实性要求即可，即只要其决定能够达到反映病人以前意愿的某种证据优势，就可以认为其决定符合病人的真实意愿。最后，在至少一个州里，如果没有正式的持久委任书，那么只要不涉及临终医护的决策问题，法律会把优先决定权给予病人的家庭成员而不是病人在失去决策能力之前曾经非正式地任命的某个人①。此外，

---

① 在得克萨斯州，如果没有持久委任书，关于代理决策的法律规定如下："(a) 如果医院或养老院的成年病人存在昏迷、丧失行为能力或者其他精神或身体上的沟通能力障碍的话，那么对于具备决策能力、经过合理尽职调查并愿意代表病人同意医治的代理人，按以下优先顺序来代表病人同意医治：① 病人的配偶；② 病人的某个成年子女，其已经取得其他所有成年子女同意和推举来担任唯一决策者；③ 病人的可以合理找到的成年子女中的大多数；④ 病人的父母；⑤ 在病人丧失行为能力之前明确指定的决策人或者病人的一位依旧存活的最近亲属或者本教区的一位教士"(Texas Legislature, 2005: sec.313.004)。

尽管大多数州的法律要求代理决策反映病人从前的意愿，但在实际上，代理决策人通常作出自己身为家庭成员所认为的或者整个家庭所认为的最佳选择。在许多州里，对这种决定都是接受的，因为它以微弱的优势（至少超过 50％的可能性）反映了病人的意愿。在这种情况下，家庭已经成为一个实质上的决策者，尽管这样做已经有别于自由主义道德对个人自主的诉求[1]（Cherry et al., 2004）。

然而在我看来，这种代理决策方法在根本上并不是以家庭为本位的，因为代理决策人需要报告病人在失去决策能力后会想要怎样的医疗干预。在某些重要之处，这种决策方式未能建立在家庭本位的基础上。首先，默认的决策者顺序是由州政府额外强加的，而不是反映出家庭的权威和决策。考虑到家庭的各个方面时，谁应该代替病人发言？家庭应对此有充分的能力作选择。因此，这种结构在形式上不是家庭本位的，而是个人本位的。担任代理决策者的家庭成员，不像是以家庭成员的身份参与，而更像是作为一个"可靠的历史学家"来传达病人的意愿。无论如何，美国人通常认为，每个成年人都应该对他们的财产、物品和身体拥有最终的决定权。这体现在美国的法律规定中，病人在失去能力前所正式指定的代理决策者，通常会优先于家庭成员[2]。

---

[1] 感谢恩格尔哈特教授与我讨论美国代理决策的实践特点以及相关立法。

[2] 美国的代理决策方法有两个特点：① 代理人作为病人之前意愿的可靠历史记录者。② 在病人丧失行为能力之前正式任命的代理人具有更高优先权，可以代表病人作出决策。这些特点明确反映在得克萨斯州有关临终决策的法律中："（a）如果符合条件的成年病人没有给出指示，并且丧失行为能力或在精神或身体上无法沟通，主治医生与病人的法定监护人，或医疗授权的代理人可以作出治疗决定，包括决定继续还是停止维持病人生命的治疗。（b）如果病人没有法定监护人或医疗授权的代理人，则主治医生和以下类别中的某一个人（如果有的话），按以下优先顺序进行治疗决策，包括决定继续还是停止维持病人生命的治疗：① 病人的配偶；② 病人的可以合理找到的成年子女；③ 病人的父母；④ 病人的依旧存活的最近亲属。（c）根据（a）或（b）作出的治疗决策必须基于已知的病人意愿"（Texas Legislature，2005：sec.166.039）。

中国生命伦理学则与之形成鲜明对比。在为丧失行为能力的病人进行医疗干预授权方面，家庭不仅是在决定权方面作为初定的（prima facie）决策实体，而且是在决定病人的最佳利益的实际内容方面作为初定的权威实体。在中国的社群生活中，家庭作为一种社会实体而存在，也是一个经验上的事实。因为家庭成员聚合为一个家庭，家庭被体验为一种单一的社会实在。如果没有这种经验，就无法理解在医疗保健情境下家庭成员的常规社会互动，其中病人总是被视为家庭的一员（而不是独立于家庭的一员），家庭无须费力就能确定谁应该担任病人的代理人，代表病人和家庭签署知情同意书。由于儒家家庭的功能是自下而上的、与情境密切相关的，因此家庭更关注其内部资源、更了解自身内部的特点和弱点，从而对具体问题更易敏捷地作出回应。这种全球华人采用的方法，将家庭作为一个整体来作反应，能够让家庭更好地应对压力。也就是说，在任何具体的情况下家庭都可以作出决策，而通常的代理人却可能无法发挥这一功能。其结果是，家庭代理人的报告能够反映出家庭所理解的对病人的最佳医疗决策。这种报告主要不是反映病人过去的意愿，而是根据家庭深思熟虑的判断来决定采取何种干预措施更合适。关于治疗的决定，通常是在咨询主治医生后作出的，但这个决定不仅是要由整个家庭作出，而是要以家庭作为授权实体，为丧失行为能力的家庭成员作出适当的医疗代理决策（Fan et al., 2004）。

这就是为什么中国病人通常不对任何新的代理决策机制感兴趣的原因。受到西方生命伦理观念的影响，一些学者建议应鼓励中国病人制定"预先指令"或委任正式代理人，在病人失去行为能力时代表他们作出医疗决策。然而，中国病人和医疗机构往往认为没有必要作出这样的安排。在中国文化中，理所应当由整个家庭作出医疗决策，而不是由病人独立决定。即使在病人有能力时，尚且是整个家庭为病人作出医疗决策；当病人丧失行为能力时，则家庭更应继续承担这一义务（Fan，2002）。家庭作为一个整体，既有权利又有义务为每个成员作出医疗决策①。

中西方社会的这种差异，反映了在家庭对社会的作用以及"谁来定义何为美好生活"方面的明显分歧（Fan，2010）。儒家文化将家庭视为社会的主要组成部分，将人视为家庭性的，每个人自然地生于家庭、长于家庭，在家庭中得到抚养。在形而上学意义上，儒家不仅将家庭视为生物学实在，而且将其视为一种宇宙本质，体现了阴、阳两种基本力量的统一，这使得人类的繁荣成为可能。换句话说，从存在秩序（ordo essendi）的意义上，家庭先在于个体，而不是相反。个体的生命和繁荣依赖于家庭，并在家庭中存在。从分类上来说，家庭是一种基本的社会类别概念。如果缺乏对家庭的认识，就不可避免地导致对社会实在的理解片面化和不完整。此外，从知识秩序（ordo cogniscendi）的意义上，人们需要从家庭的角度来理解个人，而不是从个人的角度来理解家庭。研究家庭作为社会范畴内的分类，使人们能够思考和体验家庭内部成员之间的团结。事实上，儒家思想在过去五千年里一直在反思这种社会实在。家庭作为一个基本的社会单位，涵盖了美德、责任和礼仪实践，个人可以在家庭中与他人互相沟通、恰当行动。换句话说，家庭作为一种道德实体，为个人提供了一种基本的集体生活。所有这些考虑

---

① 在中国大陆正式的相关医学法律和生命伦理指南中，假定了家庭作为一个整体为每个家庭成员作出医疗决策的基本情况。这类指南往往不仅授权病人而且授权其家庭成员获取病人医疗状况信息、对治疗建议进行同意或拒绝。例如，中国主要医学伦理协会和教育机构提出的最新知情同意的生命伦理指南，强调了"患者或家属"获得足够的医疗信息的权利，而不仅仅是"患者"（Chen and Fan，2010）。

都支持儒家将家庭作为一个真正的实体,其中个人的真实生活必然是家庭主义的,而非个人主义的(Chen and Fan,2010)。

由此产生了一个重要的结果:家庭被视为拥有决策权,为每个家庭成员进行恰当的医护决策。而在现代西方文化中,个人被视为拥有决策权,对自己的生活和行动负责①。具体而言,由于病人始终被视为家庭的一部分,对家庭权威的这种肯定,意味着在正常的医疗情况下,病人和家庭成员必须就适当的医治达成一致意见,以便家庭作出统一决定。当病人丧失行为能力时,亲密的家庭成员必须就病人的医治达成一致意见,这样的决策仍然是家庭的统一决策。这就是为什么像得克萨斯州法律中规定的家庭中代理决策者的优先顺序在中国社会中无法得到认真对待的原因。它甚至可能被认为侵犯了家庭的正直性或团结性,因为家庭是作为一个整体来实施决策的。因此,相关的中国法律反映了人民的普遍看法,也从未试图为医疗代理决策制定一个家庭内部的优先顺序②。

————————

① 需要注意的是,虽然儒家家庭在决定其成员的重要问题,如教育、婚姻和医疗保健方面具有决策权威,但家庭并不是指导这些决定的道德标准的权威。儒家传统,尤其是儒家圣者,已经为儒家家庭制定了相应的美德和礼仪标准,应由各个家庭来遵循,无论具体的家庭是否遵循它们。认为儒家会将家庭所决定的任何事情都看作是合适的,乃是对儒家思想的曲解。

② 中国大陆没有关于医疗代理决策的具体法律。然而,关于知情同意的一般问题已经在三项医疗法律和法规中得到了规范,特别是在《医疗机构管理条例》第33条、《执业医师法》第26条和《医疗事故处理条例》第11条中。在这些条例中,都明确表达了两点:首先,在向病人提供信息时,医生应避免产生不利后果;其次,在医生无法得到病人意见时,医生必须获得患者家属的同意来进行医疗干预。因此,这些法律规定在总体上与中国家庭主义的知情同意模式(尤其是医疗代理决策)相一致。感谢山东大学医学人文研究所的曹永福教授和沈秀琴教授与我讨论这些相关的中国法律以及中国大陆医疗代理决策的现状。在中国香港,大多数人支持家庭和医生相互结合的医疗代理决策模式,因而也对改变成以个人为本位的模式没有多大兴趣,而后者鼓励病人指定正式代理人来进行代理决策(Chan,2009)。感谢陈浩文教授(Chan Ho Mun)与我讨论香港的情况。

三、代理决策中的家庭自主、个人自主与道德自主

从中国代理决策的视角看，西方在治疗失去决策能力的病人时，执着于提前确定该向谁寻求许可。当无行为能力的病人无法作出医疗决策时，西方生命伦理学立即转而关注谁是合法的决策者。相比之下，中国生命伦理学认识到代理人通常是由家庭产生的，它不关心提前知道谁会担任，因为它认识到家庭作为一个整体是病人治疗决策的来源，而病人被视为融合在家庭之中的。这种强烈的家庭主义生命伦理学产生了一种明确的预期：医疗决策应该基于家庭的权威性和自主性的原则来作出。因此，通常只有在家庭中，人们才能正确地决定谁应该作为代理决策者。这个决定因情况而异。在通常情况下，一个亲密的家庭成员会担任这个角色，例如配偶、成年子女或父母。但关键是无论谁担任这个角色，都必须获得所有其他亲属的一致同意，然后才能将真正的代理决策报告给医生。

在早前的一篇文章中，我称这种医疗决策方式为"家庭自主"：家庭应该能够在与其他相关人员（如医生）的合作下为其成员作出医疗决策，并且这种和谐决策不应受到其他人或政府的约束和控制（Fan，1997）。在家庭自主的实践中，中国的常规医疗决策，尤其是代理决策的生命伦理学，是彻底的家庭主义的。与美国的代理决策的生命伦理学不同，后者侧重于病人个体的自主，旨在确保一切都按照病人的意愿进行；而在儒家生命伦理学看来，最好的代理决策侧重于家庭的自主性，并旨在为病人作出道德上恰当的决定和行动，即使有时可能会违背病人过去的意愿。

这种中国式的医疗代理决策方式，显然无法得到当代西方生命伦

理学中占主导地位的个人自主原则的支持。它甚至不能与该原则兼容。因为个人自主是一个强有力的自由主义、个人主义概念,在这种概念下,个体必须有强烈的自我主权意识,并主张自我决定。在这个意义上,"自主"意味着一个人只要有能力,就必须尽力由自己来作出医疗决策;即便他丧失了行为能力,也应该提前明确表达自己的意愿或指定一个正式代理人,以确保医疗决策仍将根据他的意愿来进行。尽管有充分的证据表明,大多数美国病人在考虑自身的最佳利益时,更喜欢将代理判断和他们所信赖的医生和亲人的看法结合在一起来作出决策(Sulmasy et al.,2007)。但占主导地位的自由主义生命伦理学和许多立法及司法意见,都采用了个人主义的决策模式,认为这才是当一个人丧失行为能力时将其"自主"权延展到未来决策的"正常"方式。当然,他们也欢迎其他相关人员(如家庭成员和医生)提出建议,但个人必须对自己的医疗保健拥有最终决定权。

然而,中国的方式可以得到儒家道德自主概念的支持。由于儒家认识到家庭成员间的相互依存而非个体独立的重要性,他们将人类生命的本质视为一种深刻的关系性和家庭性而非个体性。自由主义认为只有个人才是社会的基本单位;而儒家则认为家庭才是社会的基本单位。家庭的结构反映了宇宙的深层结构,因此家庭成员中相互依存的生活和行动的恰当规范,被认为来自天道,而非来自毫无阻碍的个人意志。因此,儒家不仅拒绝个人对自己的美好生活拥有绝对权威,而且也拒绝认为自由或自主的基本价值体现在自我决定的行为中。简言之,儒家偏爱的自主概念不是个人自主,而是道德自主。这进而支持在中国社会医疗决策中体现出的儒家家庭主义的自主实践。

正如陈祖为(Joseph Chan)所述,儒家道德自主的概念可理解为包括四个元素:自愿认同、反思性参与、意志的重要性以及道德意志行为

(willing)而非自由选择(Chan, 2002)。前两个元素与自由主义的个人自主概念兼容，但后两个元素则是儒家道德自主概念的独特特征。同时，儒家这一概念与康德的道德自主概念有所不同。康德虽然强调意志的重要性，但对他而言，道德自主仅是理性自律，不仅独立于任何习俗，也独立于个人之外的任何来源。而对儒家而言，道德意志既不是个人独断意志的自由表达（当代自由主义），也不是抽象的普遍理性的表达（康德自由主义），而是坚持一种源于天道（或天命）意志的表达，其实质即恰当的礼仪实践中所蕴涵的仁、义、和等美德表达。因此，儒家的道德自主不能简化为个人基于其愿望和偏好来作出选择。相反，它是一个人按照天命天道的意志行为，是依靠相互依存的家庭成员之间的共同礼仪实践来实现的。家庭成员在其家庭主义的决策中承担相关义务、实践相关美德。

　　这就是说，儒家的道德自主和家庭自主的概念是相辅相成的。一个合适的医疗决策，或对于美好生活的决策，不应与天道相矛盾，因此个人不应该独自作出这样的决策。在儒家社群生活的世界中，病人作为家庭一员，是与家庭成员相互依存的，家庭成员有权通过共同的礼仪实践加入这样的决策。此外，由于患病，病人很容易被自己的情绪所征服，他们往往希望自己得到过多或过少的治疗。因此，促进病人的个体自主权可能并不总是有利于作出适当的医疗决策，帮助自己的医疗或康复，反而可能会偏离正常的天道及相关的礼仪实践，失去在医疗情境下家庭成员之间的善意关心和有益关照。家庭成员参与医疗决策，会有助于纠正或防止这种偏离。

　　当然，通过辩护儒家的道德自主和家庭自主来维护中国的代理决策模式，并不是主张应该立法要求所有中国人遵循这些观念而摒弃个人自主观念。事实上，在许多中国人的日常礼仪实践中，仍然接受道德自主和家庭自主。因此,我们没有必要非要用个人自主或自我决定来取代这些观念。基于社群主义的道德考量,儒家以家庭为本位的医疗决策模式可以得到很好的辩护。然而,如果中国社会中有少数病人不接受这种决策模式,那么他们就有责任在临床治疗一开始就明确宣布这一点,以便让医生得知他们的态度,从而可以让他们按照个人自主(而不是道德自主和家庭自主)的观念来接受治疗。

四、代理决策中的病人利益与家庭利益

上两节表明,儒家思想认识到家庭是社会实在。它是一个拥有自己的权威并具有自主权来指导自身事务的实体。在这种情况下,由家庭成员作出的决策一般需要得到整个家庭的支持,而且决策是属于整个家庭而不是被体验为一种个人决策。然而,儒家生命伦理学作为一种明确的家庭主义而不是个人主义传统,也体现在儒家对个人利益和家庭利益的辩证关系的阐述中。承认家庭的社会实在性的结果之一是,家庭的最大利益不能简单地归结为具体家庭成员的最大利益。此外,由于家庭的具体成员生活在家庭的总体情境中,需要理解整个家庭的生活和最大利益,才能理解一个家庭成员的最大利益。家庭作为一个整体拥有权威,并且常常为家庭及其成员的最大利益提供衡量方式。

然而,至少对于西方读者来说,仍有一个问题尚不清楚:在为丧失行为能力的家庭成员作出医疗代理决策时,家庭成员应如何对待病人在过去正式地或非正式地表达过的意愿呢? 对于中国人来说,很清楚,家庭成员必须考虑病人过去的意愿,但他们不必绝对遵循这些意愿。如果发现遵循病人过去的愿望不符合病人现在的最佳医疗利益时,家庭成员有道德权威和自主权来拒绝遵循这种愿望。例如,中国的老年

病人有时希望放弃有价值的维持生命治疗，以免给子女添麻烦。正如第二节中所提到的，儒家的医疗代理决策主要不是反映病人过去的意愿，而是反映家庭经过深思熟虑、基于医疗和道德情况而作出的判断。儒家传统明确要求，适当的医疗决策永远不应与仁、义等美德要求相矛盾。当病人和家庭的最佳利益出现冲突时，中国的代理决策方法不支持基于利益最大化的功利主义解决方案。它也不提供一个指导公式，鼓励家庭利益或个人利益中某一个优先于另一个。儒家生命伦理学的基本要求，只是作出的决策永远不应与仁、义等美德要求相违背。因此，必须要具体情况具体分析。在通常情况下，理想的状态是将病人的利益与家庭的利益融合为一个和谐的系统，认识到只有把家庭作为一个整体，才能充分理解家庭成员的最佳利益。

　　非理想的情况如何呢？如果家庭成员无法就丧失行为能力的病人的适当代理决策达成一致，该怎么办呢？在美国，法律规定了代理决策在家庭中的优先顺序。与美国不同，中国人认为家庭是一个不可分割的整体，人们无法在配偶和孩子之间合法地确定优先顺序。因此在家庭成员之间就代理决策发生意见分歧时，挑战是严重的。医生在这方面可以发挥积极的作用。尽管儒家生命伦理学中的代理决策本质上是以家庭为主而非以医生为主，但这并不意味着医生无所作为，只能等待家庭成员达成一致。至少在一种情境下，医生的作用是至关重要的。由于儒家认为医生的职业角色是保护病人的最佳医疗利益，如果医生在治疗方面确信家庭成员的某种观点严重违反了病人的最佳利益，那么医生必须指出并试图说服家庭成员改变他们的观点。通过这种方式，医生可以帮助家庭解决分歧，帮助整个家庭为病人作出适当的代理决策。然而，在棘手的案例中，医生很难"客观地"平衡病人治疗的负担和收益，从而确定病人的最佳医疗利益。在这种情况下，亲密的家庭成员必须相互妥协、达成共识,以便作出权威的代理决策。

五、结论

　　随着中国社会迅速老龄化,中国家庭的生活将面临严峻挑战。受独生子女家庭数量的增加、离婚率的上升以及西方个人主义观念的影响,当代中国家庭在维持家庭主义的生活方式上的智慧和完整性方面正在经受考验。有些人感到负担过重,难以为家庭成员作出代理决策。他们可能希望采取个人主义的代理决策,以减轻在儒家家庭主义生活方式中所必须承担的责任和义务。他们可能认为,这可以通过制定更多以个人为本位的法律和政策来实现,例如给病人赋权建立书面的预先指示以供医生遵循,以及明确家庭成员间的法定优先顺序,以避免家庭成员在代理决策方面发生争议。然而,这些人应该想到埃兹奥尼的观察,"社群主义社会首先不是基于法律和秩序,而是基于成员共同确认的一套道德价值观。它是一个主要以美德和体现这些美德的法律为基础的社会"(Etzioni, 1996:140)。由于中国人仍在过着家庭主义的社群生活,行使他们的礼仪实践,并坚守着仁、义、和的美德传统,因此中国的法律和政策应该非常审慎地反映这些礼仪和美德,而不是与之背离。

　　【致谢:感谢恩格尔哈特教授、丹尼尔·苏马西(Daniel Sulmasy)教授、曹永福教授、沈秀琴教授和陈浩文(Chan Ho Mun)教授对本章初稿进行的有益评论。也感谢丹尼尔·金(Daniel Kim)对英文稿所做的细致编辑工作。】

第五章

生死决策：堕胎与临终

一、引言

当今世界呈现道德多元化的现实。信奉不同宗教、传承不同文化、遵循不同道德的人们依旧生活在不同的社会中；同时，无可否认，他们也开始生活在同一个社会中。这种多元化为生命伦理学的理论和实践带来了棘手的问题。特别是，在人生的两极——即在一个人生命形成的初期与生命结束的末期——常常存在着巨大的生命伦理挑战。如何处理堕胎与临终，显示着每一种文化和伦理的突出特征。儒家伦理不能也不应该在道德多元化的世界现实中缺席。本章借助国际学术界提供的一些具体场景和案例，提供儒家伦理的初步回应和评论。儒家信奉"身教胜于言教"，反对把自己的观点强加于人，但儒家也应当提供自己的看法，供别人参考。

二、堕胎的不同场景及儒家的回应

请考虑如下案例。凯瑟琳是欧洲一个大城市市郊的家庭医生，她的患者是来自不同国家的移民，具有不同的宗教信仰。在生育决策上，她经常为妇女和夫妇提供咨询和指导，偶尔也会推荐妇女终止妊娠（堕胎）。尽管她非常熟悉天主教会反对堕胎的道德观点，但她也越来越意识到，对于其他宗教传统的观点以及一种宗教传统内部视角的多样性方面，自己仍然缺乏了解。为了给她所服务的妇女和夫妇们提供充分知情的、恰当和敏锐的咨询，她尽力去理解各种主要信仰在不同情况下对终止妊娠的看法，特别是以下这些情况：

（1）如果妇女出于个人原因不想继续怀孕；

（2）妇女或夫妇面临严重的经济或社会困难，并且感到无力抚养孩子；

（3）因强奸或乱伦而导致怀孕；

（4）胎儿有不危及生命的畸形或疾病，如唐氏综合征或脊柱裂；

（5）如果女性因严重抑郁和强烈的自杀意愿，希望在妊娠晚期（妊娠28周后）终止妊娠。

儒家如何回应这些情况呢？若要正确理解儒家对终止妊娠的观点，必须明了儒家对人生、美德和家庭共善（common good）的洞察。概括说来，儒家认为，人的生命是由最精微、最精华的"气"（常常称为"元气"或"精气"）所化生。气是宇宙的基本元素，既非纯粹物质的也非纯粹精神的，而是两者兼而有之。因此与世界上其他生物相比，人是最有价值的（"天地之性人为贵"）。一个人的精气可以理解为其灵魂，但并非如西方宗教所认为的那样是由超越的上帝直接给每个人创造的，而是通过天道的安排，由自己的祖先（尤其是父母）给予自己，形成自己的生命并在这一人生中发展和传承。因此，一个人的父母不能被仅仅理解为一个媒介，上帝由此媒介来赋予和形成其子女的生命。当然，儒家确实相信，上帝（或称"上天"）已经设定了自然秩序并时时维持着人类世界以及整个宇宙的秩序。对于儒家来说，人的生命是祖先的恩赐：一个人必须通过其父亲和母亲的结合而形成自己的生命并出生到这个世界上来，这是天命。

在从祖先那里得到生命这件礼物的同时，一个人也被赋予了美德的潜力（具体说来即孟子所说的"四端"），以便能过美好的生活。儒家的美德是一种爱的品质，这种爱在指向他人时，同时具有普遍性和差异性（即前部所述的"普遍之爱"与"差等之爱"）。儒家道德要求每个人培养自己潜在的美德，并将其转化为实际的德行，能够爱所有人，同时比其他人更关心自己的父母与兄弟姐妹。如同前章所述，这种儒家的美好生活方式，只有通过个人对礼的学习、观察和实践才能真正实现。这种儒家之礼，就是一系列的家庭和社会实践，它为人际关系的交往互动提供符合德性的具体指导。这些礼仪以家庭为中心、以家庭为本位，体现了儒家社会中家庭的共善（诸如家庭的连续性、统一性、繁荣性）。在儒家看来，家庭的兴旺不仅是个人幸福的必要条件，而且也是恰当的、有德性的个人生活所必不可少的东西。

鉴于儒家所认可的道德结构反映在人类生活、美德和家庭的共善方面的复杂性，堕胎问题在儒家传统中既不是一个绝对的"保护胎儿生命权（pro-life）"的问题，也不是一个绝对的"保护妇女选择权（pro-choice）"的问题。儒家并不持心身二元论（因为精气既是物质的，也是精神的），也不喜欢教条主义哲学，所以没有兴趣像西方哲学或宗教那样去讨论"灵魂是在受孕的当时、第 40 天后抑或第 120 天后进入胎儿身体"这样的问题。一方面，儒家强调德性培育和家庭关系，对某些形而上学信念，尤其是"人生始于受孕之时"这类信念，即使有，也不会赋予重大道德意义。另一方面，对于儒家来说，所有人类的生命都具有很高的内在价值，因此人类胎儿的生命不应与另一种动物的生命相提并论。然而,由于儒家认为怀孕是一个新生命的形成、发展并逐渐成为家庭一员的过程,父母在其中付出辛勤劳动。因此,与孕晚期的胎儿或已出生的胎儿的生命相比,早期胚胎的生命可能并不具有相同程度的价值。

这并不意味着应该完全由孕妇来决定是否终止妊娠。儒家中的妇女不应出于个人的轻微因素(如感觉自己在心理上尚未完全准备好)而堕胎,因为胚胎生命的价值、对祖先的敬畏、家庭的共善这些因素,比个人的轻微因素更重要。同样,如果一对夫妇面临经济或社会困难、感到无力抚养好孩子,堕胎也可能不是解决此类困境的恰当方法。他们应该去努力设法改善财务状况并寻求亲戚的帮助。对于儒家来说,养育孩子应该是追求美好生活的一大动力。

再一方面,儒家认为,如果怀孕是由强奸或乱伦引起的,则堕胎是应该的,甚至在道德上有义务进行堕胎。在这种情况下,相对于早期胚胎的生命,家庭的共善则成为最重要的考量。家庭的繁荣兴旺取决于婚姻的合法性以及不被强奸或乱伦所破坏的子孙后代的纯正性。后者建基于正常的社会生物学秩序和代际划分,以及家庭内部各自适当的家庭角色。因强奸或乱伦而怀孕生子,会严重破坏这些最基本的家庭价值。

当继续怀孕会影响孕妇的生命安全时,儒家认为应该堕胎以挽救孕妇的生命。这是一个典型的案例,这里胎儿的生命安全与孕妇的生命安全发生了冲突。即使我们在一般情况下根本无须比较胎儿生命与孕妇生命之间的价值,在这种情况下进行比较可能是不得不做的,也是有益的。在这种情况下,儒家会义无反顾地坚持认为堕胎在道德上是合理的,因为我们有理由认为孕妇的生命比胎儿的生命更为重要(已经形成的家庭关系及其历史的道德价值、孕妇已做的家庭贡献等等)。但如果一名妇女由于严重的抑郁症和自杀意图而希望终止晚期妊娠,情况就完全不同了。有一点值得怀疑，即在这种情况下妇女的问题的真正原因不见得是怀孕，也未必可能通过堕胎来解决她的精神危机。而且，晚期的胎儿已经可以脱离母体存活。在这种情况下终止妊娠，对于儒家道德而言，必须提供更加充分的理由。

最后，如果发现胎儿患有唐氏综合征或脊柱裂等不会危及生命的畸形怎么办？在这种情况下，如果一个家庭决定继续怀孕并准备好照料孩子，这在道德上肯定令人钦佩，也完美展示了儒家的仁爱美德。然而，儒家传统不会认为社会有权强迫父母作出这种决定，而是认为应该尊重家庭自身的选择权。由于这类缺陷会在孩子出生后对其本人造成巨大的痛苦，并给家庭带来巨大的人力、物力和心理负担，因此，如果一个社会在这种情况下禁止家庭选择堕胎，儒家会认为是不公平的。

三、紧急医疗情况的儒家回应

请考虑这一案例。黄福一生下来就非常聪明机灵，他的父亲道和母亲莲对此毫不怀疑。他九个月时就开始蹒跚学步，一岁半时就开始说话，四岁时就开始拉小提琴。黄福的未来似乎充满希望。这也是他们将孩子取名为黄福的原因：意味着前程似锦。一个聪明孩子所需要的一切，道和莲都满足：小提琴课程、足球课程以及所有可以放进他们小公寓客厅的科技设备。

道和莲都在农村长大，但他们也十分聪明。靠着才华来到城市，在工程学院相识、相爱、结婚。他们每天都很努力工作，下班后他们会教黄福认真完成家庭作业。他们想要给孩子提供最好的养育。他们也想让孩子知道，如果他也努力工作，他的未来会更加光明。

然而，黄福的聪明也伴随着极快的反应速度和冲动。莲不止一次告诉他,在从幼儿园出来,穿过马路去搭公交车回家的时候要小心。但就在这一天——这个可怕的日子,莲转过头跟朋友打招呼时,黄福没注意到驶来的公交车,冲上了马路。

现在,只有六岁的黄福躺在大学医院的重症监护室里,这所大学是道和莲相识的地方。黄福被车撞飞到路边,头部着地。他的脑部出血在他落地的时候就开始了。他的双腿都断了,但所有内脏都没有受伤。他的心脏跳动正常,肝脏和肾脏功能正常,肺部也正常,只是陷入了昏迷。如果没有呼吸机,他就不知道什么时候该呼吸。

医生告诉道和莲,已经没有更多的方法来挽救黄福的生命了。他们说,他的未来只能指望捐献器官给其他需要的孩子。但莲确信黄福听到了她的声音。在黄福住院的 24 小时内,她没有离开过孩子的身边一步。

道并不是一个虔诚的宗教信徒,但此时他觉得必须步行到医院外的寺庙。在那里,他点燃了一支蜡烛,祈求在黑暗中获得智慧。回到重症监护室,他把胳膊搭在莲颤抖的肩膀上,握着黄福柔软的手。这是他们唯一的孩子,也是唯一的儿子。"我没看到他过马路,"莲终于和道说话,"我只记得听到救护车的声音,我一直不知道哪辆车撞到他。"道更紧地抱住她。"他不能死,"莲啜泣着,"他不能死,他是我们的一切。"

对于这一案例(以及许多类似的案例),各个宗教与伦理传统都需要探讨以下的问题:何时开始或放弃延长生命的治疗?是否允许自然死亡?是否存在脑死亡或心脏死亡的状况?器官移植的适当时机和方法如何抉择?

儒家对这一案例如何回应呢?儒家信仰是一个以美德为基础、以家庭为本位的信仰。家庭的正直性(integrity)、延续性(continuity)和繁荣兴旺(prosperity)构成了儒家信仰的核心,也为家庭成员通过相互照顾过上美德生活提供了强大动力。如前章所述，儒家家庭主义的主要特征早在由孔子(公元前551—公元前479年)及其弟子编辑的儒家五经(即《诗经》《尚书》《礼记》《易经》《春秋》)中就有所阐述。这说明中华文明在孔子之前已经存在。在这一文明中，人们遵循天命来过他们的生活，而天则是一种准人格化的(quasi-personal God)神。天命首先不是体现在明确的原则或规则中，诸如犹太—基督教《圣经》所提供的十诫等神圣律法，而是隐含在宇宙的基本符号、图像和结构之中，即体现在《易经》中的阴阳、八卦、六十四卦和三百八十四条爻之中。这些符号、图像和结构由上天启示，被圣人认识，反映出宇宙的深层现实和动态，并以之指导人类行动。具体而言，《易经》中的第三十七卦"家人"象征着家庭的基本特点：用炉子(火)为家庭烹制并分享食物，以及从这种生活方式散发出的道德(风)。简言之，家庭现实与宇宙深层的现实相应，儒家家庭主义正是基于这一认识而建构起来。这对于医疗保健和生死决策具有重要的意义和影响。

通过儒家之礼的指导，人们过着儒家家庭主义的生活方式。如前所述，礼是一系列得到圣人肯定的家庭和社会行为模式、仪式和习俗，它具体指导适当的人际关系和互动，例如生日礼、成年礼、婚礼、葬礼、祭礼、见面礼和鞠躬礼。儒家之礼遵循天命，由圣人确立，并体现出家庭结构的基础特征。践行这些礼仪是一个人学习和行使儒家美德的常规方式，用以恰当地爱护其他人。事实上，儒家的基本美德"仁"既要求普遍之爱，也要求等差之爱：通过适当的礼仪实践，一个人在爱其他每个人的同时，关照自己的家庭成员的道德义务要多过关照其他人的。这无论是从儒家形而上学的基础上看还是从礼的导向上看，都是合理的。通常情况下，一个儒家家庭内的祖父母、父母和子女共同决定重要的家庭问题，如一位家庭成员的关键医疗措施。家庭作为一个自主单位,独立于其他的社会群体。

这一案例是发生在东亚社会中的一则家庭悲剧。在东亚社会,儒教与佛教和道教一起,发挥巨大的文化影响力。儒家作为一种信仰,在实践中没有强烈的排他性。案例中提到的道要去的"寺庙"很可能就是一个典型的东亚寺庙,在那里,儒教、佛教、道教,甚至其他的本土神像都被供奉起来,让人们祈福。一位儒家医生会同情道和莲,因为他们因失去心爱的独子而遭受巨大痛苦,也会欣赏儒家家庭主义生活方式中的共同决策。从案例所提供的(不够全面的)信息推断,黄福已经陷入脑死亡状况,而且可能是全脑死亡(即如果撤除呼吸机,他的呼吸和心跳就会停止,因为他可能不止大脑皮层而且脑干也已经受到损害)。儒家传统虽然过去采用的是心肺死亡标准,但并没有理由不接受全脑死亡标准,也不会认为一旦提供了维持生命的机器(如呼吸机),就坚决不能撤除。儒家认为今世人生必有一死,"死生有命",当然允许自然死亡①,只要不是误诊误判②。

重要的是,在这个案例中,医院和医生必须认识到,为了更好地处理这个案例,他们应该遵守儒家以家庭为本位的、类似于"医礼"的医疗惯例:除了与道和莲沟通之外,他们还应该尝试与道和莲的父母沟通,以便就黄福的器官捐献作出适当的决定。对于这种儒家的医疗家庭主义,至少可有两个理由支持。首先,道和莲的父母也有权参与他们的孙子器官捐献的决策,因为儒家家庭的结构通常包括三代(甚至更多)。其次,由于道和莲处在巨大的悲痛之中,祖父母可能比他们更能理解孙

---

① 但我不认为儒家道德会支持主动安乐死或医助自杀。相关区分及问题请参阅本书第六部分的相关章节。

② 当然,如果撤除呼吸机之后,黄福却能长久维持自主呼吸和心跳,那就证明他的脑干没有受到损伤,他就不属于全脑死亡。这种情况应该如何对待,这里暂不讨论。另外,关于器官捐献的详细论证,参阅本书第四部分。

子脑损伤的致命性，也更能理解孙子通过捐献器官可以拯救其他孩子生命的价值。相比于医生，祖父母与道和莲的解释沟通会更加有效。他们可能会更好地说服道和莲接受撤除呼吸机，待黄福的呼吸心跳停止后，捐献器官，以挽救其他等待器官移植的孩子，让黄福的生命也部分地在他们身上延续。这会成为儒家伦理的一首赞歌。当然，尽管如此，如果这个家庭决定不捐献器官，那么也必须尊重这个决定。在儒家看来，黄福是这个家庭的孩子，家庭有合法的权力来决定是否捐献器官。

四、病情恶化时的儒家回应

请考虑如下案例。艾门在一个传统的穆斯林家庭中长大，她知道自己的名字的寓意是"信仰"。对于她谨守传统的父母来说，信仰就是一切。她的父亲穿着长袍和头巾，叫作"库菲亚"（kufiya）。父亲每天祈祷五次，每个星期五，他都会前往市中心的主要清真寺参加正午祷告。父亲从不吸烟，而且告诉他的五个儿子和独女艾门，好的穆斯林不会用烟草污染自己的身体。艾门的母亲总是戴着头巾"希贾布"（hijab）外出，专心照顾家人。在做家务时，她更喜欢在背景中播放一张著名的阿訇朗诵《古兰经》的磁带，而不是看电视。

艾门天资聪颖且严于律己，在小学时就获得了奖学金，后来进入了一所私立中学。以优异的成绩从中学毕业后，她被国家最具竞争力的医学院录取。学校位于一个北部城市，距离她家乡有几个小时的车程。成为医生是她儿时的梦想。在她成长过程中，医生也是同龄人中最受尊重的职业。在中学时期，几乎每天她都会在废纸上写下自己的名字"艾门医生"，只是这样看一下就能感受到那种激动。十年前，她骄傲地以医学学士学位毕业。"艾门医生"从梦想变成了现实。她的父母没有车,他们乘公交车前往学校出席了她的毕业典礼。在自己求学的城市里,她接受了一个具有挑战性的实习项目,随后在产科进行了为期两年的住院医师培训。在住院医师培训期间,她嫁给了一位年轻的外科医生艾哈迈德。住院医师培训结束后,她开始全职从事产科医生的工作,并与丈夫生育了两个孩子——阿米娜和哈立德,现在他们已经是三岁和两岁了。尽管她继续佩戴头巾以尊重她的父母,但她并不认为好的穆斯林女性应该待在家里。

几个月前,艾门去看望了一位朋友和同事,一位在同一家医院工作的妇科医生。艾门在右腋下长了一个疮,有脓液分泌。根据她的朋友判断,这个疮看起来像是毛囊阻塞。她说,毛囊和下面的汗腺都被感染了。她给艾门开了一种抗生素。艾门觉得抗生素清除了感染,但她的腋下仍然感到不舒服。然后她注意到一个淋巴结有些肿大。她自己从药房买了另一种抗生素,因为现在艾门也可以自己开处方了。但是,即使服用了药物,淋巴结肿大仍未消退。事实上,疮口处长出了皮疹。艾门担心皮疹看起来很像橙皮病,这是一种可怕但常见的乳腺癌,阿拉伯妇女似乎容易患上这种病。她记得她母亲曾经谈到一个可爱的姑妈在年轻时就死于乳腺癌。当然,这个姑妈从未接受过治疗。艾门把这种担心归结为每个年轻的医疗专业人士都有的恐惧。医生们经常认为自己得了他们看到的每种疾病。但她无法平息自己的焦虑。于是她找了一位经常联系的老师,就是她的医学院教授。教授一看到艾门的皮疹,立即要求她做乳腺造影检查。放射科医生注意到了一些疑点,然后艾门又去做了活检。结果证实了她的担忧:她患有炎性乳腺癌(inflammatory breast cancer)。

艾门告诉了艾哈迈德,他们俩都同意,将尽可能保持阿米娜和哈立德的正常生活。而且艾门很坚定：只要她能做到，她就会继续工作。因此，在继续从事妇产科工作的同时，她也作为门诊病人接受化疗。然而，化疗两个周期后，她感到肩胛骨之间有疼痛。核磁共振检查发现，癌症已经转移到她背部的一块骨头上。而且核磁共振成像还发现癌症已经转移到她的肝脏。

艾门已经告诉父母自己生病了，但她没有告诉他们这癌症是不可治愈的。她的父亲和母亲以及她的丈夫都在她的床边，她现在是这家医院的病人了。在过去的七年里，她一直是这家医院的产科主治医生，为婴儿接生。她没有头发，浑身疼痛，因发烧而颤抖。化疗使她的白细胞数目过低，无法抵御感染。但是，她仍然希望得到更多的治疗。毕竟她才 35 岁，而且有两个小孩子需要抚养照顾。她向自己的肿瘤专家倾诉，尽管困难重重，但她有信心战胜这种癌症。

对于这类案例研究，各个文化及伦理传统都需要探讨的问题可能包括：继续治疗的决定；"无效治疗"问题；何时开始临终关怀？如何对待临终妇女？

儒家的回应如何呢？这又是一个悲惨的案例！在这个案例中，艾门是两个小孩的母亲，也是一位出色的年轻医生。但她现在患有无法治愈的转移性乳腺癌。面对这个病例，一个儒家医生不免会想起孔子关于疾病和死亡的终极意义难以知晓的感叹。事实上，孔子认为生与死的终极原因掌握在超越者，即"天"的手中，"生死有命"（《论语·颜渊》）。这种天命的意义超出了人类有限知识所能掌握的范围。当一个有贤德的学生被发现得了绝症时，孔子去看他，悲伤地叹了口气说："亡之，命矣夫！斯人也而有斯疾也！"（《论语·雍也》）但儒家"不怨天，不尤人"（《论语·宪问》）。他们应该做的是在具体情况下努力以适当的方式去帮助病人，诸如在艾门这样的案例中。

在这个案例中,艾门想要更多的化疗,尽管化疗已经让她失去了头发,充满了痛苦。她因发烧而颤抖,而癌细胞已经转移到她的脊柱和肝脏。作为一名医生,她肯定知道这些在医学上意味着什么。但是她"有信心战胜这个病魔"。这可以理解为她希望创造奇迹来治愈疾病。然而,更准确地说,她愿意忍受化疗带来的更多痛苦和症状,以获得更多时间与亲人在一起,尤其是她的两个小孩子。这种更积极的治疗决定,是否涉及"无效治疗"的问题?

儒家不能因为考虑到医学上的无效性,就将她的愿望置之不理。原因不是要医生创造奇迹来将她彻底治愈(除非世界上某个地方突然创造出了针对她的癌细胞病理类型的药物,但即使如此,能否很快让她用上,也很难说),这种希望即使在宗教上是合理的,在医学上也是不合理的。然而,希望通过更多的化疗来延长生命,则无疑在医学上是合理的。从这个故事中,我们知道她的核心诉求之一是照顾她的家人,尤其是她的两个孩子。儒家认为这种关切是十分有价值和十分值得尊重的。对儒家来说,这是一种共同的家庭主义生活方式的价值,对真实的人类存在具有根本的重要性。因此,只要医学上表明更积极的治疗有助于她的生存,不管是多一个月还是多一年,治疗都不能被视为医学上的徒劳。艾门和她的家人可以合理地权衡所获得的生存时间与艾门所承受的痛苦相比是否值得。但这不是一个"无效治疗"的问题。

然而,这并不意味着儒家会把这个案例主要归结为个人自主的问题,即仅仅取决于艾门的自我决定,而不管其决定的内容如何。相反,儒家认为适当的医疗决策应该由道德自主来指导,遵循以美德为基础的道德意志(Chan,2002)。道德意志不是任何个人独断的自由表达,而是坚持以天道为基础,符合仁义等美德。因此,儒家传统在生死决策方面不认可以绝对的个人自主为主导。相反,个人应该与家庭成员一起作出共同决定，以追求道德意志。在正常情况下，病人和家庭应该达成一致，每一方都有对于一个决定的否决权。儒家至少有两个理由，可以支持这种以家庭为本位的医疗决策方式。首先在形而上和伦理上，病人与其家庭成员不可分割，家庭成员自然拥有参与医疗决策的权利。其次，重病患者很容易被极端的情绪所压垮，有时要求过多或过于激进的治疗，另一些时候又要求过少，而不是进行恰当的治疗。家庭成员参与医疗决策，可以帮助病人完成合适的决定，实现恰当的、良性的、符合天道的家庭成员之间的相互照顾、相互依存。

在本案例中，艾门的丈夫和她的父母显然是可靠的亲密家庭成员，他们也有权参与决策。他们应该尊重艾门的愿望，但这并不意味着他们应该始终遵循她的观点。假设再进行一个疗程的化疗后，艾门的病情恶化，继续积极的治疗只意味着给她带来更多的痛苦，而不是更多的生存机会及与两个孩子的共处，她的丈夫和父母应该尝试改变她的观点，转向姑息治疗。医生应该理解并尊重家庭成员参与决策的权利，以保护艾门的医疗利益和生命尊严。

五、漫长死亡过程的儒家回应

请考虑这一案例。玛莎一直都很聪明，她的学习成绩优异，在得克萨斯州的小镇上长大。当所有年轻人都去打仗时，她上了大学并获得了化学学位。大学毕业后，她以全额奖学金进入波士顿一所著名大学的研究生院学习。她在充满活力和智力的生活中茁壮成长。她遇到了罗伯特，一个刚从商学院毕业的小伙子。后来他们结婚了。当玛莎完成她的博士学位时，他们的第一个孩子埃莉诺出生了。当玛莎蹲下来让导师为她披上博士学位袍时，她用臂弯托着只有 10 个月大的埃莉诺。她是家里第一个上大学的人。而现在,她是她所崇拜的父母所认识的第一个博士。

很快,他们又有了两个孩子,保罗和瑞秋。罗伯特和玛莎搬到了纽约,因为罗伯特在华尔街找了工作。纽约市的喧嚣使她充满活力,她愉快地投入到抚养孩子的工作中。在业余时间,她在多处教了一些大学课程。当她的孩子进入高中后,她在该市一所著名大学的化学系担任了全职教授。那里很方便,离她和罗伯特的家庭公寓只有几个街区之遥。她有了一些发现,并写了一些重要的论文。但最重要的是,她为她的学生感到骄傲,其中一位曾入围诺贝尔奖候选名单。

她的孩子们从高中和大学毕业,并有了自己的孩子。罗伯特曾因动脉堵塞做了两次开胸手术。然后有一天,他心脏病发作,在急救室逝世。在丈夫去世的时候,玛莎已经70岁了,做了八个孩子的祖母,还在教书。

她一直教到72岁。她一直是个虔诚的圣公会教徒,只要有机会就会带着孩子们去教堂。现在她全身心地投入到当地教区的工作中。在教堂里,她每周都花一个晚上为无家可归者做三明治,为经济条件较差的孩子缝制衣服,并年复一年地为教会祭坛布置服务。

她的三个孩子生活在不同的地方。保罗娶了一个他在大学里认识的尼泊尔女孩,在加德满都生活和工作,成为一名牙医。瑞秋搬到了日内瓦,在一个非政府组织中工作。而埃莉诺现在已经离婚,住在美国的另一边。作为一名律师,埃莉诺忙于她的案子和抚养她的两个儿子,一个在读大学,另一个在读高中。

三年前,教会的几个妇女打电话给埃莉诺。她们注意到,玛莎不经常洗澡了。她们说,有时候玛莎会让她们带她走路回家,她已经开始害怕迷路了。埃莉诺立即飞往纽约。她带母亲去见一位老年医学专家,进行全面评估。玛莎，这位杰出的化学家和天才教师，现在患上了阿尔茨海默病。

玛莎抗议说，她仍然可以独自生活。但出于恐惧和担忧，埃莉诺雇了帮手。起初只需要一个家庭看护助理在白天留下来，但后来玛莎开始在晚上穿着睡衣在公寓楼的大厅里徘徊。在睡觉前，门卫不得不把她带回她的公寓，这发生了不止一次。门卫试图尽可能地说服她，她住在 9B 号。但玛莎一直抗议说："别傻了，我住在得克萨斯州。"她还困惑地说，"我知道爸爸把马拴在那里了，但我就是找不到。"于是埃莉诺安排对母亲全天看护。

但埃莉诺也无法一直这样撑下去，不断地来回飞行已经花费了不少，而且护理的费用太高了。她问过保罗和瑞秋是否可以帮忙，但他们都没有钱。她也知道这一点。全天候护理的费用，加上孩子大学的学费，几乎使她崩溃。而她在情感上已经枯竭，体力上也被冲垮了。

玛莎的阿尔茨海默病还在不断恶化。她不得不两次入院，一次是尿路感染，一次是肺炎。医生告诉埃莉诺，肺炎是由于她母亲的吞咽不协调造成的，这是疾病恶化的结果。当埃莉诺来看她时，玛莎需要被提醒才能认出女儿。随后，玛莎再次患上肺炎，第三次被送进医院。

现在玛莎已经 82 岁了，憔悴不堪，而且痴呆，在老年病房里不断进行静脉输液。过去的 48 小时里，埃莉诺一直坐在母亲床边，老年科医生和老年科营养师告诉她，玛莎必须开始静脉营养，以便让她足够强壮，从而可以通过手术将胃管插入她的胃里（来提供营养）。"让她再吃东西真的很不安全。食物会流入错误的管道，她会再次患上肺炎。"医生说。埃莉诺很难过，她和母亲以前从未讨论过这个问题；他们从未讨论过如果她的母亲处于这种可怕的情况下会想要什么。但在与她的兄弟姐妹交谈后，埃莉诺告诉医生，她不能忍受看到曾经才华横溢的母亲处于这种状况。"我和我的兄弟姐妹都希望母亲能得到安宁。"她告诉医生。"胃管真的有必要吗？难道你就没有办法给她一些东西，让她进入睡眠状态，我是说永久的睡眠？"她问道。

显然，这一案例涉及一些重要的伦理学问题：预先指令、医助自杀、是否启动人工营养和水分？如果病人进入持续性植物人状态该怎么办？儒家对这些问题应该如何回应呢？

儒家早就认识到，老年人需要得到特殊照顾。这种照顾不仅涉及身体，还涉及心理和精神层面。儒家的家庭主义尤其强调，成年子女有照顾年老父母的首要道德义务。这种道德义务在儒家话语中被称为"孝"。的确，在儒家以家庭为本位的美德伦理学中，孝是一种基本美德。正如孔子所教导的，为了遵循正确的道来追求仁德，需要"务本"，"君子务本，本立而道生。孝弟也者，其为仁之本与"（《论语·学而》）。对于儒家来说，无论从事什么活动，都必须首先照顾好自己的父母，才能成为一个有美德的人。孔子也明确指出，一个人不能以进行学习或参与政治的名义来推脱孝道义务。相反，孝道义务比其他义务更加根本（《论语·学而》《论语·为政》）。

儒家的孝道义务并不要求每个成年子女都与年老的父母生活在同一屋檐下来照顾他们。在当代社会，一个对儒家来说的理想情况是，至少有一个成年子女住在年长父母的附近，提供必要的帮助（Fan，2007）。但儒家思想强调，每个成年子女都有义务以某种方式来支援他们的父母。在这个案例中，玛莎有三个成年子女，保罗、瑞秋和埃莉诺。不能因为埃莉诺愿意照顾她的母亲，就成了似乎只有她有这样的道德义务，而保罗和瑞秋没有这样的道德义务。他们都应该和埃莉诺一起提供帮助。但他们在听说母亲被诊断出患有阿尔茨海默病后，甚至没有来探望一下母亲。从儒家的观念来看，虽然他们居住在加德满都或日内瓦，距离母亲很远，但这不能作为他们不承担最重要的道德义务的正当理由。儒家社群会将此视为极度不孝，即极端的道德缺陷。

对于儒家来说，在对待父母方面有恰当的礼仪来指导，"生，事之以礼；死，葬之以礼，祭之以礼"（《论语·为政》）。践行礼仪的目的是让自己年迈的父母过上幸福的生活。孔子在这方面提供了明确指导。例如，在为年迈的父母提供身体上的照顾和滋养时，孔子尤其强调，必须对父母抱有恭敬的态度（《论语·为政》）。正如孔子所说，对年迈的父母始终恭敬、和颜悦色，当然比仅仅赡养他们更加困难。孔子强调，只有以这种恭敬的方式，我们才能将赡养父母与饲养犬马区别开来（《论语·为政》）。

在玛莎的案例中，最重要的可能不是弄清楚她的预先指令是什么（即使她真的提前建立了预先指令），也不是要决定是否应该启动人工营养和水分。她的孩子们最应该关心的，是通过与专业团队的协商，决定他们应该使用什么方法和措施，以便给他们的母亲带来尽可能好的生活。答案实际上是清楚的。做手术插胃管并不是适当的方式。正如处理本案临床问题的专家在另一篇回应中指出的："小心翼翼地用勺子来喂食，既能提高玛莎的生活质量，又能有助于舒适的治疗目标。"为什么孩子们不选择这样做呢？ 即使他们自己没有时间，也应该出钱来雇人做这件事。

此时要求通过主动安乐死来结束玛莎的生命，可能不仅是非法的，而且是不道德的。对于儒家来说，在一系列美德和义务中，孝始终是最核心的。孝的行为是在照顾人的生命。根据儒家的信仰，人的生命是世界上所有生命中最尊贵的。在儒家看来，"孝莫大于严父，严父莫大于配天"（《孝经·第九》）（这里所说的"父"也包括"母"在内）。也就是说，儒家认为通过恭敬地在父母生前赡养他们（以及在他们死后祭祀他们），孩子们是在帮助他们达到超越的地位，以实现其生命的永恒。因此，侍奉父母是侍奉超越者（天）的主要方式，也是对儒家宇宙中天、地、人三才的统一性的伟大贡献（《孝经·第十六》）。而这也正是儒家为什么认为"夫孝，德之本也，教之所由生也"的缘由（《孝经·第一》）。儒家当然可以认识到本案例中的孩子们所面临的巨大困难，但不能接受孩子们希望"母亲安息"的借口。儒家的孝道要求他们恭敬地照顾母亲（"小心翼翼地用勺子来喂食"），但不能以"安宁"的名义来杀害母亲[①]。

六、病人离世时的儒家回应

请考虑这一案例。在莫苏比出生那天，一位黑人成为他们非洲国家的总统。这就是为什么他的母亲给他取名为莫苏比，意思是"见证"。这个小男孩的出生是对自由的见证。但他的出生也见证了席卷这片土地的艾滋病（AIDS）。在他只有三岁的时候，他的母亲就死于这种病。母亲去世后，莫苏比的祖母把他当作自己的孩子来抚养，带着她所有的爱和对新时代的希望和承诺。

他是一个成长缓慢的孩子，长得慢，说话慢，与朋友玩耍也很慢。在五岁的时候，他得了感冒，久治不愈。他的祖母带他去找传统的治疗师。找这种治疗师很方便，因为就住在他们的村子里，而要在尘土飞扬、颠簸不平的砂石路上坐一个小时的车才能去看医生。传统治疗师开了甜菜根和大蒜。莫苏比吃了很多，尽管他讨厌这种味道。在他八岁的时候，他经常生病。于是，他的祖母终于把他带到了城里。医生告诉她，莫苏比感染了艾滋病毒。医生说，她必须马上带他去儿科传染病

---

① 关于儒家伦理对于主动安乐死及医助自杀的反对立场和初步论证，参见本书第六部分的相关章节。

诊所。在诊所里，他得到了抗逆艾滋病毒的药物，这些药物最近才开始供应。

莫苏比吃了这些药后，精神焕发。他经历了青春期，也伴随着所有常见的问题，让他的祖母感到头痛。他顺利完成了小学和初中的学业，然后就不去上学了。"我只是不够聪明，奶奶。"她也理解，他总是迟钝。由于没有上学，也没有工作可做，莫苏比开始与大男孩混在一起。正如他的奶奶怀疑的那样，他开始吸烟。时不时能在他身上闻到烟味。莫苏比与一个年轻女子娜奥米建立了关系。他们一起有了一个小女孩，他们给她取名为莫芙，意思是礼物。对他们来说，她是一个礼物。经历了这一切，奶奶在周日早上早早就叫醒莫苏比，带他去教会。通常，奶奶、莫苏比、娜奥米和莫芙都会一起去。这些是快乐的周日早晨。

慢慢地，莫苏比不再去诊所拿药。他要花一整天的时间去拿药。他不得不在早上四点钟起床，赶着公交进城。之后，他不得不在传染病诊所等上几个小时才能见到医生。然后再坐车回家。除了这些麻烦，他还讨厌这些药物给他带来的不适感觉。

在短短几个月的时间里，他的皮肤上开始出现了斑点。他的嘴里出现了痛苦的白色斑块。他变得很憔悴。他已经好几天没有吃东西了，而且有可怕的腹泻。他的祖母用她所有的钱雇了一个私人司机，把他们送到城里的医院。当他们到达那里时，急诊科的队伍看起来好像要等上好几天。莫苏比脸色潮红，疼痛难忍，虚弱得无法站立，坐在奶奶身边。他们一起等待着。这就是非洲人的方式——等待，耐心地等待。

奶奶用莫苏比的手机给莫芙的母亲打电话，请她过来。"把莫芙也带来。看到女儿会让他高兴一点。"奶奶说。

一名护士叫了莫苏比的名字。在奶奶的帮助下,他跌跌撞撞地走到分诊区。他是如此虚弱,还发烧,护士把他放在担架上躺下休息。由于没有检查室,护士把担架推到另一个担架后面的墙边,另一个担架上躺着一个因酒吧打架而受伤的人,已经躺了一晚上。

在急诊科走廊的那个担架上,正在发烧的18岁的莫苏比孤独而痛苦,他再次见证了他所出生的现代非洲的状况。他死去了。

当护士注意到莫苏比的呼吸停止了,就把床单拉过他的脸,让医生宣布他死亡。护士走到候诊室,喊来了莫苏比的亲属。莫芙的母亲和莫芙刚到,这让奶奶很高兴,莫芙还有几天就要过一岁的生日了。他们三个人跟着护士走过来,莫芙在她母亲的怀里。看到莫苏比毫无生气的尸体,奶奶和莫芙的母亲嚎啕大哭起来。莫芙把脸埋在母亲的怀里,遮住眼睛不去看眼前的情景。

读完这样的案例,没有人不会心情沉重。但人们还不得不需要考虑这时的家人应该怎么办、如何安顿病人的遗体(火化、埋葬),等等。的确,莫苏比是一个不幸的非洲国家中的一个不幸的人。他三岁就成了孤儿,由他祖母抚养,现在18岁就死于艾滋病。他身后留下了三个可怜的女人:他的祖母、他的女朋友以及他近一岁的女儿。我们不确定莫苏比的尸体所在的医院有什么宗教信仰传统,但这个故事里确实提到,莫苏比与他的祖母和女友一起去了一个教会,在星期天的早晨过得很开心。我们想,医院和教会应该帮助莫苏比哭泣的奶奶和女友妥善处理他的后事,并为这个不幸的人举行葬礼。

作为一个以美德为基础、以家庭为本位的信仰,儒家认为一个人的身体是来自祖先的礼物。它不是来自某个特定的祖先,而是来自家族中所有的祖先。传统上儒家认为家庭的实际范围包括九代人中的所有成员,即所谓"九族":自己前面的四代人(高祖、曾祖、祖父、父母)和自己后面的四代人（子女、孙子女、曾孙子女和玄孙子女）。然而，属于最近两代的人（即父母和子女）拥有最亲密的关系。也就是说，虽然人们知道自己的身体是来自所有的祖先，包括遥远的祖先，但也强调最关键的是来自最近的祖先，尤其是自己的父母。这就是为什么在《孝经》的开头明确指出，"身体发肤，受之父母，不敢毁伤，孝之始也"（《孝经·第一》）。在死亡时，必须认真妥善地对待自己的身体，不仅尊重自己，而且也是尊重自己的祖先。

按照儒家的理解，人的灵魂是由宇宙的"精气"所构成的。它不是由上帝直接创造并植入一个人的身体，而是从一个人的祖先传承到自己的生命中来，所以一个人的灵魂与其祖先的灵魂本质上是相似的。因此在儒家生活方式中，一个人既要向上对自己的祖先负责，又要向下对自己的后代负责；既是礼物的接受者，又是礼物的给予者（The Chinese Classics：296 - 297）。对儒家来说，上天创造并维持着宇宙的秩序，通过天命或天道来确保每个孩子通过来自一个家庭的男人与来自另一个家庭的女人相结合而产生，并出生在这个新的小家庭之中。此外，儒家认为，人的灵魂有两个部分："魂"和"魄"。人死后，"魂"返归于天，而"魄"则与尸骨一起留在地上（特别是在坟墓里）（《礼记》）。"魂"会定期返回，探访坟墓与"魄"会合，并通过探访后代的家来接受他们提供的祭品。祖先给子孙以祝福，子孙则要恭敬地孝敬祖先，包括避免伤害自己的身体，以免让祖先担心他们的健康。因此，传统儒家相信"入土为安"，喜欢土葬，但儒家可能并不要求尸体永远不能火化。火化是可以接受的，因为"魄"会保留在骨灰中。而且儒家还认为，只要有可能，骨灰盒最好埋在坟墓里，也是入土为安的一种方式。希望这个可怜人的女儿莫芙，能够得到照顾和培养，长大后能对她死去的父亲进行一些追思和祭奠。

七、病人离世后的儒家回应

请看下一个案例。卢斯一生都是孝顺的妻子和母亲。她嫁给古斯塔沃时只有 17 岁。在她 18 岁的时候,她生下了他们的第一个孩子——女儿玛丽亚。多年来,卢斯共生了七个孩子。有一个婴儿死于高烧,她埋葬了这个孩子,继续用自己的整个生命来抚养其他六个孩子。

卢斯沉醉于自己作为妻子和母亲的职责。她爱她的家人,爱他们胜过爱她自己。养育孩子,为他们做饭,为他们提供一个干净的家,这让她的心很温暖。古斯塔沃有一个修车店,儿子们也在那里工作,卢斯甚至还打扫这个小店。她为古斯塔沃的车库没有油污而感到自豪。这是一个让女人都感到舒服的车库,她可以把车开到这里,在古斯塔沃修车时在小座位上等待。

当看到卢斯在车库的等候室里拖地时,古斯塔沃笑了。若他自己来做这事不可能比卢斯做得更好。她丰满的体型和弯曲的身材让他很满意。他从来没有想过别的女人,卢斯是他唯一的光。

几年前,卢斯发现她的脚踝开始肿胀。而且,她走到附近的露天市场购买一天的食物时,呼吸有点困难。她去看了医生,发现她的血压太高了,而且她的血糖也高。但对她来说,妻子和母亲的职责以及现在的祖母身份,比医生告诉她的努力减轻体重更重要。此外,她就是不能按照医生的要求不吃玉米卷饼。她就是不能放弃,因为她最早和最快乐的记忆包括吃玉米卷饼。她每天都为家人做这种食物,古斯塔沃很喜欢吃,她知道。她看着丈夫把玉米卷饼卷起来,然后蘸豆子吃。当他这样做的时候,她很快乐。

　　她服用了医生给她的降血压药。但她并没有像她应该做的那样经常检查血压。她的药吃完了，她没有时间或精力去医生的办公室要更多的处方。后来她腿上的肿胀越来越严重，她变得几乎不能呼吸。她在床上躺了几天，抱怨头疼。最后，玛丽亚要求带她去医院。但是已经太晚了。几天后，卢斯在病房里死于充血性心力衰竭。

　　在她死后的第二天，女儿们在卢斯的厨房里做了几个小时的饭。然后那天晚上，卢斯的尸体被放在家里，躺在客厅中古斯塔沃为她买的棺材里。全市各处的家人和朋友都来了，坐在棺材旁。他们吃了豆子和米饭，当然还有玉米卷饼。他们喝了啤酒，他们嚼着可可叶，直到太阳升起。葬礼中午在大教堂举行。之后，卢斯的儿子们把她的棺材抬到大教堂旁边山上的墓地，并亲自把它放进地下。古斯塔沃在此之前一直很坚强，但当他们把泥土填进坟墓时，他哭得死去活来。

　　葬礼结束后，玛丽亚扶着她的父亲和全家人走下山，来到城市郊区的河边。他们带着卢斯的所有衣服。卢斯的女儿和小孙女们在河水中清洗衣服，古斯塔沃和他的儿子们、孙子们在河岸边生起了篝火。全家人轮流把干净的湿衣服放在火上。他们抬起泪眼看向天空，看着衣服燃烧产生的蒸汽和烟雾，把卢斯的灵魂带到天堂。她自由了。卢斯在天堂里，作为妻子、母亲、祖母，她现在与上帝同在。

　　在接下来的几天里，玛丽亚和她的姐妹们轮流为古斯塔沃做饭、为他洗衣服。随着时间的流逝，他不再进入车库。他的儿子们不得不挑起这个重担。在卢斯去世一个月后，他就卧床不起了。在他看来，自己没有理由继续生活下去。他所做的一切都是为了卢斯。他做了自己的生意，以便为她提供一个家。他和卢斯做爱是为了给她创造一个家庭。他吃妻子做的玉米卷饼，因为他知道妻子看着他吃玉米卷饼时的感受。卢斯是他的生命。现在没有卢斯，自己没有理由继续生活下去了。

这一案例大概发生在南美洲某地。就此国际宗教及文化研究提出的问题包括：在一种文化中正常的悲伤反应是什么？丧事和宽慰应当如何做？应该为逝去的亲人举行什么样的仪式来作纪念？我们的关注是，儒家文明应该如何回应这些问题？

卢斯是一位妻子、母亲和祖母。像一个有德行的儒家妇女一样，她爱她的家人胜过爱自己。现在她去世了，葬礼也已经结束。接下来应该怎么做？儒家会认为，在纪念她的时候，相关的医护人员和近亲属应该花些时间来反思他们在卢斯生病期间与她的互动，想想他们当时在照护卢斯时是否可以做得更好。这样的反思将有助于医护人员在未来改进他们的服务。同时，家人应该认真对待为纪念卢斯而虔诚举行的祭奠仪式。

本案例没有提到卢斯的丈夫古斯塔沃或女儿玛丽亚是否在她去看医生时一起陪伴她。如果他们在场，那么当医生发现她的血压很高、血糖也过高时，医生应该坚持让卢斯一定要服药并定期就医，并且不仅应对卢斯而且也应对她的家人把这一点强调清楚。正如我们在前面的案例讨论中提到的，儒家的家庭观认为，家庭成员理所当然在医疗保健过程中相互协助，在作出医疗决定时相互参与和支持。当一个人生病时，当然处于虚弱和脆弱之中，理应得到其他家庭成员的照顾。儒家认为，一个人不应该独立承担为自己作医疗决定的重任，也不应该承担照顾自己的主要责任。在卢斯的医疗境遇中，重要的事情不在于她"自主"作出医疗决定的个人"权利"，而在于为了她的最佳医疗利益而提供照顾的家庭责任。对于儒家来说，家庭在医疗保健方面的优先权和特殊地位是由家庭的形而上的实在性所提供的，反映在由家庭成员之间的相互的爱和相互的保护所恰当体现的密切关系。在卢斯这样的家庭情况下，若有人问为什么要在没有病人明确同意的情况下就可以将病人的病情告知家属？或者为什么家属应该有权参与她的医疗决策？这些问题都已经不重要了。给定他们密切的家庭关系和相互爱戴，如果认为在作出和执行医疗保健决定时，应该将卢斯与其家属分开，那将是一个错误。也许，该案例中的医生可能正好犯了这种错误，导致卢斯的悲剧。对儒家来说，家庭成员之间的相互依存、相互帮助和共同决策，正是医疗保健和人类繁荣的内在因素。

儒家的"仁"作为一种爱的美德，要求对天、神明和人有适当的、深刻的尊敬。然而，对于上天和神明的崇敬，并不需要天天举行仪式进行日常的侍奉，因为儒家提倡"敬鬼神而远之"（《论语·雍也》）。但一个人对父母的孝敬必须体现在日常的礼仪实践中，以恭敬的态度对待他们。此外，儒家传统还强调，一个有德行的人必须尊重他的妻子，因为"妻也者，亲之主也……敢不敬与？"（《礼记》）同时，对于一个深爱妻子的丈夫或深爱母亲的孩子，儒家思想并不要求他们应该始终遵循病人的愿望或决定。相反，应该始终牢记病人的幸福和最佳医疗利益。在这个案例中，卢斯的丈夫和她的孩子们没能做到对卢斯的良好照顾。他们应该鼓励卢斯减肥，促使她停止吃玉米卷饼，并在她的药吃完后帮助她去医院开出更多的药继续治疗。如果他们做了所有这些事情，卢斯就不会这么快死于心力衰竭。

当然，或许涉及文化的不同、行为习惯的不同以及医疗知识的不同，古斯塔沃和孩子们可能从来没有机会把这些事情理清楚。若果真如此，古斯塔沃的愧疚感应该会减轻一些。无论如何，卢斯已经离开了这个世界。对活着的家庭成员来说，最重要的是为她举行所有重要的祭奠仪式。对于儒家来说，必须在她的忌日以及每一个纪念性的节日举行祭奠仪式。"慎终追远"，不但关乎我们对于亲人的纪念，而且关乎我们自身的美德培养。

第六章

知情同意与疫苗接种问题

一、引言

如要探讨儒家关于知情同意与疫苗接种问题的观点，则首先需要了解儒家传统的一般道德性质。如前所述，儒家传统承载着一个以美德为基础、以家庭为本位、以礼仪为引导的道德体系。它把美德，而不是个人权利、自由或平等，作为基础。换言之，儒家将人的尊严与美德联系起来，而不是与个人权利、自由或平等联系起来。人类生活的最终价值性或尊贵性不在于享受权利，而在于追求美德。简言之，美德是稳定的品质特点，它能使人在正确的时间、正确的地点、以正确的方式来做正确的事情。儒家的基本美德包括"仁""义""礼""智""信""孝""和"等。

尽管如此，儒家也不把美德当作唯一的价值。事实上，儒家有"至善"以及"大同"概念，认为人类全面的美好生活是一个完整的道德理想，是由个人、家庭和政府通过个人活动和管理措施来实现的，也理应去追求。"至善"的美好生活，可能与亚里士多德所说的幸福或"人类繁荣"（Eudaimonia）比较相同。用现代的语言来说，它不仅要求个人通过实践美德（即德行）来彰显人的尊严，而且还意味着政府通过发展和保障一系列基本的个人权利、自由和平等来保护合理的个人利益（如思想、言论、发表的自由，基本的生命权和财产权等）。换言之，当一个人的合理利益受到损害时，他仍可能是一个有美德、有尊严的人，但他无法过上全面的美好生活；社会应该保护他的合法利益，使他能有成就"至善"的可能。也就是说，为了追求人类繁荣的完整理想，当代儒家社群应该发展一种传统中没有明确提出的儒家人权观念。这一观念，以及在这一观念下的基本人权清单，即使不能从儒家基本美德的要求中严格演绎出来，也可以合理地在当代受儒家影响的社会中得到普遍接受。同样重要的是，只有在不与基本美德的要求发生冲突的情况下，个人利益才是合理的，才有可能成为儒家个人权利而受到尊重。也就是说，儒家人权观念必须与全盘的自由主义人权观念不同，后者可能将偏激的个人主义价值观以"普适价值"的名义强加给其他非自由主义的传统。的确，在儒家看来，尽管社会出于各种考虑，可能希望容忍某些不正当的利益（如赌博、色情），在这个意义上，它们可以不必受到法律的禁止或惩罚，但不应该将其确立为应该得到尊重的个人道德权利。

当代儒家能够发展并接受罗尔斯在其后期著作中为国际实践提出的最低限度的基本权利清单，"人权包括生命权（得到维持生存和安全的措施）；自由权（免于奴隶制、农奴制以及强制性劳作，以及充分的良心自由以确保宗教和思想自由）；自然正义规则所表达的形式平等（即类似情况得到类似对待的权利）"（Rawls，1999）。在儒家思想传统中，同样可以强调和制定这些权利，以保护合理的个人利益①，而且有理由

---

① 从儒家的道德视角看，可能还需要在这个基本人权清单上补充一些权利，例如考虑到儒家的重要美德——孝，老年父母应该具有得到其成年子女照顾的道德权利。但由于篇幅所限，本章将不讨论这一问题。请参阅本书最后一章。

把它们看作已经隐含在儒家关于人们应该如何相互对待以及政府应该如何对待人民的基本美德要求之中。

在生物医学境遇中,病人、受试者及其家属的知情同意权可以从一般的基本自由权中发展出来,以促进美好的人类生活。鉴于儒家传统一直追求人类繁荣,它应该接受并保障这一权利。尽管过去的儒家传统没有提出一般的权利概念,特别是知情同意权,但当代儒家在当今社会的生物医学实践中应该发展和促进知情同意权,这是顺理成章的事。

二、再论知情同意

作为一个以追求美德为取向的事业,儒医传统强调医生的德行和义务,但在过去并没有形成明确的知情同意实践。

具体说来,儒家认为医学是"仁术",与之对应,政治是"仁政"。医学和政治都被认为是人类的美德事业,但政治比医学更重要,也许是因为在一般情况下政治比医学更能使多数人受益。的确,在传统中,医学被称为"小道",而政治则是"大道"①。与此同时,传统的儒家政治和医学既有一种任人唯贤的倾向(唯有贤德之人才能成为好的政治家或医生),也有一种家长主义的倾向(他们应该根据自己的专业知识和判断,作出促进人民福祉的决定)。在医学上,儒家的医学伦理在医疗职业义务方面与《希波克拉底誓言》伦理相似。医学作为一种艺术,服务于人们的健康和福祉,但这种健康和福祉的判断权操在医生手中。纵观中

---

① 正如一位儒学政治家范仲淹(公元 989—1052 年)所说,"不为良相,便为良医"。他的理由是,"能及小大生民者,固惟相为然。既不可得矣,夫能行救人利物之心者,莫如良医。果能为良医也,上以疗君亲之疾,下以救贫民之厄,中以保身长年"(Fan,2009)。

国医学史，一直强调医生以仁术助人的美德，而不是强调向病人及其家属提供足够的信息，让他们自己来做决定。当然，在行医过程中，医生必须获得病人及其家属的（明示或暗示的）同意，才能进行治疗。但很明显，儒医传统从未正式要求在治疗前获得这种同意。

然而，没有明确要求知情同意的这一事实，是与儒家医学伦理的另一个突出特点结合在一起：家庭共同决定病人的医疗事务（如同我们在前面章节中详细论述的）。

众所周知，作为儒家的最重要美德的"仁"，从汉字的词源上看是由"人"和数字"二"组成的，意味着一个人不能仅仅靠自己而成为一个真正的人。推而广之，它意味着美好生活之"道"包含了适当的人际关系。孔子指出，"仁"主要要求爱人[1]（《论语·颜渊》）。一个人必须从自己的家庭开始爱的实践，并将其扩展到其他人。因此，儒家"仁"的美德下的爱的伦理原则不仅是普遍的，即一个人应该爱所有的人，但也是有差别的、非平等的，即一个人应该爱自己的家庭成员多于其他人。在儒家社会，正是家庭，而不是单独的个人，构成了最终独立于社会其他部分的单位。正如前章所述，家庭的统一象征着阴阳二气的原初统一。气是宇宙的基本元素，阴阳即两种基本的气，它们之间互补结合而存在，家庭成员之间的互补统一体现了人类存在的基本模式。

如前所述，在儒家社会中，家庭在照顾病人和共同作出医疗决策方面起着关键作用。病人总被认为是家庭中的病人，一个人的疾病被认

---

[1] 众所周知，在孔子之后，孟子对"仁"作了进一步阐述，并被后来的儒家所接受："仁"的根源在于人类的恻隐之心（即同情心）（《孟子·公孙丑上》）。每个正常人都有这种同情心，因为心被上天赋予了精气这一宇宙的基本元素，它自然会对其他人的精气产生同情的反应，构成了一个人发展美德的潜力。在孟子看来，儒家伦理要求人必须培养自己的精气，形成"浩然之气"，才能成为真正有德行的人（《孟子·公孙丑上》）。

为是整个家庭的问题,家庭必须承担照顾病人的特殊义务。中国医生通常会直接与家属讨论病人的诊断、预后和治疗。病人应该得到放松和休息,而且他们通常更愿意由家人代表他们处理医疗事务。家属有最终权利,决定接受或拒绝医生为病人开具的处方。这种家庭本位的医疗决策模式,优点在于消除了病人的负担,如听取医生意见和与医生讨论的负担,除非病人强烈希望参与这个过程。儒家认为,家庭理所当然应为其患病的成员承担这样的责任。如果家属认为严重的诊断或预后的信息会伤害到病人,使治疗的效果大打折扣,医生通常会遵从家属而向病人隐瞒真相。如果医生直接向病人透露这种严酷的信息,通常会被认为是不近人情的,也是不道德的。当代的中国医生仍然常常不直接找病人进行手术签字,而是找家庭代表来签字,这个人代表了整个家庭,也包括病人在内。简言之,在儒家传统中,家庭被认为是对每个家庭成员的健康护理负责,包括经济上、情感上和道德上的责任。

当代儒家必须明确拒绝医生的家长制,因为它违反了儒家所应尊重的知情同意权。如上节所论,个人权利作为一种道德和法律机制,对于保护合理的个人利益是必要的。即使缺乏对于这些合理利益的保护无损于个别人成为具有高尚德行之人,但它们对于大多数人的全面的美好生活是必不可少的。为了病人及其家庭的合理利益,必须要求医生向病人及其家属提供相关的医疗信息。应该是病人及其家属,而不是医生对于病人的医疗保健拥有最终决定权。

在一定条件下应该维持儒家的医疗家庭主义,即包括病人在内的整个家庭,而不是单一的病人本人,应该是作出医疗保健决策的最终权威。当代家庭通常包括病人的直系亲属,如病人的配偶、子女和亲生父母。当然,应鼓励病人参与医疗保健决策的讨论,而不应把所有的医疗问题都留给家人处理。如果病人在医疗过程中过于被动,则不仅给他们的家人带来过重的决策负担，而且也不利于为病人的医疗利益作出最佳决策。然而，病人不应该被赋予拒绝医疗的专属权利，而不管其家人的意见如何。如果医生同意家属的意见，认为病人拒绝治疗不符合病人的最佳医疗利益，那么就可以和家属一道说服病人接受治疗。

儒家家庭主义的知情同意不应该被认为是剥夺了病人的基本自由权利。相反，它是在承担家庭的委托义务，照顾生病的家庭成员，为病人寻求全面的美好生活的必要方式。因此，尽管我们必须拒绝医学上的家长制，但我们不必也不应转向对知情同意的个人主义模式。"这种转变往往是在西方倡导者的影响下发生的，他们错误地将自己的道德描绘成一套普世的道德原则，而不考虑文化背景"(Bian，2015)。

最终说来，如同笔者在第六章"对日本批评者的回应"一节中所指出的，支撑儒家家庭主义知情同意模式的乃是儒家道德自主原则，不是个人自主原则。它显然是与自由主义的个人主义自主原则相冲突的，因为后一原则要求一个人不但始终根据自己的理由来行动，而且具有个人权威来做决策，不能服从于其他权威而失去个人自主权。而从道德自主原则所支撑的家庭主义知情同意模式来看，个人自主应该汇聚到家庭自治之中形成一个相互关心的商议过程。在这个过程中，家庭成员与病人之间相互沟通并与医生沟通，为病人作出适宜的医疗决策，并实现病人的最佳医疗利益。所有医疗和预防的重要决策，包括接种疫苗的决策，都应该如此进行。

三、疫苗接种问题

儒家没有宗教理由反对疫苗接种。如前所述，儒家坚持以气(分为阴阳二气)作为宇宙基本的和终极的形而上学元素。阴阳之道支配着宇宙万物，包括天、地、人（即传统所谓"三才"），并设定正常的万物关系乃是阴阳和谐关系①。这种"道"是中国人对健康和疾病的具体观念的基础。健康被理解为身体中气的和谐状态，对应于阴阳之道的和谐。而疾病则是出于"道"受违背、阻碍或受挫，从而导致身体气机的失衡或不正常状态。一方面，中医病因学将七个内源性因素（即七情：喜、怒、忧、思、悲、恐、惊）和六个外源性因素（即六邪：风、寒、暑、湿、燥、火）列为最常见的疾病原因。它们在宇宙和人体中都是作为气的自然模式而存在的。当它们中的任何一种在人体中过度或不足时，阴阳平衡就会被打破，人体就会发生疾病。另一方面，也有特殊的"邪气"可侵入人体，攻击正常功能的气，破坏生理的平衡。传染性疾病即可以这样来理解。因此，可以将疫苗看作是帮助人体对抗"邪气"而产生"正气"的东西，儒家医生应该努力发明这种疫苗以维护人类健康②。事实上，儒家历史中从未出现过基于宗教或哲学理由而反对疫苗使用的事情。然而，在当代世界，各国的疫苗接种政策各不相同。有些国家注重教育民众了解接种疫苗的好处，而把选择权留给个人；有些国家则提供财政奖励；还有许多国家则强制要求接种以确保高覆盖率。尽管已经有确凿的证据表明，某些疫苗能够安全有效地预防传染病的发病率、死亡率，最终节省医疗费用，但强制接种仍然是一个困难的政策问题，因为它需要在公共卫生和个人自由之间取得平衡。自由主义哲学家认为，强制接种疫苗侵犯了公民自由（Wolfe and Sharp，2002），但其他人并不同意他们的观点。知情同意原则应该如何正确地应用于疫苗接种问题？

① 在中医经典《黄帝内经》中，"黄帝曰：阴阳者，天地之道也，万物之纲纪，变化之父母，生杀之本始，神明之府也。治病必求于本"。其最近的英译本见 Mao，1995：Ch 5。
② 在公元 10 世纪中国的无名医生发明了人痘天花接种，并将之用于民众预防天花（Gross and Sepkowitz，1998）。

儒家对于强制性疫苗接种政策的正确态度应该是什么?

儒家当然会允许对有医学困难的人进行疫苗医疗豁免,比如那些免疫力低下的人、对疫苗成分过敏的人、患有相关疾病的人或者有其他医疗禁忌症的人。但是,儒家思想是否应该支持以宗教、哲学或个人理由而对疫苗接种进行豁免呢? 正如第一节所讨论的,儒家应该制定一个人权和公民自由的清单,以保护合理的个人利益,但这种利益和自由不应该与儒家基本美德的要求相冲突。现在的问题是:儒家思想是否应该支持因宗教、哲学或个人理由而拒绝疫苗接种的公民权利或自由?我认为以下考虑表明,儒家不应该支持有这种公民权利或自由。

首先,世界上任何主要宗教的教义或基本原则,都没有与免疫或疫苗接种的理念相抵触的条文(参见联合国教科文组织生命伦理教席文件)。儒家思想尊重其他已确立的宗教,通常可以允许以宗教理由为基础,出于良心而反对政府的政策或措施。然而,真正的宗教理由必须是宗教教义中所固有的,而不应该是个人对某种宗教的特殊解释。尽管一些宗教信徒曾经宣布或仍然宣称"一些疾病是上帝派来惩罚罪恶的,人类不应试图通过接种疫苗来预防这些疾病",但这种说法并没有真正的宗教依据,因此不构成合理的宗教理由。此外,一些反疫苗接种者对环境、整体主义以及治疗持有一种综合的非宗教哲学,对科学证据持批判态度(Wolf and Sharp,2002)。但这种哲学不是反对某种特定的疫苗,而是反对整个疫苗接种的理念,进而反对使用任何疫苗。鉴于科学免疫的历史和事实,这种哲学是很难立得住的。

其次,实证研究已经证明,未接种疫苗的人面临巨大的健康风险。一个常见的反对意见是疫苗接种不起作用,但这是毫无根据的。例如,一项以人口为基础的麻疹研究表明,未接种疫苗者感染麻疹的可能性平均是接种疫苗者的 35 倍(Saimon,1999)。此外,未接种疫苗的人越多,所有人(即使是接种了疫苗的人)感染的风险也越大。也就是说,疫苗覆盖率的下降会增加整个人口的患病风险,包括那些已经接种过疫苗的人,因为这降低了群体免疫力。这是因为未接种疫苗的人可能会将疾病传播给那些疫苗无效的接种者以及免疫系统较弱的人(如老人和儿童)。鉴于主要的儒家美德"仁"要求爱护人类,包括自己和他人,这种高风险即提示人们不应该拒绝接种疫苗。

再次,允许非医疗豁免可能对那些已经接受疫苗接种的人不公平。虽然疫苗总体上是安全的,副作用也较少,但它们并不完美。允许非医疗豁免是一种"搭便车",豁免者获得了免疫接种的好处(因为其他人打了疫苗),却没承担疫苗并发症的合理风险,这也相当于允许他们豁免了必要的社会义务。这对那些心甘情愿接受疫苗接种的人是不公平的。鉴于儒家的基本美德"义"要求每个人应该公平适宜地对待他人,不可不当地伤害他人,儒家不会支持非医疗豁免。

最后,鉴于法律和公共政策必然在社会中发挥着教育功能,允许非医疗豁免可能会带来一个信息,即接种疫苗对个人来说不是真正重要的事情。这种印象可能会让非医疗豁免者自鸣得意,并可能鼓励更多的人要求豁免而不是接种疫苗(Saimon,2003)。因此,由于儒家思想一直强调培养和履行照顾他人的美德,以及法律和政策具有敦促人们进行正确行为的教育功能,因而提供非医疗豁免与这种道德倾向相矛盾。

鉴于这些多方面的考虑,儒家思想不会支持一些人持有的非医疗豁免的愿望,尽管提供非医疗豁免可能有满足少数人(主要是一些孩子的父母)的愿望的好处。无论为自己还是为孩子,他们不相信免疫,不管是出于"宗教"、哲学还是个人原因。换句话说,儒家对公民自由的阐述与自由主义不同。简言之,从儒家的角度来看,以非医疗理由拒绝合理的疫苗接种的个人愿望不符合儒家基本美德的要求,这种愿望不会构成合理的个人利益。因此，对于拒绝合理的疫苗接种的公民自由权，儒家不能认可。因此，儒家不会认为强制接种疫苗构成政府对个人事务的过度干预。相反，政府在社会上制定强制性疫苗接种的政策是合理的。

一方面，对一个国家合理的强制性疫苗接种而言，知情同意原则的恰当使用将会主要聚焦在知情遵守的问题上。重点必须放在向疫苗接种者适当提供足够的信息。撇开医疗豁免者不谈，关于将要接种的疫苗，那些被要求接受免疫的人（或将要接受免疫的儿童的父母）必须得到全面而明确的信息，包括疫苗的安全性、功能、并发症和可能的副作用。必须要求政府、相关官员和医务人员负责任地且诚实地提供这些信息，以便人们在接种疫苗的过程中做好充分准备。

另一方面，有些疫苗可能并不是那么有效或并没有那么重要，不应该在社会上强制要求接种。对于这种非强制性疫苗，人们当然有知情拒绝的权利。对于任何对疫苗感兴趣的人，政府也有义务确保提供此类非强制性疫苗的机构提供充分、诚实的信息，包括疫苗的正面和负面作用以及可能存在的安全问题。此外，政府应确保人们拒绝接种此类疫苗的自由权利得到尊重，而不会被任何机构或个人操纵甚至胁迫来接受这些疫苗。同样重要的是，对此类疫苗的定价、销售或储存，要防止政府在监管这些机构或个人行为时产生腐败以及公权滥用①。

---

① 2016年，一则疫苗丑闻激怒了许多中国人。人们发现涉案金额约5.7亿元的一些非强制性疫苗没有按照适当的科学方法来冷藏或运输，持续5年，涉及25种人用疫苗，流向了18个省市。尽管世界卫生组织的中国办事处表示，这些保存不当的疫苗本身并没有什么危险，但这一丑闻已经造成了破坏性后果。此后，不少中国内地人纷纷前往香港和澳门接种疫苗，而不愿接种本地的疫苗。参见新华社（2016）：赶紧堵住疫苗安全的监管漏洞，https://www.gov.cn/xinwen/2016-03/19/content_5055514.htm；人民网-人民日报（2016）：真相不沉默，疫苗才不失信，http://www.xinhuanet.com//politics/2016-04/01/c_128855971.htm；BBC News.（2016）. China vaccine scandal：37 arrested. Available online：http://www.bbc.com/news/world-asia-china-35878624＃。

四、结论

本章并没有讨论应该采用什么确切的标准来决定应该强制接种的疫苗清单，也没有回答这种清单是否应该因国而异的问题。本章的重点是，如果合理地确定强制性疫苗接种，就应该只允许医疗豁免，而不是宗教、哲学或个人理由豁免。对于这种强制性的疫苗接种，知情同意主要是对知情遵守的应用。相反，对于非强制性疫苗接种，知情同意的问题主要是知情拒绝的权利。尽管如此，这并不意味着每个国家都必须采用强制性疫苗接种政策。尽管强制免疫可能非常有效，但在一些通过其他方法或努力实现了高覆盖率的国家，如瑞典、挪威、丹麦、荷兰和英国，对一些疾病实行强制免疫可能是无法接受的（Saimon, 2006）。最后，中国的经验表明，政府应该有绝对的义务来确保强制接种的疫苗具有足够的安全性。我们必须警惕一些可能存在的利益冲突，如出于疫苗研究经费、错误信息甚至在提供疫苗接种过程中政府官员和相关机构进行勾结串通而损害民众权益的可能性。

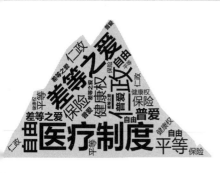

第二部分

医疗制度

第七章

平等医疗：理想与问题

一、引言

平等医疗的理想是美丽的，但这种理想是由一些具体的原则来指导和体现的。公平的机会平等原则，已成为当代社会民主理论中根深蒂固、不可或缺的原则，是众多政治家和学者们所拥护的主流意识形态。的确，这一原则已成为人们追求平等医疗理想的主要诉求，用来规范社会基本结构、指导制定公共政策。在学术界，学者们大都是以各种不同的论证方式来捍卫这一原则，任何反对它的声音都是不受欢迎的。然而，不幸的是，这一原则并不是完美无瑕的。事实上，它伴随着一系列严峻的理论和实践问题，需要认真研究。著名生命伦理学家恩格尔哈特(H. T. Engelhardt, Jr., 1941—2018)在其著作中以其独特而敏锐的目光洞察到这些问题，值得我们关注。

在本章中，我试图根据恩格尔哈特的观点和论证，对该原则进行批判性分析。在不否认它有合理之处的前提下，我将把论述重点放在它对医疗保健分配可能造成的不良后果以及对家庭的负面影响上，以帮助读者进行反思,了解完善的医疗理想本身所必然具有的复杂性和多元性,从而促进综合平衡的医疗保健探索。

二、医疗保健的公平机会平等原则

首先需要认识到,虽然公平的机会平等原则具有强烈的平等要求,但它并不要求人们在生活的各个方面都要保持平等,例如在收入或财富上,就可以有不平等。这是因为,只有允许这类不平等存在(例如允许聪明勤劳的人得到较高的收入),才能使社会中最不富裕的人受益。自由主义的社会民主学者承认,如果排除这些对所有人都有利的不平等的话,那将对所有人不利(包括社会中那些最不富裕的人),因为这样一来人们就不会努力创造财富,使整个社会陷入疏懒和贫困,这将是在根本上是不公平的。因此,一个合理的社会肯定会保留一些在收入和财富方面允许存在不平等的原则。

然而,当代社会中的个人收入和财富主要来自工作和职位,自由主义学者要求获得这些工作和职位的竞争必须是"公平地"平等的。因此,约翰·罗尔斯在其开创性的社会民主正义论中论证(Rawls,1971),确立公平的机会平等原则是必须的,并在绝对优先次序(lexical priority)上要高于那些允许收入和财富不平等的其他原则。

什么是公平的机会平等原则呢?罗尔斯论证,它必须超出形式的机会平等原则。一个人的禀赋和技能是得到工作和职位的直接相关因素;而另一些因素,例如个人的种族、宗教和性别,则是在道德意义上同工作和职位无关的。所以,必须对社会制度和市场施加必要的条件约束,排除这类道德意义上的无关因素对个人机会的影响。这就是形式的机会平等原则的要求。但对罗尔斯来说,这个要求并不足够。在他看来，虽然一个人的禀赋和技能是决定其工作分配和职位高低方面符合道德意义的特征，但它们在很大程度上也源于个人在家庭背景（决定其教育的条件）和遗传上的偶然因素（决定其聪明程度）。因为无论个人所具备的禀赋多少和技能高低，它们都不是个人在道德意义上应得的（deserves）东西。因此，罗尔斯认为，"有必要对社会制度增加进一步的基本结构性约束……以提醒人们防止财产和财富的过度积累，以及坚持人人享有平等教育机会的重要性"（Rawls，1971：73）。这就是说，为了纠正家庭背景不平等的影响，确保社会"公平的"机会平等，国家必须为每个孩子提供合适的公共教育机会，例如早期儿童保育、儿童教育计划和公共教育。这就是公平的机会平等原则的主要意思和要求。

自由主义的社会民主论者不想将公平的机会平等原则仅仅应用于教育方面，他们还想利用这一原则来规范医疗保健领域。本章将主要依据诺曼·丹尼尔斯（Norman Daniels）的工作，来说明他们的尝试。据我所知，根据公平的机会平等原则的要求，丹尼尔斯为医疗保健中的"公正"或"公平"所提供的论证是最系统的也是最有影响力的。基于布尔斯（Christopher Boorse）关于进化过程中物种特有的（species-typical）正常功能的工作（详见下一节），丹尼尔斯试图通过构建"对个人开放的正常机会范围"（normal opportunity range）的概念，建立一个"客观"的健康清单，以便他们可以根据公平的机会平等原则，合理地接受国家的"公平"保护。在他看来，特定社会中的正常机会范围，是"正常的人可以在其中为自己构建一系列的生活计划"的范围（Daniels，1985：33）。在他的解释中，疾病或残疾损害了人类物种特有的正常功能（species-typical normal functioning），因此与健康的假设情况相比，它减少了对个人开放的机会范围（Daniels，1985：26 - 31）。由于一个人在正常机会范围内的公平份额,可以支持他去合理地选择一系列生活计划,所以"疾病和残疾会缩小他在公平范围内的份额"(Daniels,1985:34)。因此丹尼尔斯认为,公平的机会平等原则,要求社会去满足每个人的医疗保健需求。

在丹尼尔斯看来,"我们需要这些方面来维持、恢复或提供正常物种功能或者(可能的)替代功能"(Daniels,1985:32)。他特别提出了医疗保健需求的如下几个方面:① 充足的营养和适宜的住所;② 卫生、安全、无污染的生活和工作条件;③ 锻炼、休息和生活方式需要的一些其他特征;④ 预防、治疗和康复的个人医疗服务;⑤ 非医疗性的个人和社会支持服务(Daniels,1985:32)。

如果社会能够负担得起,并满足每个人的所有这些需求,那将是完美的。虽然丹尼尔斯强调,这份清单表明可靠的社会机构与各种个人健康服务之间存在合法的功能关系,但他也理解人们在谈论医疗保健时更倾向于考虑狭义的个人医疗服务(Daniels,1985:32)。在这方面,遵循他对医疗保健中公平的机会平等原则的要求,丹尼尔斯和其他的社会民主学者一道,坚持主张覆盖全民的统一医疗保健,并赞成实行单一支付制的医疗融资系统,以便平等地满足每个人的医疗保健需求(Daniels and Sabin,2002:viii)。简言之,对丹尼尔斯来说,正义要求社会根据公平的机会平等原则来满足每个人的医疗保健需求。即使可以容忍某些由于个人禀赋和技能的差异而导致的社会和经济福利上的不平等,但如果健康的不平等性是由于健康的社会决定因素(尤其是在获得医疗保健的机会上)分配不均而导致的话,那将是根本不公平的(Daniels,2008)。因此,在他们看来,医疗保健权成为平等机会权的一个特例,是个人在一个健康的民主社会中必须被赋予的权利(Daniels and Sabin,2002:17)。

三、医疗保健的价值多元化

恩格尔哈特很早就认识到，疾病的概念不可避免地涉及价值判断（Engelhardt，1974）。布尔斯试图区分"生病"的概念和"疾病"的概念。在他看来，生病（illness），势必涉及人们的价值判断；而疾病（disease）的概念，则是通过进化中的物种特有的功能而得到确立的，从而独立于任何个人的欲望及社会的期望。布尔斯认为，不含价值判断的"客观"功能可以这样定义："参考类成员中一个部分或一个过程的功能是否正常，乃是取决于它是否能对其个体的生存和繁殖具有在统计学意义上可以成立的特有的贡献"（Boorse，1977：562）。因此，根据他的看法，"个体的生存和繁殖"被视为"自然"的（不包含人的价值判断的）目标或价值，这符合他通过进化实现物种特有功能的观点。然而，正如恩格尔哈特指出，这其中的一个难题是，布尔斯没有考虑进化中存在的整体适应（inclusive fitness）的概念：在进化中最重要的并不是一个特定的个体是否存活或繁殖，而是他能否最大化地将其基因在基因库中传播，即一个物种实际上可能由于其个体之间存在差异化特征以及它们之间的平衡，而得到较好的整体适应和生存（Engelhardt，1996：200）。显然，正是由于布尔斯以普遍的个体主义而非物种的适应性作为出发点，他才如此明确地认为同性恋应该算作一种疾病（Boorse，1975：63）。相比之下，丹尼尔斯似乎暗示同性恋与手淫一样被错误地归类为一种疾病，尽管他没有解释其理由（Daniels and Sabin，2002：23，note 3）。

丹尼尔斯和布尔斯之间的这种分歧，表明丹尼尔斯可能没有认真地辨析布尔斯的策略中所隐含的价值判断。尽管丹尼尔斯通常将布尔斯的物种特有功能视为对健康和疾病的"客观"解释，并在很大程度上依赖于它来构建自己的"公平的机会平等"论证,以支持国家在医疗保健分配中强制实行单一支付制度。但很明显,正如恩格尔哈特所指出的,在进化过程中,并不存在单一的设计,而是多种设计。如果不首先假设某些目标或价值作为进化中的"自然"或"普遍"的规范(诸如布尔斯所假设的个体的生存和繁殖),就无法谈论物种设计或物种典型性。最终基于个体生存和繁殖价值,布尔斯提出了一种本身自洽的关于人类生物功能和疾病(即功能异常)的独特的个体主义观点。同时,丹尼尔斯由于选择性地使用布尔斯的论证,却存在观点不一致的风险。

这一分析表明,尽管丹尼尔斯试图通过布尔斯的"人类物种特有功能"的想法来提出其"客观"的医疗保健需求清单,以便为他在医疗保健分配中应用公平的平等原则奠定基础,但这不可能如他所愿来建立起对疾病或健康的非评价性的(即同人的具体价值判断无关的)观点。正如恩格尔哈特指出,如果不首先确定一组价值或目标,就无法确定人类的特有功能(Engelhardt, 1996:201)。虽然这些价值或目标在不同文化或社群之间有所重叠,但它们也存在明显的分歧(丹尼尔斯与布尔斯之间都有分歧)。事实上,在识别物种特有功能或疾病的过程中涉及价值相关性和价值多元性的问题,乃是彰彰甚明的。例如,无论丹尼尔斯多么热衷于否认这一问题,以辩护他的"客观"公平的医疗系统的想法,他都不愿意根据他对物种特有功能的理解,将"公平"医疗系统仅限于治疗疾病或维持常规功能上。一方面,如前所述,他不愿意像布尔斯那样承认同性恋是一种应该在医学上加以纠正的疾病;另一方面,他支持对非治疗性堕胎提供医疗补助。尽管他承认堕胎不是出于医疗保健的需要(因为怀孕并不是一种疾病),但仍认为应该提供这类服务,因为除了满足医疗保健需求外,"医疗补助还应该服务于其他重要目标,比如确保贫穷和富裕的妇女都能同样很好地掌控自己的身体"(Daniels,

1985：32)。这些情况表明，决定丹尼尔斯医疗保健决策背后的真正价值判断乃是社会民主派的一系列平等规范，而不是服务于个体的生存和繁殖的所谓物种特有功能的描述性设计。他通过定位物种特定功能或疾病，提出看似"客观"的策略，不过是一种表面现象。

恩格尔哈特对当代多元社会医疗和保健服务中的价值相关性和价值多元性的分析，清晰揭示了丹尼尔斯等社会民主派学者在根据公平的机会平等原则来追求"公平"的医疗保健制度的基本工作中，采取了虚伪的策略。问题在于，人们在寻求平等医疗服务的同时，还关心自由选择和服务效率等平等以外的价值，不可能只关注平等一项。不仅如此，社会民主主义对于平等的理解，对于公平的医疗保健系统而言，绝不是唯一正确的理解。例如，在许多欧洲国家，医疗保健系统不仅用来治疗疾病或满足医疗保健需求，还用来提升安全性并公开反映对团结的诉求。在这种价值多元性的事实面前，丹尼尔斯等社会民主生命伦理学家根据其理解的公平的机会平等原则而提出的单一支付制的全民医疗保健，其合理性便会受到质疑。换句话说，由于当代多元社会中每个社群都处于独特的文化传统地位中，让所有社群对机会平等抱有一种特定的共同理解并且去统一实现，那实际上是很难的，甚至是不可能的。正如教育的好处及其同其他好处的关系会因不同的社群而各有不同，医疗保健的意义也不可避免地具有文化社群性。

四、平等的投入与平等的结果

撇开价值多元性不谈，即便我们可以用价值中立的方式来加以规定，也并非所有的医疗保健需求都能得到满足，这仍然是一个不争的事实。医疗保健资源在每个社会都是稀缺的，即便富裕的发达国家，例如美国,也是如此。因此,如果有人像丹尼尔斯那样根据公平的机会平等原则来满足医疗保健需求,就必须说明在医疗资源稀缺的情况下如何应用该原则。

丹尼尔斯试图诉诸罗尔斯的契约公正论来完成这项任务。在将罗尔斯的理论扩展到社会医疗保健的各种方式中,他采用了最有希望的方式,即将医疗保健机构和实践纳入基本的社会机构之中,让社会中的所有人获得公平的机会平等的医疗。这样一来,医疗保健就像食物、衣服、住所或教育之类的东西一样,不会被视为一种基本善(即罗尔斯理论中诸如"权利、自由、机会、收入、自尊"这类社会好处)。相反,在他的论述下,医疗保健就像教育一样,每个人都应该通过恰当的、公平的机会分配来得到。因此,在罗尔斯正义论中,机会而非医疗保健才是社会的基本善。这种基本善可用于建立适当的原则来规范相关的基础医疗保健机构。通过这种方式,丹尼尔斯期望他的理论不必面对资源枯竭问题(the resource-draining problem)。而在应用罗尔斯的理论时,如果将医疗保健简单地添加到社会基本善里,那在任何策略下,资源枯竭问题都将是不可避免的(Daniels,1985:42-46)。

丹尼尔斯的说法表面上很有吸引力。首先,它假定了罗尔斯的假想契约理论,使用比罗尔斯最初设计更薄的、改良的无知之幕(以便契约者了解社会的某些特征,例如资源限制)来选择医疗保健资源分配的决策原则(Daniels,1985:47)。其次,将医疗保健定位在平等原则之内。这会获得当代社会中民主公民的支持,因为平等已被他们视为指导医疗保健分配的首要价值。最后,如果把医疗保健置于罗尔斯的差别原则的支配之下的话,那是绝无可能实现的;而置于公平的机会平等原则之下,似乎还有一线希望。事实上,有些人的确试图将医疗保健纳入差别原则(即要求不平等分配必须有利于社会中最不幸的人)的指导范围之内。这样一来，医疗保健的不平等只有在倾向于最不幸人士的利益时，才能合乎道德要求（Stern，1983）。然而在这种情况下，有一个困难难以解决。正如恩格尔哈特所阐述的那样，契约者可能在一开始就知道他们有可能处于最不幸的阶层，即那些因疾病而早逝的人。为了应对这种可能，他们会合理地要求将医疗保健资源大量转移到这些疾病的治疗和研究上，例如儿科治疗和研究（而不是老年治疗和研究），以确保儿童不会英年早逝，至少可以达到平均寿命（Engelhardt，2012：591）。但这将不可避免地耗尽资源来满足这些不幸成员的医疗保健需求，使社会中的其他人陷入贫困，从而掉入资源枯竭问题的无底深渊。因此，用罗尔斯的差别原则来处理医疗保健分配的策略，实际上是行不通的。

丹尼尔斯的理论能否避免这种无底洞的资源枯竭问题又同时实现社会机会的"公平"平等呢？当然，无论采用何种策略，都很难在医疗保健方面实现结果平等，因为疾病、残疾和早逝使人们根本上就不平等。在医疗保健机构的组织和指导中，丹尼尔斯只有转向一种强调"平等投入"而非"平等结果"的机制，才能实现他的医疗保健目标。事实上，根据他的论述，罗尔斯原初设想的契约者将选择建立至少三层医疗保健机构，以确保公正的医疗保健：第一层为预防性机构，可采取行动以尽量减少对正常功能的潜在损害；第二层为治疗性机构，提供个人医疗和康复服务以恢复正常功能；第三层机构则为慢性病患者、残疾人和体弱的老人提供更广泛的医疗和社会支持服务（Daniels，1985：48）。丹尼尔斯争辩说，这些层次并不意味着契约者从一开始就有权利满足其所有医疗保健需求；相反，契约者必须是有选择性的。具体而言，丹尼尔斯认为，契约者在决定要满足哪些需求以及为此投入多少资源时，必须仔细比较影响其选择的各种卫生机构和非卫生机构。除了机会之外，他们还需要考虑基本社会福利所需要的制度的重要性（Daniels，1985：53-54）。坦率地说，鉴于这种想象中的、复杂的审议和平衡过程，没有人知道它是否真能带来一些对指导医疗机构有用的原则。但有一件事是明确的：如果可以的话，这些原则将不得不关注投入的平等而不是结果的平等。因为如果要寻求结果的平等，必将导致一个投入的无底洞。也就是说，从这个过程中可能产生的"公平"医疗保健系统必须是普遍实施的基本医疗保健，每个人都可以使用它来获得自己的医疗保健服务。为了确保机会平等，必须防止一个人获得比其他人更好或更基本的医疗保健。

在恩格尔哈特看来，这种将平等的投入强加给每个人的做法，相当于转向了一种放弃性立场，即放弃了许多人对平等的合理关切这个出发点：

> 在罗尔斯的说明中，重点似乎应该放在结果的平等上……而不是机会的平等。因为正是健康状况的差异，剥夺了这些人机会平等的权利。然而，由于不可能使所有人在寿命、健康和免于疾病方面都平等，所以大多数应用罗尔斯理论的人都关注在投入的平等上。他们只关注确保这一点：当大多数人只接受基本医疗保健时，没有人得到更好的待遇。只提供平等的基本医疗保健这一种选择，因而就没有人能获得更好的基本医疗保健了。但困难在于，一旦将重点放在投入上，就会远离了追求平等的最初出发点，即对早逝或极度残疾者的有限自由以及机会平等的关注。（Engelhardt，2012：594）

如果我碰巧患有一种罕见的心脏病，并且在丹尼尔斯的"公平"理论下的全民医疗保健体系中,恰好没有包含这种病的治疗(部分原因是其治疗费高得令人望而却步),那么我的平等就是：确保每个患有这种疾病的人都像我一样无法接受治疗而死亡。如果我的平等机会仅仅是这样的话,与未患病的人相比,我绝不会变得更加平等。还有更糟糕的是,正如恩格尔哈特所指出,这种对平等投入的关注会引发平等主义的嫉妒,这对社会中的人们来说绝不是合理的或有益的。因为我们本来应该关注在如何能尽可能便宜地降低发病率和死亡率上,这对每个人都会更有意义。在恩格尔哈特看来,这种对平等投入的关注是一种嫉妒式的平均主义,因为它意味着人们嫉妒那些能够获得更好的基本医疗保健的人,即使这种情况不会伤害到自己。相反,如果人们不确保医疗保健投入上的平等,而是寻求尽可能降低发病率和死亡率,这可能会确实有利于所有人的健康,因为它有助于将更多的资金投入到医疗保健系统中(Engelhardt，2012：594)。

五、民主意识形态与财政不可持续性

自由主义社会民主学者逐渐认识到,即使像丹尼尔斯那样,可以从罗尔斯无知之幕背后的原初状态这一哲学体系出发,制定出一组关于公平的机会平等的医疗保健分配正义的一般原则,那么此类一般原则,在实际医疗保健情况中也不可能用以指导具体的医疗保健决策。原因很容易理解。实际的医疗保健决策涉及一系列重要的但又相互对立的伦理问题。例如：在仅有最后机会的医疗条件下,我们是否还应该优先满足患者的紧急诉求？我们应该如何适当地管理集体资源？对于未经证实的药物或疗法的有效性的科学知识工作,我们应该给予多大的重视？病人对风险承担的不同偏好,我们应该以何种方式尊重？等等。

一般原则无法告诉我们,在资源稀缺的情况下,如何去权衡这些不同关注点的对立诉求并如何得出具体的结论。为此,我们必须依赖一些更细致的原则或与境遇相关的规则。然而即使是最初始的契约者也无法就这些规则达成共识。社会民主派学者不得不承认,他们偏爱的分配正义原则,无论在他们看来多么重要或必要,都与实际的医疗保健情况无关。因此,这些学者主张公平程序的必要性,以对一般原则进行补充,以便为现实世界背景下的具体医疗保健分配得出确定的答案。

丹尼尔斯和萨宾提出了以下四个程序条件,以便在合理的资源稀缺情况下,保障实际医疗保健决策的程序公正:① 公开性条件(publicity condition):要求在决策依据上公开透明。② 相关性条件(relevance condition):寻求公平的人愿意相互合作,接受一些具有相关性的理由作为共识。这些理由在程序中起重要作用,相关性条件即对这些理由进行约束限定。③ 修正性条件(revision condition):要求建立质疑和争端解决机制,以及根据新的证据或论证对政策进行修订和改进。④ 监督性条件(regulative condition):对流程进行监管,以确保前三个条件得到满足(Daniels and Sabin,2002:45-46)。他们希望通过用这四个条件规定程序的公平,且制定出具体的、公平的医疗保健决策。他们强调,这四个条件促进了公共民主化进程,"这四个条件将迫使公共卫生计划制定者或公共机构的决策者将他们的审议职能开放给公众,通过民主机构来进行更广泛的、正式或非正式的公共审议"(Daniels and Sabin,2002:63)。事实上,他们承认,尽管他们独立地制定了这些条件,但它们仍然非常符合艾米·古特曼(Amy Gutmann)和丹尼斯·汤普森(Dennis Thompson)在其1996年的著作《民主与分歧》中所引用的管理民主协商的公开性、互惠性和问责制原则(Daniels and Sabin,2002:66,note 2)。

通过这一"公平过程"机制及其四个条件，公平性问题似乎已经转化为另一个问题——正当性（legitimacy）。任何通过这样一个过程作出的决策，都将自动成为一个公平的决策。这种转变在概念上是否可以接受？对此的讨论已超出了本章所主要关注的范围。然而，他们的提议确实引起了对其实际效果的极大关注。当然，这些作者主要关心的是在资源合理稀缺的情况下"公平"地分配医疗保健资源的问题，包括"公平地"设置医疗服务的限制。对于最大化地提供医疗保健福利或权利，以满足所有医疗保健需求，他们的论述却没有解决。然而，他们的提案显然将医疗保健决策置于一般的"社会民主政治"领域，特别是福利或政治权利的领域。他们期望所提出的规范民主进程的条件，将帮助力求公正的人作出不仅在道义上"公平"而且在财政上可持续的医疗保健政策和决定。

不幸的是，在财政的可持续性问题上，发达国家在将其付诸实践的过程中，遇到了棘手的问题。正如恩格尔哈特所指出，在西方国家，医疗保健支出成了导致发达政体的金融危机的重要因素，因为国家广泛支持包括医疗保健权利在内的各种权利，日益入不敷出。在西欧和北美，医疗保健现在已构成国家财政预算的主要部分。例如，正如恩格尔哈特注意到，权利相关费用占 2010 年美国联邦预算的 62%，其中 21% 用于医疗保险和医疗补助（Engelhardt，2012：585）。在 2020 年，美国用于医疗保健的开支已经占到国民总产值的 18.82% 之多。

这些证据表明，在这一进程中，"公正"的人倾向于为自己选择更多的福利或权利（包括医疗保健福利或权利），而不是考虑到他们的后代以及财政的可持续性。这不足为奇。在恩格尔哈特看来，在当代发达国家，所有社会保险和类似的基于权利的健康资源分配方法，都将涉及三个方面的风险，即道德、人口和政治风险。

其中含有一种道德风险：一旦确立了权利,它就会被最大限度地利用。此外,如果医疗保健系统依赖于对健康和工作的人征税来支付生病的以及不工作的人的费用,那么一旦工作的人口比例出现显著下降,该系统就会面临人口危机。西欧人和北美人生育率的显著下降,与其福利制度的影响以及生育观念有关。在这种观念中,男人和女人结婚生子,已经不是理所当然。其结果就是资源不足,即对那些提前退休的巨额养老金以及需要大量公共资源支持的医疗保健系统,没有足够的支付者来承担。最后但同样重要的是,社会资助的医疗保健系统存在政治风险,因为政治家有动机去承诺更好、更全面的医疗保健福利,以推进他们的政治生涯,但可用的资源已经不足以兑现这些承诺。这些因素结合起来,引发了其福利制度的财政可持续性危机。(Engelhardt,2012：588)

也就是说,考虑到这些不可避免的风险,即使像丹尼尔斯这样的社会民主派学者提出的程序公平可以确定具体的医疗保健政策和决策,确保这些政策和决策在"社会民主"方面符合"公平的"机会平等的意识形态,但从长远来看也会导致灾难性后果：财政不可持续性。

六、对家庭的侵蚀

实施机会平等的"社会民主"理想,其最严重的问题可能是对家庭的侵蚀。恩格尔哈特写了一系列关于这个问题的思考文章。当罗尔斯构建他对正义的解释时,他似乎对家庭在当代社会中的位置有点矛盾。一方面,他呼吁假想的契约者作为一家之主来确立管理社会的一般原则。这种明显对家庭有利的考虑,使他有理由让契约者考虑他们后代的最佳利益，从而致力于他的"正义的储蓄原则"（just savings principle），这也是罗尔斯的正义论所不可或缺的原则。正如罗尔斯所说，虽然他没有必要将处于原初状态的各方视为一家之主，但这仍然是一个有用的动机假设，因为"处于原初状态的每个人都应该关心下一代的福祉"（Rawls，1971：128）。然而，另一方面，罗尔斯也认识到，对机会平等的承诺会使家庭本身受到质疑。事实上，对于传统家庭，他在道德上持怀疑态度。像约翰·穆勒（John Stuart Mill）一样，罗尔斯将传统家庭视为男性专制主义的学校，其中灌输着与民主不相容的思想习惯、感受和行为方式。因此，罗尔斯争辩说，"公正原则可以指导一个合理的宪政民主社会，显然也可以用来改革家庭"（Rawls，1997：791）。

更根本的是，正如恩格尔哈特所说，罗尔斯之所以批评家庭，是因为家庭会支持不平等的代际义务：家庭"促进其成员的利益而不是其他人的利益，从而破坏机会平等"（Engelhardt，2012：596）。罗尔斯承认，只要家庭制度存在，机会平等的原则就只能得到不充分的执行（Rawls，1971：74）。这是因为，家庭的存在会不可避免地导致个体之间机会的不平等。因此，他承认机会平等原则"本身并在首要的考虑上"倾向于废除家庭，尽管在他的正义理论中"采取这种做法的紧迫性并不大"，因为这一理论要求不平等必须被安排为有利于最不富裕的阶层（Rawls，1971：511-512）。这就是说，正如恩格尔哈特所表明，鉴于罗尔斯对机会平等原则的承诺，他本应该明确指出，如果其他条件相等，家庭应该被废除（Engelhardt，2012：596）。

事实上，正如恩格尔哈特所揭示的那样，尽管罗尔斯确实试图将契约者的原初状态解释为一家之主，以激励为了子孙后代而进行必要的储蓄，但这些契约者"首先被视为公民，而不是家庭成员"（Engelhardt，2012：596）。他们实际上被认为是无拘无束的个人，他们的自由、平等和繁荣是以个人主义而非家庭主义的方式实现的。罗尔斯否认家庭是一个隐私领域,在这个领域内家庭成员可以同意非平等关系,"如果私人领域被指称是一个不受正义约束的空间,那么就没有这样的东西……妇女的平等权利及其子女作为未来公民的基本权利是不可剥夺的,无论他们身在何处都会受到保护"(Rawls, 1997: 791)。因此,在罗尔斯式的社会民主政体中,没有处在个人与国家之间的、具有独立地位或权威地位的家庭。其结果是,为了支持公平的机会平等,必须建立罗尔斯式的社会福利制度。正如恩格尔哈特所指出,这个制度不仅旨在帮助个人脱离他们在家庭中的位置,而且其结构也使得个人能够轻松地离开他们的家庭。因此,"现代社会福利国家与当代家庭的侵蚀,两者高度相关,绝非偶然"(Engelhardt, 2012: 596)。

现代福利国家的一个结果是,传统婚姻之外出生的婴儿数量大幅增加。恩格尔哈特将美国和英国在过去半个多世纪的情况总结如下:

> 在美国历史上的大部分时间里,非婚生育率可能为 4%,1950 年也是如此。1970 年美国的这一比例上升到 10%,1980 年上升到 18%。英国 1980 年的比例为 11.5%。到 2000 年,在传统婚姻之外出生的婴儿数量在美国上升到 33.2%,在英国上升到 39.5%。2009 年,美国的这一比例为 41%,英国为 46.3%。(Engelhardt, 2012: 589)

这种趋势在西方国家仍在继续。具有讽刺意味的是,虽然这种趋势在很大程度上是由社会民主追求每个人机会平等所引发的,但结果对于大多数非婚生子女和新兴的单身母亲家庭来说,却绝不是一种繁荣兴旺的生活方式(Engelhardt, 2013)。恩格尔哈特引用了社会和政治学者最近所作的研究来说明这些问题。显然，"有子女家庭的补助计划(Aid to Families with Dependent Children, AFDC)等福利政策的意外后果"，就包括"鼓励非婚生育，助长贫困文化"(Fukuyama, 2006：20)。在大多数情况下，以单身母亲为户主的家庭，与其可获得的资源较少密切相关，其中包括较少的医疗保健资源(Rector, 2010)。"与亲生父母已经结婚的情况相比，亲生父母未婚造成的结果会更糟糕。其结果甚至不会好于单亲家庭的孩子，或者'同居收养家庭'的孩子"(Murray, 2012：165)。

致力于机会平等的社会民主学者，倾向于建议进一步加强福利计划，以改善非婚生子女和单亲家庭相关的贫困文化。但这种策略必然会加快财政不可持续的速度，产生更多的非婚生子女和单亲家庭。而且，即便如此，实现公平的机会平等的目标也很难实现。经济学家〔例如著名的加里·贝克尔(Gary Becker)〕早就认识到利他主义在家庭互动和市场交易之间的巨大反差：利他主义在市场交易中不太常见，而在家庭中则十分常见。因为利他主义在市场中效率较低，而在家庭中效率较高(Becker, 1993：299)。事实上，几乎所有随后对经济制度的讨论中，人们都假设了市场交易中的自私自利性，而利他主义则普遍被认为在家庭中很重要。"坏孩子定理"(Rotten Kid Theorem)指出，"每个受益人，无论多么自私，都会最大化其恩人的家庭收入，从而内化他的行为对其他受益人的所有影响"(Becker, 1993：288)。贝克尔甚至表明该定理可以扩展到嫉妒行为，"每个受益人，无论多么嫉妒其他受益人以及他的恩人，都会使其恩人的家庭收入最大化，从而有利于他所嫉妒的人"(Becker, 1993：288)。

为什么传统家庭最有利于孩子的成长和发展？按照恩格尔哈特的说法，"传统家庭"指已婚男女在家中作为父母来养育孩子的家庭

(Engelhardt，2007)。有哲学论证表明，传统家庭在生育和抚养孩子上，更符合自然的内在取向(Girgis et al.，2011)；对一个人形成身份认同而言，与亲生父母同住具有不可替代的价值(Velleman，2005)；即使基于自由主义的公共理性，也有支持传统家庭的理由(O'Brien，2012)。哪怕我们将这些哲学或抽象的论证搁置一旁，只根据以功利为基础的实用主义考虑，传统家庭也更有利于孩子的成长。例如，香港知名经济学家王于渐(Y. C. Richard Wong)指出，我们至少可以总结出两个重要的原因来维护传统家庭。首先，儿童需要很长时间才能长大，必须得到悉心照料。而且，现代社会中的儿童往往需要更长的时间才能独立，因此父母对他们的人力资本投入更大，传统家庭仍然是培养"优质"儿童的最佳机构。相比之下，来自非传统家庭的孩子，包括非婚生、单亲家庭或破碎家庭的孩子，"素质"欠佳的概率更高(这里"素质"是一种普遍和广泛的意义，涵盖认知、行为、健康和其他特征)(Wong，2013a，b)。其次，传统家庭一直都是自己抚养孩子，但非传统家庭中的抚养则越来越多地被国家接管。对于有子女要抚养的单亲家庭，国家提供了教育和其他形式的福利。这样一来，国家对这些家庭的教育、住房和其他服务的支持，大大减少甚或取代了父母和其他家人对子女的养育。最显著的影响是，这种积极的国家角色介入，减少了这些家庭中父母对孩子的投入(Wong，2013a，b)。

简言之，王于渐与恩格尔哈特的观点遥相呼应。他们认为，弱化父母在照顾孩子方面的作用，会给子孙后代带来灾难。对王于渐来说，先进的工业社会作出这种选择，是一种迫不得已的困境。今天在美国、英国和其他欧洲国家，公共债务呈现爆炸性增长，就是代际契约破裂的表现。王于渐警告说，如果不从西方吸取深刻教训，家庭危机将很快发生在环太平洋地区，包括中国的内地、香港和台湾地区(Wong，2013a，b)。

七、结论

本章并不是想说公平的机会平等原则一无是处，而是要借助恩格尔哈特的论证来表明其突出的理论问题和巨大的实践困难。特别是，将这一原则应用于医疗保健领域，需要我们格外小心。平等的理想似乎无可厚非，但现实的复杂性值得注意。特别是，医疗保健制度的哲学探讨呼唤我们留意价值的涉入性、文化的多元性、平等价值的原初诉求以及公共财政的可持续问题。机会平等原则所具有的重大伦理学意义以及对于传统家庭可能具有的负面影响容易（或已经）被当代人所忽视。恩格尔哈特这样的智者，生前认真提醒大家，将社会民主派的机会平等作为一项首要原则来指导医疗制度会带来哪些棘手的问题。无论这一原则乍一看起来多么吸引人或者在当代多么流行，我们都不应该省去对它进行认真严肃的反思以及对于其他相关的价值（例如自由和美德）进行细致深入的研究。本部分的下面章节将作进一步探讨。

第八章

平等医疗与差等之爱：对联合国教科文组织 "生命伦理与人权宣言"的儒家回应

一、引言

联合国教科文组织《生命伦理与人权宣言》(UNESCO，2005)第 14 条规定了一些关于健康和社会责任的基本原则：

14.1　政府的一个中心目标乃是促进其民众的健康和社会发展，这是社会各界的共识。

14.2　鉴于享有最高可能水准的健康乃是不分种族、宗教、政治信念、经济或社会地位的每个人的一项基本权利，科学技术的发展应当促进：

（a）得到有质量的保健服务和必要的药品。尤其是对妇女和儿童的健康而言，因为健康是生活本身的基本需求，必须将健康视为社会和人类的一个必要好处。

⋯⋯⋯⋯⋯⋯

对以上这些原则陈述，本章提供一些基于儒家美德论思想的评价。进行这种评价是合适的且有益的，至少有三个理由。首先，虽然此宣言承认世界文化和道德多元化的情况，但它的表述主要反映了现代西方民主国家的而不是受儒家思想影响的东方地区的医疗保健的理想和现实。事实上，在环太平洋地区（尤其是新加坡、中国内地和中国香港），以家庭为本位的、不仅依赖于公共资源、更依赖于家庭和私人储蓄以及私人保险支出的医疗保健分配体系，体现出一些儒家背景的道德信念和诉求。这与西欧和加拿大的一些完全依赖公共资源的、极端平等主义的医疗保健分配模式形成了鲜明的对比（Fan，2008）。在环太平洋地区，这种儒家价值观仍然很普遍。西方读者在评估此宣言和进一步考虑当代社会中健康和社会责任的相关问题时，应该认识到这一点。

其次，儒家思想在当今时代重新获得文化影响力（例如 Kang，2008；Jiang，2013；Bell，2015），当今中国试图走出一条新的带有自己文化特点的发展道路。对于当代中国和世界其他地方而言，儒家伦理与实现其健康权的本质内涵之间有无相关性？进行这种探索是必要的，可以测试儒家价值观念在医疗保健分配上的适用性，并有助于各个国家追求各自适当的医疗保健目标以及进行适当的国际互助。

最后，针对特定的道德问题，例如在对健康的社会责任上，深入探讨诸如儒家思想的特定道德传统，是解决当代道德困境与挑战的一种有效方式，因为它会涉及明确的道德实践和道德推理，并植根于活生生的文化传统之中。这并不是说，任何传统在其道德追求上都可以与其他传统隔离开来。相反，从一个活生生的传统开始才具有一定的启发性和说明性。如果一个人能够从世界上的一个地方入手，深入揭示一些有价值的道理，那么他就有可能向其他各地的人传达一些有可能是普遍的道理（MacIntyre，1988）。

下一节中我会指出,儒家的传统是如何支持此宣言第 14.1 条之观点。然后在第三节中,我对 14.2 条所提出的观点进行批判性分析。首先指出,对 14.2 条中涵盖的"健康权"可以有两种不同的解释,一种是激进的平等主义健康权,另一种是适当的最低限度健康权。根据 14.2 条中所阐述的字面意义,"享有最高可能水准的健康是所有人的一项基本权利",显然每一种解释都有可能。第四节表明,儒家在道德上明确主张拒绝激进的平等主义,并对这些主张进行阐述。在最后一节中,我总结了在全球范围内支持享有适当的最低限度的健康权的两个理由。

二、仁政

儒家思想是一个源远流长的传统,有着不同的发展阶段,也有不同的学派互相竞争(Chan W., 1963)。本章并不试图参考所有不同的经典儒家和新儒家的论述,用来探讨如何构建儒家对健康的社会责任。相反,我将借鉴儒家四书之一《孟子》,通过其中的经典儒家道德和思想资源,来处理上述宣言第 14 条的陈述。众所周知,孟子(公元前 372—公元前 289 年)是一位经典儒家大师,与其弟子编写了《孟子》一书[1]。之所以选择这一重点,不仅是由于篇幅所限,更重要的是《孟子》一书中明确提出了儒家的仁政理想[2],并对儒家实现仁政的核心原则进行了

---

[1] 如果读者对孟子的儒家思想及其与其他古代中国思想的关系有兴趣,可参阅(Shun, 1997)。

[2] 仁政的概念是由孟子提出的,目的是根据孔子(公元前 551—公元前 479 年)所描述的仁的基本美德来构建适当的儒家政体。这个概念的一种英文翻译是"人道政治"。仁政强调德治和礼治,为人民的福祉服务,与古代中国法家主张的为了国家权力的诏令和惩罚的统治形成鲜明对比。它坚持面向家庭的、以家庭为基础的伦理,提倡差异化、等级化的爱与义务,与墨家激进的平等主义形成(转下页)

详细、统一的说明，可以用来指导一般的政策制定和管理，包括医疗保健的运作。此外，根据我的判断，虽然孟子的某些论述与其他经典或新儒家在特定问题上存在分歧，但鉴于儒家基本道德观念和承诺的普遍性，孟子所揭示的儒家仁政的主要原则与医疗健康服务、健康的社会责任都有关，所以它几乎不会受到任何其他儒家人物的争议或反对①。因此，我将构建孟子的健康社会责任观作为儒家的代表性观点，并用以评估宣言的第 14 条。

儒家将支持宣言第 14.1 条中表达的陈述，即各国政府的一个中心目标，是促进其民众的健康和社会发展。事实上，出于政治学的考量，最好把儒家思想理解为坚持一种"服务性观念"，而不是"所有权观念"：天不是为了政府而创造人民，天是为人民而创立了政府②（Chan J.，2014：30）。正如孟子所说，应该遵从天命或天道来建立仁政以治理人类社会（《孟子·万章上》）。从这个观点来看，政治权力的存在是为了人民的利益，并且其正当性在于保护和促进人民的福祉。因此，鉴于政府的首要正常职能就是为人民的利益服务，儒家当然会支持宣言 14.1 条。

为了让政府以适当和有效的方式来促进人民的健康和发展，孟子坚持一些基本的道德原则来指导政府的政策制定和管理。首先，根据

（接上页）对比（关于这种对比，请参见第四节）。传统的儒士和官员一直秉持仁政的理想。尽管这种理想在现代中国受到嘲笑和攻击，被一些人称为迂腐和反动（Alitto，1986），但在近年来的儒家复兴中它又被提出来，以构建新的中国发展道路（如 Kang，2005）。

① 在本章的其余部分，我将通过孟子的思想资源来阐述和证实这个判断，任何不同意该判断的读者都可以具体指出错误出在哪里或者如何出错而造成误导。

② 这种服务理念"显然与天命的所有权式解释相反，即土地和人民的所有权是天命授予统治者的"（Chan J.，2014：31）。正如陈祖为（Joseph Chan）在他的书中指出的那样，有充分的理由相信儒家主张政府的服务性观念，而不是所有权观念。

孟子的说法，政府必须承认家庭对个人幸福的至关重要性。正如孟子指出，"人有恒言，皆曰'天下国家'。天下之本在国，国之本在家，家之本在身"（《孟子·离娄上》）。由于人自然地在家庭中出生、成长并受到照顾，孟子遵循孔子的思想，赞同儒家以家庭为基础和以家庭为本位的仁德。出于仁，个人通过学习和实践特定的家庭和社会礼仪来实践差等之爱。虽然一个人需要通过适当的礼来体现对每一个人的爱，但一个人有道德义务来优先照顾自己的家庭成员，而非社会中的其他人。这一点既有形而上学的基础，也有礼仪习俗上的区分（《孟子·万章上》《孟子·尽心上》）。相应地，儒家提倡有差别和有等级的爱，即"差等之爱"，而不是平等之爱（egalitarian love）①。简言之，从儒家仁的基本美德来看，如果不保护家庭的正直性、稳定性和繁荣兴旺，那么政府不可能促进人民的健康和幸福②。

　　孟子认识到，如果家庭没有足够的物质资产来照顾其成员，那么家庭的正直性、稳定性和繁荣兴旺就不可避免地受到破坏：

　　　　有恒产者有恒心，无恒产者无恒心。苟无恒心，放辟邪侈，无不为已。及陷乎罪，然后从而刑之，是罔民也。焉有仁人在位，罔民而可为也？

　　所以统治者在决定人民应该得到何种支持资源时：

---

① 墨家主张平等之爱，反对差等之爱。关于平等之爱与差等之爱之间的激烈辩论发生在墨家和儒家之间，尤其是在墨者之徒与孟子之间（见下一节）。关于此辩论的详细探讨，请参阅（Van Norden, 2007）。事实上，这场争论已经被当代中国的儒家和反儒家学者重新提起。请参阅《道》专题杂志 VI.1（Dao, 2007.3）、VII.1（2008.3）和 VII.3（2008.9）中发表的一系列相关文章。
② 有关家庭在儒家道德中的重要性的更详细论证，请参阅 Fan, 2010。

是故明君制民之产，必是仰足以事父母，俯足以畜妻子；乐岁终身饱，凶年免于死亡。然后驱而之善，故民之从之也轻。(《孟子·滕文公上》)

在孟子所处的时代，诸侯对百姓课以重赋徭役，以增加君主的财富、享受奢华的生活，并增强自己的军事力量以征服其他国家。孟子不遗余力地谴责这种政策，竭力劝说诸侯改变政策、转向仁政。他认为，仁政必须减轻赋税和徭役。他延续孔子的主张，仁政应仅征收十分之一的税，"什一，去关市之征"(《孟子·滕文公下》)，并废除关税和市场税。他认为只有这样，家庭才能通过生产性劳动和自愿的市场交易自由地追求财富。他建议，在实施这种以家庭为基础的低税率经济政策后，要教育和培养民众"出入相友，守望相助，疾病相扶持"的道德风气。在这种仁政方式下，人们将如他所期望的那样"百姓亲睦"(《孟子·滕文公上》)。

孟子的这种以家庭为中心和对市场友好的观点，对当代社会治理仍然有所启发。虽然今天没有一个强大的政府会坦率承认，其重税政策(尤其是对中小企业的重税政策)是为了维持其政府官员的享受或增强其国家的军事力量来征服他国，但现实往往是故事的另一个版本。时下的政治自由主义更倾向于平等主义的社会和经济分配模式，在这种模式下，不平等的存在应该仅仅有助于社会中最不幸的成员的利益(Rawls，1971，1993)。然而对于儒家来说，即使这种给最不幸的人以更高的优先级是可以接受的，一个关键问题仍然是：谁才算是社会中最不幸的人？孟子是这样回答这个问题，十分符合儒家家庭主义的文化特点，"老而无妻曰鳏。老而无夫曰寡。老而无子曰独。幼而无父曰孤。此四者，天下之穷民而无告者。文王发政施仁，必先斯四者"(《孟子·梁惠王下》）①。

这就是说，罗尔斯的社会正义仅仅根据个人的收入和财富来衡量不幸的程度，而儒家还要考虑个人的家庭地位和关系。由于儒家以家庭而非个人为社会的基本单位，因此在向国家求助之前，更适合先去寻求和接受家庭的经济援助。事实上，众所周知，儒家思想认为成年子女有尽孝的义务，以照顾有需要的年迈父母（Li，1997）。然而，儒家的观点不同于意志自由主义的（libertarian）视角，即政府不应征税、也不应提供福利，以尊重每个人的绝对私有财产权利。私有财产权，是一种根据自由主义对人类能动性和财产的理解所主张的权利（Nozick，1974）。对于儒家而言，政府应该确保那些没有完整家庭支持的人也有基本水平的健康和福利。也就是说，考虑到不同人的家庭状况，儒家会支持为社会中的每个人建立一个安全网。当然，这个安全网应该达到一个什么样的平等程度，这是一个问题。为了仔细研究这个问题，我现在转而讨论宣言的 14.2 条。

三、健康权

鉴于上述孟子提供的儒家关于仁政的主要原则，儒家应会赞同宣言第 14.2 条所表述的："科学技术的发展应当促进：（a）得到有质量的保健服务和必要的药品。尤其是对妇女和儿童的健康而言，因为健康是生活本身的基本需求，必须将健康视为社会和人类的一个好处。"这不仅是因为儒家思想符合"健康是生活本身的基本需求，必须将健康视为社会和人类的一个必要好处"的判断；而且还因为在儒家仁政下，发

---

① 周文王是生活在早期周朝（约公元前 1000 年）的一位圣王，孔子和孟子都钦佩他具有儒家的王道美德。

展科学技术的目的应该始终包含让其人民"得到有质量的医疗服务和必要的药品"。

最后，鉴于儒家思想中以家庭为基础、以家庭为本位的伦理特征，强调"妇女和儿童的健康"在很大程度上是合理的，因为妇女和儿童在家庭中处于特殊地位，在儒家社会中应该优先受到保护①。

儒家如何评价宣言第14.2条的第一部分？即"享有最高可能水准的健康乃是不分种族、宗教、政治信仰、经济和社会地位的每个人的一项基本权利"。显然，宣言承认人类健康在本质上具有综合性。健康本身是人类福祉的一个重要方面，但除医疗保健之外的许多其他方面，如营养和教育，也会对健康产生重大影响。因此，仅仅强调医疗保健是不足以保护健康的。宣言第14.2条适当地将重点放在健康权而不是医疗保健权上，以照顾多方面的健康需求，这是合理的。事实上，健康权的意义比单纯医学意义上的保健权更广泛，包含更多保护健康的道德义务。此外，宣言第14.2条似乎采用关于医疗产品和服务分配的全球正义理论，而不是国家主义理论。也就是说，健康权不仅应在地方和国家范围内得到应用和实现，而且应在全球范围内得到应用和实现。简言之，从儒家的视角看，宣言14.2条的陈述强调健康权而不是医疗保健权，以及强调健康正义的全球范围而不是地方范围，都似乎是相当合理的。

然而，话虽如此，我们还没有检验儒家思想能否轻松接受宣言14.2条的完整观点，其中包括社会正义及其规定的健康权。我认为这将取

---

① 在现代社会，儒家学说经常被指责为导致传统中国妇女遭受压迫的根源。来自中国和西方的一些作者轻易地将儒家思想描述为中国性别压迫的基础。然而新的研究表明，这是一种有偏见和误导的指责。例如，可参阅 Li-Hsiang, 2012。关于儒家观点与相关西方理论对儿童看法的比较研究，请参阅 Lee, 2014。

决于宣言 14.2 条的总体要求将是何等程度的平等主义,问题涉及它所规定的"健康权"的准确含义。在我看来,"享有最高可能水准的健康"这一条款可以有两种不同的解释。首先,它可以被解释为"适当的最低限度的健康"。在这种解释下,宣言 14.2 条认可的健康权表明世界上每个人,无论其经济状况或国籍如何,都有享受适当的最低限度的基本健康权,无论"适当的最低限度"是如何被确定的。然而,另一方面,该条款也可以被解释为追求激进的平等主义标准。根据这种解释,"最高可能水准的健康"将是全球通用的"同等适用的最高可能水准的健康"。从这个意义上说,每个人都有权与世界上任何其他人一样,享有尽可能高的一样的健康水准。在我看来,仅就宣言 14.2 条中的字面意义而言,这两种解释中的每一种都是可能的①。

"适当的最低限度"显然是更可行且合理的。一方面,随着世界各个方面的全球化,应该有跨国界的国际道德义务来解决全球健康问题。然而,另一方面,此类道德义务并不必然是激进平等主义的。它们并不能要求,只要一个社区或国家的某些人享有了某种对健康有益的好处或服务,那么世界上所有人都必须能平等地得到和享受它(例如,在这种解释下,我们不必要求发达国家的人民所使用的所有前沿高科技医疗设施都必须平等地提供给发展中国家的人民)。在发达国家的支持下,诸如世界卫生组织(WHO)等国际机构可以合理合法地建立适当的最低限度的健康标准,从而使某些有益健康的最低限度的好处和服务能在全世界都得到保障,如公共卫生措施,卫生、清洁的饮用水等。这

---

① 不太明确的是,宣言的起草者是否可能在其心中怀有激进的平等主义解释。有些人可能会认为,起草者不打算声称当局有义务为每个人提供高科技医疗所体现的最高级别医护,因为他们知道这是非常昂贵而不可能实现的。但是,鉴于这个条款的表述,激进的平等主义解释仍然是可能的。例如,根据诺曼·丹尼尔斯和彼得·辛格所提供的平等主义观点(请参见注 11),这种解释似乎是说得通的。

样一来，即使在社区或国家之间存在健康和相关服务方面的差距和不平等，这项权利也能得到满足①。

"同等适用的最高可能水准的健康"又如何呢？在反对这种解释之前，首先需要承认平等主义观点的理论可能性。每个人都明白人的资源是有限的，无论健康多么重要，都无法将所有资源都分配给与健康相关的领域。因此，即使我们采用尽可能高的健康水准，也根本不可能满足世界上所有人的所有健康需求。这个观点很简单，没有争议，因为资源有限。然而，必须认识到，这种情况并没有使平等要求无效。医疗保健的平等主义并不要求满足所有人的所有健康需求；相反，它只要求平等地满足所有人的任何健康需求。事实上，医疗资源总量通常是由多个相关因素的平衡和考量来确定的。但无论可获得的医疗资源总量是多少，对平等主义者来说，要求根据世界上所有人的健康需求来平等分配这些资源，而不论是谁的需求，这在概念上并不矛盾。（如果应该为一位美国癌症病人提供有效药物，凭什么不应该为一位同样患病的刚果癌症病人提供呢？）他们可以很容易争辩说，就健康而言，社区成员或国家公民这样的身份标准在道德上是武断的，它们同种族、阶级或性别的标准的武断性是一样的。追求每个人按照需求平等地获得医疗服务，这在理论上当然是可能的。

因此，基于平等主义对宣言 14.2 条的解释，如果有一个社区或国家中的任何人，可以使用某种前沿高科技医疗设施（因其真正有益于健康，因此应该纳入最高可能水准的健康范围），那无论经济或财政成本如何，也应该把它提供给该国的其他人以及世界上的所有人（当然，极端平等主义者完全可以支持出于资源考虑而不向任何人提供某种有益

---

① 在下一节和最后一节中，将基于儒家论证为体面的最低限度的健康权进行辩护和解释。

的保健技术或药物,而这样做仍然是平等的)。因此,根据这种解释,宣言 14.2 条规定世界上每个人都有享有平等适用的尽可能高水准的基本健康权,而不允许在国家内部或国家之间存在健康和相关服务的任何不平等①。

许多人发现,这种在世界各地推行平等水准的健康权的激进平等主义想法,实际上是不可行的。正如比彻姆和丘卓斯所指出的那样,由于这样一个苛刻的想法要求每个地方的每个人都可以平等地获得任何可用的好处和服务,"除非世界经济体系被彻底修改,否则这种权利的概念就是乌托邦"(Beauchamp and Childress,2013:272)。这个观点显然是正确的。然而从道德的视角看,我们首先需要考虑的是,我们有什么道德理由来赞成或反对这种激进平等主义思想呢?如果确实有令人信服的道德理由来接受它,那么无论多么艰难,我们都应该设法遵循它并努力修改世界经济体系。即使这一理想不能一蹴而就,但如果理想是对的,那我们也至少应该朝着那个方向前进并逐步实现它。然而,我认为儒家在道德上明确反对这种理想,赞成用"适当的最低限度"来

---

① 丹尼尔斯和辛格(Peter Singer)提供了关于医疗分配的激进平等主义的两个著名说明,丹尼尔斯的观点主要应用于国家范围内,而辛格的观点则是全球性的。丹尼尔斯诉诸罗尔斯的机会平等原则来处理医疗问题,认为这一原则要求国家满足每个人的医疗需求(1985)。与其他社会民主主义学者一样,他坚持主张普及医疗保健覆盖范围,并支持单一支付的医疗保健系统的财政制度,以平等地满足国家内所有公民的医疗需求(Daniels and Sabin,2002:viii;Daniels,2008)(参阅上一章)。相比之下,辛格认为平等的基本原则不是平等的机会,而是"平等的利益考虑":这一原则的实质是"在我们的道德思考中,我们给予受我们行为影响的所有人相同的利益权重"(2011:21)。对于辛格来说,我们必须公正地权衡利益,而不考虑利益所属者是谁(2011:22-25)。在同一本书的后面,他认为我们有增加对外援助的道德义务,因为对于解除世界极端贫困而言,公民身份或国家身份并不造成显著道德差异。这就像家庭关系或社区成员身份不应该改变我们在一个国家内所承担的道德义务的本质一样(2011:202-204)。事实上,在另一本书中,他试图证明"我们正在发展一个全球社区,我们准备承担责任来保护各个国家的公民。我们应该发展一个单一的全球伦理基础"(2002:197-198)。

解释健康权。在下一节将作出这一论证。

四、儒家的差等之爱及不同的道德义务

正如第二节所提示的，儒家仁德的核心原则要求一个人在对待他人时，培养和运用以家庭为本位的、有差别的爱与不同的道德义务，而不是激进的平等主义。纵观儒家经典，我们不难找到大量的文字，呼吁这种非平等的道德理想。就孟子而言，他不仅是说一个人会自然地爱自己的近亲胜过爱其他人——用孟子的话来说："信以为人之亲其兄之子，为若亲其邻之赤子乎?"（《孟子·滕文公上》）更重要的是，孟子肯定了这种不平等的爱是上天规定的指导人类行为的"一本"（"唯一基础"），因此每个人在待人接物上应该是有差别的和有等级的（《孟子·滕文公上》）。孟子甚至强调，如果试图"平等地"爱每一个人、不加区别地对待他人的话，那就等于废除了人类社会的文明。用孟子的话说，"墨氏兼爱，是无父也。无父无君，是禽兽也。"（《孟子·滕文公下》）

需要指出，儒家伦理中这种有等级、有差别的爱和道德义务，并不是基于下述假设：不同的人类个体拥有不同的内在价值或尊严。相反，它体现了一种关系主义道德：一个人有义务为他人提供照顾和帮助。相比其他人的父母，我有更多的爱和道德义务来照顾自己的父母，这并不是因为自己的父母比其他人的父母更有价值或更有尊严，而是因为他们与我有特殊的关系。作为他们的孩子，我在对他们的爱和义务中扮演着特定的角色。对于儒家而言，关系是一个合理且重要的因素，虽然不是唯一的因素。在一个人以合乎道德的方式对待他人时，关系是一个重要的道德考量。一般来说，一个人与另一个人的关系越密切，对那个人的爱和义务就越多（Fan, 2010）。

因此,鉴于一个人有促进他人福祉(包括健康)的道德义务,而儒家的"仁"德作为差等之爱,在一个正常社会环境下,可以在以下三个信念中得到重构:

(1)与当地社区或宗教团体中的其他人(例如邻居、朋友和熟人)相比,一个人有更多的道德义务来照顾自己的家人(如父母、配偶和孩子);

(2)与本国的其他公民相比,一个人有更多的道德义务来照顾当地社区或宗教团体中的人;

(3)与其他国家的人相比,一个人有更多的道德义务来照顾自己本国的公民[①]。

如果儒家道德体系的这种差等之爱言之有据,我们就必须反对宣言14.2条的激进的平等主义解释。首先,如果世界上每个地方的任何人都享有同等适用的最高水准的基本健康权,那么我们就必须对所有国家实施统一级别的医疗系统以确保平等,也不能允许任何国家为其人民提供更高级别的医疗服务,因为这会超出全球普遍可达到的健康水准。这样做就会违背儒家的理念,即与其他国家的人相比,一个人有更多的道德义务来照顾自己本国的同胞。其次,根据这项激进的平等主义权利,我们必须要求政府在国内普遍执行这一标准,不允许国内任何宗教或其他社区为其成员提供更好的健康服务。这也将违背儒家的理念,即与本国的其他公民相比,一个人有更多的道德义务来照顾当地社区或宗教团体中的人。最后,这项权利要求任何当地社区内的每个人,都平等地获得类似的医疗服务或好处。这又将违背儒家的理念,即

---

① 如果在将来某天,我们地球人遇到外星人,我相信儒家会补充(4):我们有更多的道德义务去照顾地球上的同胞,而不是外星人。关于类似关系相关的爱与义务的一般哲学论证,请参见 Oldenquist, 1982。

与当地社区或宗教团体中的其他人相比，一个人有更多的道德义务来照顾自己的家人①。

儒家能否提供充分的理由来证明其非平等主义的道德理想的合理性呢？我不认为存在任何一锤定音的哲学论证，但我将在本节的其余部分列出一些相关的儒家道德理由。首先，儒家认为，这种有差别、有等级的爱与义务是一种"天经地义"，而这种天经地义是天命或天道的体现。即人类在世界范围内，应以这种适当的、非绝对平等的方式建立他们之间的关系、行使他们之间的爱、履行他们之间的义务，这是天命。这种儒家形而上学和道德信仰的一般准则，在根本上是成立的、在直觉上是正确的，甚至它对儒者而言实际上是不言自明的，正如对犹太—基督教徒而言，十诫不需论证一样。然而，对于那些非儒家和不认同这种非平等主义道德理想的人，我们可以从儒家资源中梳理出某些正当性论证，以供当代道德讨论之用。

其次，如果一项探究能够表明，一个连贯统一并切合实际的爱与义务的道德，只能是像儒家那样的非平等主义而非激进的平等主义，那么这对儒家非平等主义的道德理想来说，无疑为其合理性提供了实践上的支持。以我的理解，《孟子·滕文公上》中孟子反驳墨家的平均主义，

---

① 这并不是说儒家差等之爱的道德观要求政府在任何形式意义上不平等地对待每个人或每个家庭。相反，儒家"非平等的社会责任"是在要求政治机构和公共政策必须留下合法的空间和充分的机会，让个人和家庭在正常生活环境中行使他们的差等之爱与差别化的义务。换言之，在这些问题上我们除了需要考虑人际平等的价值外，还需要考虑个人自由的价值。例如，吴静娴和毛瑛的研究表明，个人自由(特别是使用私人资源来作出有利于自己和家人的健康照护的自由)，乃是一个医疗制度的道德基础的核心。这类个人自由之所以重要，不仅因为它们通常导致更有成果和更有效率的医疗服务，而且还因为它们有助于个人履行重要的道德责任。他们通过比较中国内地和香港的医疗现状发现，香港的患者和医生在选择私人医疗方面有明显更多的机会，患者通常也能得到更高质量的医疗。参阅 Wu and Mao，2017。

正是这种类型的研究。在这一节中,孟子承认在某些情况下,人们应该履行义务而不考虑关系。例如,当一个爬行婴儿将要跌进水井时,一个人应该采取行动拯救这个婴儿,而不管这个婴儿和他是什么关系。然而,这并不是说无论关系如何,一个人都应该始终不偏不倚地对待他人。当该节中的墨家学者夷子声称"爱无差等,施由亲始"来为他厚葬父母辩护时,孟子争辩说,这句话相当于声称上天在指导我们的行为时给了我们双重基础("二本"),而实际中上天给予我们的乃是单一基础,即"一本"①(《孟子·滕文公上》)。我所理解的孟子的观点是:墨家实际上提出了两个相互矛盾的原则:一个原则说,一个人的爱不应该有同人际关系相关的差别或等级;另一个原则则说,一个人的爱应该先从爱自己的父母开始。鉴于一个人的有限性,第一个原则是行不通的,因为一个人的爱无法同时同样地实践在所有人的身上。但加上第二个原则,墨家道德就成为不协调的,因为在开始实践对父母的爱时,一个人就已经对自己的爱进行了差别化或等级化处理。这场辩论表明,对爱与义务的激进的平等主义道德观,如墨家的道德观那样,要么不切实际,要么自相矛盾。这一情况至少间接地支持了像儒家这样的非平等主义道德。

还有一个佐证,可以从经验上去探究世界上现有的主要道德传统,是否都是类似儒家的非绝对平等主义的道德观,在儒家看来,人的角色名称,如"父""子""君""臣",不仅是指现实中的事物,而且具有行为意义。儒家将这种见解称为"正名"。例如,"父"不仅说明单纯的生物或社会事实,诸如"他是一个父亲"之类,而且还包含一种作为父亲的义务准则,诸如"他应该对他的孩子们慈爱"。因此,对孩子的特殊关爱和照

---

① 关于《孟子·滕文公上》中孟子与墨家之争论的详细分析,参见 Nivison,1996:101-104 和 Van Norden,2007:305-312。

顾，是父亲的基本义务，已经隐含在"父亲"之名中。如果一位父亲不这样做，他就没有资格被称为父亲①。同样，"邻居""朋友""伙伴""公民""外国人"和"陌生人"等名称，也包含了实践中的相关义务和适当的礼仪意义。如果我们对世界各地的实际道德规范进行经验性的语言学探究，我们就会发现，在每一种实际发挥作用的道德规范中，都体现着这种与名称有关的非平等主义特征②。它们都是由某些历史、文化和传统上形成的特定道德规范组成的，这些规范之间具有家族谱系式的相似性。从整体上看，每一种道德体系都表明自己的爱与义务是像儒家那样有差别和等级的，而不是激进的平等主义的③。

　　当然，这种道德上非平等主义的共性，并不会自动使其成为良好或正确的规范。历史见证过这样的例子：曾经普遍持有的信仰最终却被扬弃。但这种共性更加表明，需要有真正的道德革命者才能说服我们：所有实际中的非平等主义道德体系在根本上都是错误的，我们应该转变为激进的平等主义道德拥护者。如果我们像儒家所说的那样，与生俱来就具有基本的道德情感，那么这项任务就很难完成了。从儒家的观点看，上天已经将潜在的道德情感注入了人心，即孟子所说的"四

① 这种"正名"的观点最初出现在《论语·颜渊》，并为后世儒家学者所接受和秉持。关于儒家子女对父母的孝道义务这一观点的进一步论证，参见 Wang，1999。
② 对于此类特定的研究，我承认尚不知晓有任何已经完成的报告。但至少从近几个世纪累积的道德人类学的常识来看，我的观点得到了初步的支持。请注意，这里的辩论不是关于道德普遍主义与相对主义的问题。而是仅限于在展示对他人的爱与义务方面，道德平等主义与非平等主义之间的辩论。
③ 通常认为，基督教支持平等主义道德（例如，Veatch，1986）。我不确定这种说法究竟意味着什么。在我看来，即使一种道德要求我们像爱自己一样去爱他人，如基督教所要求的"爱邻如己"，也并不意味着这种道德是完全平等主义的，即我们必须没有区别地爱所有人。在基督教中，《旧约》中的十诫之一是要求你"尊敬父母"。这表明你特别需要爱和敬重你的父母。这个特别的要求，强调的是你的父母而不是其他人，已经预设了你在实践你的爱时需要区分你的父母和其他人。这难道不已经表明基督教的道德并没有也不可能要求我们无差别或无等级地爱他人吗？

端"：恻隐之心、羞恶之心、辞让之心、是非之心（《孟子·公孙丑上》）。只有基于这类情感，道德美德才能发展和成熟，使个人在面对特定情况时作出具体且恰当的道德判断①。重要的是，对于儒家而言，这些内在情感已经与关系相关，并且在大多数情况下，以非平等主义的方式实践和表达出来。正如孟子所说，"孩提之童，无不知爱其亲者；及其长也，无不知敬其兄也"（《孟子·尽心上》）。但人必须培养这种先天的道德情感，以便形成实际的德行，从而以恰当的（有差别）方式对待他人。正是为了培养这种基于基本道德情感的美德，儒家圣者确立了儒家的礼，即一系列家庭和社会的行为模式、仪式和习俗，体现了多方面和细致入微的非平等化的待人方式，并以之适当地引导人际互动②。简言之，儒家在生活中履行有差别和等级的道德义务，这在一定程度上可以通过儒家礼仪体系的正当性得到证明。礼仪体系有一个自发的基础，即每个人与生俱来的道德情感之端，由上天赋予、圣人认可，以恰当的非平等主义的方式构建和实践人类的美德。

再次，在广泛认可的、正式意义上的正义或公平之中，有一些实质性的论据，可以支持儒家非平等主义的观点。从西方古代以来，平等一直被认为是正义的一个基本特征。亚里士多德提出了形式平等原则：平等对待相似的情况（Nicomachean Ethics, 1985：1131a10 - b15；

---

① 最近的一些道德心理学研究借鉴了孟子关于情感与道德发展之间的关系这一洞察，开创了新的道德判断模型，例如"孟子生物模型"（Morrow, 2009）。
② 儒家"礼"的概念可能接近丽贝卡·库克拉（Rebecca Kukla）所引用的习性（habitus）概念，她以此发展出关于共同道德存在的先验论证：所共同的不是"接受一套抽象原则，而是一种无限复杂而又相当稳定的网络系统，包括了具身化（embodied）的反应、应对技巧、感知技能、交际仪式、公开表达我们的愿望和需求，等等"（Kukla, 2014：81）。然而，尽管我欣赏库克拉所强调的关于真实道德规范是身体性而非抽象性的观点，但本章的出发点并不是任何意义上的共同道德，而且也不预设能否从认识论上证明共同道德的存在。相反，本章认为，世界上不同道德传统的习性之间存在家族相似性（family resemblances）。

Politics，1958：1280a，1282b）。其中根本的问题在于，是什么使情况"相似"？确定情况相似时所诉诸的标准是什么[①]？尽管儒家从未提出任何关于平等的形式正义要求，但让儒家接受这种正式陈述也没有问题，因为它们实质上并未涉及任何真正的、有丰富内容的道德（Fan，2011）。儒家道德中的公平公正对待他人，在本质意义上必须将关系作为一个相关因素。儒家要求一个人公平对待他人的一个基本美德是义。义，在传统中其一般的正式意义为"适宜"。然而，儒家的"适宜"是和关系相关的。众所周知，孟子从道德性质上描述了人们自然具有的五种基本关系及其美德属性，"父子有亲，君臣有义，夫妇有别，长幼有序，朋友有信"（《孟子·滕文公上》）。他还指出，"亲亲，仁也；敬长，义也"（《孟子·尽心上》）。如何公平对待另一个人，至少部分地取决于自己与那个人有着什么样的关系。

当然，儒家思想也承认有些事情是与关系不相关的。例如，无论关系如何，每个人都有道德义务不去伤害无辜的人。如上所述，你应该努力挽救一个爬向井边的婴儿，无论这婴儿是谁的。然而，如果在某个情境下有两个婴儿爬向井边，其中一个是你自己的孩子，但你只有时间来救其中一个，你在道德上是否有更大义务来救你自己的孩子呢？儒家会认为一般来说是的。关系在这里有相关性，因为在其他条件相同的情况下，儒家认为一个人有更大的道德义务来照顾自己的孩子，而不是另一个婴儿[②]。在普通的、非紧急的情况下，这种有差别和有等级的道

[①] 另一个不同的正义说明是由查士替尼（Justinian）概括的："不断而持久地希望给予每个人应得的待遇"（Engelhardt，1996：121）。同样，根本性问题在于什么是应得的（due）、哪些人应得以及为什么应得。

[②] 有一个非常有趣的中国传统故事。一位王子曾经问他的大臣这样一个问题："当你的皇上和你的父亲同时病危，而你只有一副药可以救其中一人，你是应该把药给皇帝还是给父亲？"（"君父各有笃疾，有药一丸，可救一人，当救君邪、父邪？"）孔子的门徒邴原（158—208）坚定地回答说："给我父亲！"（Chen，1990：288）。

德义务是显而易见且理所当然的。例如，一个人有道德义务给自己的孩子提供食物、教育和医疗，但对邻居的孩子就没有这种义务；即便有，其程度也低很多。对于儒家来说，如果不以关系为参考，差等之爱及义务就说不通了。不同的关系必然在道德主体之间形成不同的道德情感，并产生不同的道德义务。因此，如何公平地对待他人与关系有关，相关的道德考量是合理的。例如，考虑到自己和父母之间的亲子关系，如果你以对待陌生人一样的爱与义务来对待你的父母，那将是非常不公平的①。

最后，对道德、政治和经济后果的反思，激进的平等主义正义和权利观对国际关系的影响，均可佐证儒家的非平等主义的爱与义务的合理性。如同上一章所述，恩格尔哈特指出，在当代社会民主国家，任何平等主义的全民保险和基于平等权的医疗保健资源分配，都将涉及道德、政治及人口风险。一旦在社会中确立了最大的平等健康权，它就会被许多人最大限度地利用。同时，一些国家的政客们为了自己的政治生涯，有动机去承诺、维持及增加福利，尤其是医疗保健福利，即使可用的资源已不足以兑现这些承诺。到后来越发明显，发达国家和地区人口结构发生剧烈变化，包括出生率越来越低、离婚率越来越高、单亲家庭越来越多、人口老龄化速度越来越快。这不仅不利于儿童的正常发展，而且生产力也将会不足，导致退休金和公共的平等医疗保健系统无法支付。对发达国家和地区激进的平等主义视角下的社会正义和权利

①"儒家的差等之爱及义务似乎抓住了在中国和西方的我们许多人都有的常识性直觉。一个人照顾自己的父母的主体相关性（agent-relative）义务，比任何照顾陌生人的中立性（agent-neutral）义务都要强得多"（Van Norden，2003：105）。"如果我作为儿子没有照顾父母的道德责任，那么我作为陌生人，为什么有照顾别人父母的道德责任呢？如果我作为一个人类同胞的存在性地位能够强加给我照顾陌生人的道德责任，那么我作为父母的一个儿子的存在性地位，为什么不可以强加给我照顾父母的责任呢？"（Wang，1999：251）

而言，综合这些因素，让人对其财政可持续性提出质疑（Engelhardt，2012，2013）。

诚然，在西方发达国家，一种普遍的平等意识被认为广泛适用于世界上的每一个人，如"人的尊严的平等"。但是，这种一般意义上的平等的实际含义及要求，已经变得模糊不清，甚至存在自相矛盾的情形。问题在于具体意义上的"什么的平等"。尤其是发达国家是否能像激进的平等主义所要求的那样，有同样的道德义务来改善发展中国家人民的福利或医疗保健，如同对待他们本国人民那样？实际上，当发达国家的公民通常也关心所谓"国家利益"时，他们不可能始终如一地明确回答这个问题。就发展中国家而言，国际关系中的"平等"在很大程度上被视为意识形态的陈词滥调，说好一点是毫无用处，说坏一点就是虚伪至极。在很多发展中国家民众看来，发达国家的真正利益在于发展中国家的自然资源。虽然这种看法并无充分证据，但国际现实确实与平等考虑利益或平等保护人权的口号相去甚远。如此看来，宣扬激进的平等主义观点，无助于增加发达国家与发展中国家之间的互信或创造更好的国际关系。

五、适当的最低限度健康权

综上所述，考虑到所有因素，拒绝对宣言 14.2 条作出激进的平等主义解释可能会更好一些。儒家关于有差别、有等级的爱与义务的道德观，可能为解决当代社会医疗保健分配问题提供一剂伦理良方。儒家将对宣言第 14.2 条采取非平等主义的解释，其结果将必然形成一个包含国家内部和国际之间的多层次的保健系统。它也将允许家庭、社区和国家可以为其各自的成员提供或购买更好的基本医疗保健服务[1]。

儒家所支持的多层次体系，是否排除或否认了每个人都应享有的适当的最低限度的基本健康权这一解释呢？当然不是！当今世界每个地方的人都应享有适当的最低限度的健康权，儒家会支持这一国际权利。理由包括两个方面。首先，虽然儒家不支持激进的平等主义之爱，但它支持普遍之爱。实际上，儒家思想强调，"仁者爱人""天地之性人为贵"，世界上的每一个人都应得到适当的爱和关怀（《论语·颜渊》《孟子·梁惠王上》）。这就是说，与平等主义之爱不同，普遍之爱是另一回事。虽然一个人爱自己亲近的人胜过爱他人，这在道德上是正确的或公正的；但一个人完全不爱其他人，这在道德上则是不合适的。儒家对普遍之爱的要求，支持为全球所有人建立最低限度的健康安全网。而"享有最低限度的国际健康权"则成为支持这一理念的合适的理论工具。

其次，因为发达国家已经取得了出色的科学、技术和经济增长，如果没有激进的平等主义要求所带来的沉重负担，这种最低限度的健康权在国际层面上是可行的和可实现的。这项权利的具体内容我尚无法界定，但应该通过包括发达国家和发展中国家在内的国际交流来确立。然而，基于前面所述的儒家考虑，明智的做法还是建议这个适当的全球健康的最低限度不应设定得过于雄心勃勃。它应包括适当的公共卫生和预防保健措施，包括卫生、疫苗接种、清洁饮用水、基本营养和教育等。如果实现了这项基本权利，就已经取得了很大的成就。对任何超过这种"最低限度"的供应，都应该非常谨慎。当然，随着科学技术和经济的不断发展，这一标准可以逐步提高，但在一开始不宜设定过高。这

---

[1] 有关多层医疗保健系统道德必然性的有力论据，请参阅 Engelhardt，1996：398 - 404。

不仅是因为个人和国家无论在比较意义上多么富裕,仍然面临着资源稀缺的困境。更重要的是,从儒家的观点来看,每个人都理所当然有更多的道德义务去照顾与自己亲近的人,而不是其他人。如果关于社会责任的全球卫生政策没有为个人留出足够的空间,允许其承担差异化的、关系相关的道德义务,那将会侵蚀儒家道德的敏感性,甚至会在正常的伦理生活中违背儒家的道德良知。

最后,我想强调的是,儒家仁政的理想方式是以美德为基础、以家庭为本位并对市场友好的方式(Fan, 2010)。与西方现代个人主义和平等主义的范式相比,儒家应对道德问题和医疗保健挑战的方式是强调德行的生活、家庭的重要性以及对个人健康和福祉的非平等主义的社会责任。这种仁政应该在全球、国家和地方范围内实施,促进一种多层次的、具有合理差异性的关切和承诺。本章正是通过评论联合国教科文组织宣言的第 14 条关于普遍健康权的声明,来阐述这一理想。

【致谢】本章初稿系我参加 2014 年 11 月在墨西哥城举办的第四届国际生命伦理学、多元文化和宗教研讨会的发言稿,感谢两位正式回应者罗兰·奇亚(Roland Chia)和彼得·杨(Peter Au Yeung)的书面回应,也感谢研讨会的其他参与者的提问和讨论,尤其是迈克尔·巴格特、谭杰志(Joseph Tham)和阿尔贝托·加西亚(Alberto García),他们与我细致交流了他们的想法。最后,还要感谢肯尼迪伦理研究期刊(KIEJ)的两位匿名评审人提供了有用的建议。】

第九章

家庭本位的医疗制度及未来

一、中国医疗保健制度的背景

从 20 世纪 70 年代后期以来,中国大力发展市场经济,朝着稳定富裕的方向迈出了举世瞩目的步伐。同时,我们也开始思考如何面对医疗保健融资所带来的艰巨挑战。与发达国家相比,中国由于计划生育政策和相对较差的社会经济条件,其老龄化问题正在迅速加剧。2008年,65 岁及以上的人口达到了 1.095 6 亿,占总人口的 8.3%(People's Daily Online, 2009)。预计到 2030 年,中国老年人口将增加到约 2.4亿,到 2050 年将增加到约 3.49 亿。简言之,在 2030 年左右,中国总人口中约有 17%将年满 65 岁;在 2050 年左右,这一比例将达到 25%[1](China Daily, 2009)。老年人口比例的增加,必然预示着对医疗保健服务的需求越来越大。这不仅会使医疗保健预算吃紧,而且还会产生"代

---

[1] 本章英文初稿撰写于 2011 年。十几年后的今天,老年化问题已经大为严重,国民医疗保健制度也有不少新的发展,但本文的基本观点及论证仍然站得住,因此这里并未做根本修改或更新,而是适当增加了几个脚注来作出必要的新的说明。

际不公"问题：年轻人将不得不为日益昂贵的老年医护支付更多的费用。如果中国继续采用单纯依靠税收或者社会保险的方式来为公共医疗保健进行融资的话，那么问题将更加严峻。因为这两种模式都是一种"随收随付(pay-as-you-go)"制度，即在工作年限内的年轻人来支付那些已经离退休人员的医疗费用，而他们自己将来的养老金及医疗费用则反过来需要以后的(足够多的)年轻工作人口来承担。

在这种背景下，对中国医疗保健覆盖范围及公共支付的重大改革，必须要批判性地重新审视。改革前的医疗保健系统，服务于国有的中央计划经济体制，已经无法满足中国社会新形势下人们的医疗保健需求和期望(Cao，Wang，and Zheng，2008)。20世纪90年代后期以来的一些改革方案，只能算是一些折中方案，且会产生严重的预期之外的影响。事实上，儒家传统对道德的理解及其对家庭的核心地位的强调，仍然在塑造着大部分中国人的预期(Fan，2010)。因此，本章从这一视角出发对近期的一些改革措施进行批判性审视。此外，联系到对于财政可持续性的关注，本章主张在医疗保健政策中赋予家庭医疗储蓄账户(health savings accounts，HSAs)一个中心地位①。本章首先阐述医疗保健系统的一些特征及其与儒家文化的道德诉求之间的不协调性。虽然儒家的一些道德诉求近年来受到中国学者的广泛关注(如 Kang，2010)，本章并不试图建立这种诉求的道德优先地位，而是重点探讨20世纪90年代以及21世纪前10年有关中国医疗保健系统制度的争论的动态与特征，它们与西方社会民主政治假设的不同之处，以及如何建

① 本章所思考的一个关键部分是建立家庭医疗储蓄账户，这对国民的基本医疗保健融资具有重要意义。家庭医疗储蓄账户的重要性不仅体现在财政可持续性上，更重要的是它对于家庭的支持及家庭价值的维护，而这正是儒家家庭本位的道德观的核心。

立一个与儒家伦理的家庭本位更为协调一致的医疗保健融资系统及其前景。

二、医疗保险制度改革

自 20 世纪 90 年代末以来,中国政府启动了一系列医疗保险制度,以取代旧的医疗保健体系,以应对新兴的中国医疗市场。政府首先建立并实施了四种主要的医疗保险制度：① 城镇职工基本医疗保险（Basic Insurance Scheme for Employees in Cities and Towns, BISECT）；② 城镇居民基本医疗保险（Basic Insurance Scheme for Non-Employees in Cities and Towns, BISNCT）；③ 新型农村合作医疗（New Insurance Scheme for Residents in the Countryside, NISRC）；④ 医疗救助制度（Medical Rescue System，MRS）。此外,人们也可以选择各种私人保险,在中国通常被称为"商业保险"。这些私人保险套餐,为昂贵的医疗需求提供保障。当然,参保人员的那些未受政府计划所涵盖的子女,也可以购买私人保险来保障。

城镇职工基本医疗保险在 1998 年由国务院首次设立,是一种新的医疗保险形式,面向所有城镇职工和退休人员,其目标是将新加坡的医疗储蓄账户模型与德国医疗保险模型相结合（Gu，2008：163）。该计划包括两个部分：个人储蓄账户（个人账户）和集体保险基金（统筹基金）。被保险人的医疗支出首先从其个人账户中扣除。如果支出超过账户余额,剩余费用可以通过保险报销。报销比例和上限因城市而异,并由当地政府确定。员工和用人单位都必须缴纳保险费：用人单位缴纳工资总额的 6％,员工缴纳 2％。个人储蓄账户的资金来源于员工（即工资的 2％）和用人单位缴纳的保险费的 30％。用人单位缴纳的其余70％被划入统筹基金。未使用的结余可以转到下一年，已故成员账户的余额可以继承给指定的继承人。政府通过放弃税收收入来为该计划提供资金支持，员工的缴费来自税前收入，公司的缴费构成政府认可的业务费用。政府还承担该计划的行政成本。此外，在一般情况下，政府还直接为公务员、退休高级政府官员、战争退伍军人和伤残军人提供补充的和特殊的医疗保险计划（中华人民共和国国务院，2006）。

　　对于那些未被城镇职工基本医疗保险覆盖的城市居民，例如小学、中学、职业学校和大学的学生以及年满18岁的其他城市居民，包括个体经营者、非正规就业者或失业者，政府于2007年建立了城镇居民基本医疗保险来覆盖这一群体（中华人民共和国国务院，2007）。与所有员工强制参加的城镇职工基本医疗保险不同，城镇居民基本医疗保险是一项自愿的保险制度。此外，虽然城镇职工基本医疗保险包括个人账户，但城镇居民基本医疗保险没有这样的账户，它的保费、政府缴纳的金额以及免赔额、报销比例和报销上限由地方政府决定。例如，在济南市，未满18岁儿童的年度保费为100元，其中父母缴纳40元，政府缴纳60元①；超过60岁的老年男性或超过55岁的老年女性的保费为500元，其中个人缴纳200元，政府缴纳300元；其他参保人员的保费也是每人500元，其中个人缴纳400元，政府缴纳100元。对于重度残疾人和低保人员，政府缴纳100％的保费。每个被保险人都需要支付免赔额，并根据患者所在医院的级别不同，享受不同的报销比例：如果在一级医院就诊，需支付200元免赔额并报销70％；如果在二级医院就诊，需支付400元免赔额并报销60％；如果在三级医院就诊，需支付

---

① 在2011年6月1日，1美元约合6.47元人民币。

700 元免赔额并报销 50％①。每个人的总年度报销额上限为 60 000 元（山东省济南市政府，2008）。大多数住院治疗费用不会超过 60 000 元的上限。

新农合，通常称为"新型农村合作医疗"，是一项政府补贴的自愿医疗保险计划，最初于 2003 年由中央政府推出。它最初仅在少数地区作为试点（中共中央、国务院，2002），但现在已在几乎所有农村地区都可使用（中华人民共和国国务院，2009）。与城市中非职工居民的医保类似，这个计划也不包括个人账户。这项保险的资金来自三个方面：中央政府、不同级别的地方政府（例如省、市、区和县级政府）以及农民家庭。从年度资金总量来看，这项补助资金已经得到显著提高。例如，在 2003 年，三方各出资 10 元为每个农民建立保险基金，每个农民每年合计 30 元。而在 2010 年，中央和地方政府的总捐助金额增加到每个农民 120 元（中华人民共和国国务院，2009）。农民家庭的缴纳金额也有所增加，具体数额因地区经济情况而异。同样，报销的比例和上限也会因地方政府而异。例如，在相对富裕的江苏省东海县，如果一个农民在当地镇医院就诊，则在首 300 元的费用中，报销比例为 40％；在超过 300 元的费用中，报销比例为 70％。如果他在当地县医院就诊，则在首 300 元的费用中，报销比例为 20％；在超过 300 元的费用中，报销比例为 50％。如果他在县外的医疗机构就诊，则在首 2 万元的费用中，报销比例为 25％；在超过 2 万元的费用中，报销比例为 40％。每人的年度总报销上限为 10 万元（江苏省东海县政府，2009）。

---

① 自 1989 年以来，中国卫生部将公立医院分为三个等级。一级医院是小规模的医院，通常包括农村的乡镇卫生院和城市的街道医院。二级医院是中型医院，包括许多县（区）级医院和其他属于特定企业的医院。三级医院是城市中的先进大型医院，包括许多医科大学和学院的医学院。私立医院不受此分类系统的限制。

在 2005 年，中央政府建立了医疗救助制度，为城乡低收入家庭和个人提供特殊医疗救助。这个系统旨在提供资金支持，使这些人能够参加城市地区的城镇居民基本医疗保险，或农村地区的新农合。在特殊情况下，该基金也覆盖了各自计划所需的免赔额和共付额（中华人民共和国民政部，2009）。根据中国卫生部的报告，2009 年，医疗救助制度为城市居民提供了约 370 亿元人民币的资金，为农村居民提供了约 600 亿元人民币的资金。2008 年的报告显示，在农村地区，约 90％的农民加入了新农合；在城市地区，约 44％的居民加入了城镇职工基本医疗保险，12.5％的居民加入了城镇居民基本医疗保险，9.5％的居民加入了新农合（推测其中大部分是在城市临时务工的农民）。此外，12％的人已经购买了其他类型的保险，推测是私人保险（中华人民共和国卫生部，2010）。时至 2011 年，大多数中国人都被这四种医疗保险计划所覆盖。[①]

三、存在的问题：儒家的诊断

从儒家的伦理观点来看，目前的中国医疗保健制度存在明显的问题。然而与多数西方发达国家政体的医疗保健系统所赖以维系的意识形态相比，中国问题的表现方式截然不同。必须承认，尽管这些西方发达国家肯定了平等的愿景，但它们的医疗保健体系通常并没有为所有公民提供同等质量的医疗保健。在英国，除了国家医疗服务体系（National

---

① 需要指出的是，2012 年以来增加了"大病医保"，提供一些大病的二次报销；2016 年以来，城镇居民基本医疗保险与新农合并为统一的"居民医保"，以地市级为统筹单位来推行（但其中仍不包含"个人账户"）；国家成立了"医保局"统一管理所有医保计划，不少病人实现了跨区域报销；同时，"商业保险"得到了很大的发展。然而，目前不少地区的城镇职工基本医疗保险中的"个人账户"设置却似有削弱迹象。感谢曹永福教授同我讨论这些新的发展。

Health Service，NHS)之外，还存在私人资助的医疗服务，即表明了这一点。同样，在德国，私人医疗保险以及个人支付医疗费用可以获得更快、更好的诊疗服务。然而，西方的批评者可能首先只关注中国医疗保健在质量上和机会上的明显差异，这些差异仅仅取决于一个人所居住的城市以及是居住在城市还是农村。相比之下，儒家学者则将这些差异视为人类的存在状况所不可避免的结果①。儒家解决医疗保健需求的目标是基于适当的利他主义的关切，而不是基于绝对的平等主义的诉求。儒家的目标不是想建立一个完全机会平等的医疗体系，更不是要所有人绝对平等地获取同样质量的医疗服务。对于儒家来说，一个主要的道德关注应该放在具体的医疗保健融资制度对于中国家庭的医疗保健产生何种影响之上②。

———————————

① 从儒家的伦理视角看，医疗保健的不平等并非全部不合理。儒家并不致力于获取绝对平等的医疗保健机会。从儒家的道德观点看，完全平等地获取医疗保健机会或达到完全平等的医疗结果，不仅在任何国家都不可行也难以实现，而且在道德上也是错误的。每个人都出生在一个家庭中，家庭成员有彼此照顾的义务。儒家的德和仁的原则教导人们应该爱所有人，但在同时应该更爱自己的家庭成员。儒家的差等之爱与义务以及与家庭有关的非个人主义的美德，在儒家经典中得到广泛阐述，特别是在"四书五经"之中(《论语》《孟子》《大学》《中庸》《诗经》《书经》《易经》《礼记》《春秋》)这些经典的英文版本展现得很明显，参阅 James Legge，1960。有关儒家差等之爱的详细探讨及其在医疗保健领域中的应用，参阅上一章以及(Fan，2002)。基于儒家的道德观点，恰当的利他主义肯定不应该是绝对平等的。在日常生活中，一个人应该更加关心自己的家庭成员，而不是其他人。在关键时刻，如果一个人无法同时拯救两个人，就应该拯救自己的家庭成员，而不是其他人。如同上一章所论述，这并不是因为一个人的家庭成员的生命价值比其他人的更高或更有意义，而是因为一个人有更大的道德义务来照顾自己的家庭成员。一个正当的社会制度和适当的公共政策，必须要为个人实践合理的"差等之爱"留下空间。

② 如果有人主张应该改变儒家传统的利他主义观念，以让整个社会更加平等，那么应该记住，儒家的非个人主义的、以家庭为本位的人类繁荣观，绝不会比西方民主社会的平等主义意识形态所造成的结果更差。表面上看，儒家对社会公共福利的态度是冷淡的、对医疗保健政策的制定是过于理性的，而实际上它带来了新加坡体系的成功。这一体系为新加坡人民带来了卓越的医疗保障，也为新加坡带来了长期的财政可持续性(Lim，2004)。

出于这些考虑，本章认为近来中国的医疗分配方案未能适当地以家庭为本位以及对家庭友好。这种缺憾将给未来的医疗发展带来严重的道德和经济影响，必须得到认真对待和妥善纠正。当然，对于公共政策的这些批评，不仅是出于财政可持续性的考虑，而且更主要的是出于支持家庭的正直性和繁荣性的考虑。的确，财政上不可持续的医疗体系，既无法支持家庭，也无法支持社会繁荣的总体目标。

众所周知，中国儒家传统是以家庭为本位的(Sheng, 2008)。儒家认为人是家庭性动物：每个人自然地生于家庭、长于家庭，在家庭中得到抚养和医护。家庭不仅是一个生物学和社会学实在，也是一种形而上学实在。完整的儒家家庭观念至少包括三个维度：① 作为一种形而上学实在，家庭反映了宇宙的深层结构，即儒家术语中的阴阳和谐统一。由此，对人类生活而言，家庭承载着深刻的必要性和正当性。② 作为一种社会类别，如果没有家庭，对社会实在的理解将必然是失之偏颇和不完整的。③ 作为一种生物学和社会学实在，家庭涵盖了道德、责任和适当的礼仪实践，从而使人类的繁荣成为可能(Chan and Fan, 2010)。所有这些考虑，都支持"将家庭作为社会的基本单位"这一儒家论述，其中个体的真实生活必然是非个人主义的，而是家庭主义的。特别是，在儒家的观念中，家庭承担着保障每个成员福祉的主要责任，包括医疗保健方面的福祉(Liang, 2003)。在寻求个人的经济保障时，国家只能作为一种最后的手段，而不是成为首选。儒家明确认为，国家所制定的公共政策，应当有益于加强家庭成员之间的相互依存、促进家庭价值(Lee, 2007)。

虽然儒家道德并非当代中国的官方道德，但它仍然深厚地影响着中国人的日常生活(Fan, 2010)。此外，随着中国改革和市场经济的进一步发展，儒家道德正在经历一次重大复兴(Kang, 2008)。问题是，在设计新的医疗保险制度时，政府未能成功地将儒家家庭价值观融入其医疗保险制度之中。这带来了一系列的困难。

首先，城市居民的保险制度不允许家庭追求一个共同的医疗保险计划，来覆盖所有亲近的家庭成员。相反，在这些政策要求下，城市家庭被迫将其亲近的家庭成员分割成不同的保险计划，提供不同的医疗安排和报销。几乎每个家庭都被这些计划所分割：有正式工作的父母，由为职工设计的城镇职工基本医疗保险所覆盖；而他们的孩子，由为非职工设计的城镇居民基本医疗保险所覆盖。在某些情况下，生活在城市中的一个三人核心家庭甚至可以被三个不同的计划分开：其中一位配偶如果是该市的本地人并在该市工作，则可以持有城镇职工基本医疗保险；另一位配偶如果来自农村未在该市工作，则只能接受新型农村合作医疗；而他们的孩子则只可以持有为城市非职工设计的城镇居民基本医疗保险。

基于儒家的道德诉求，这种由政府政策强加给家庭成员的"割裂"式待遇在道德上是欠缺的。从儒家的视角看，家庭是一个基本的社会单位，其成员的医疗保健应该由家庭以统一的方式来安排，以保护每个成员的利益并维护整个家庭的完整性。当然，如果一个保险计划要求不同的家庭成员根据其预期的医疗保健需求而支付不同的保费，这是可以理解的。但是，如果家庭没有选择而被迫将亲近的家庭成员分开到不同的保险计划中，享有不同的医疗安排和报销，并涉及不同的自付金额和报销比例，这就完全是另外一个问题了。其结果是，由于受到强大的政策限制，患有同一疾病的不同家庭成员得到非常不同的分别对待。儒家的家庭价值观强调必须给予家庭中的每个成员以爱护、关怀和照顾，对于家庭成员的这种区别对待是说不通的。

其次，政府政策对于家庭成员实行的"分割"式医疗方式，已经产生了现实困境,甚至导致了当代医疗保健的一种腐败问题。在医院选择范围和报销比例上,城镇职工基本医疗保险提供了最好的保障,城镇居民基本医疗保险居中,而新型农村合作医疗最差。因此,拥有城镇职工基本医疗保险的人会想尽办法让拥有城镇居民基本医疗保险或新型农村合作医疗的家人享受到城镇职工基本医疗保险的治疗和报销。通常,这可以通过使用自己的姓名(自己医保卡上的名字)来为家庭成员获得更好的治疗和报销。这种欺骗行为不仅会在医疗记录中引起混乱,影响医生的专业判断,还会使医疗机构和政府部门陷入两难困境:一方面,根据官方政策,不应该允许这种欺骗行为;另一方面,这种"欺骗"也是可以理解的,因为根据儒家以家庭为本位的道德诉求,是政策的不当要求导致了治疗方式的破碎和分离。当地政府有时只好对这种欺骗行为采取"睁一只眼闭一只眼"的态度(Ge and Gong, 2007:12)。这种行为已经侵蚀了城镇职工基本医疗保险的财政可持续性。

再次,城镇职工基本医疗保险所建立的医疗储蓄账户,不足以支撑该系统的财政可持续性,也无法覆盖其他家庭成员的医疗费用。如果医疗储蓄账户的结构合理,它是会解决代际不公平问题(即年轻人和未来一代人被迫不公平地承担老年人的医疗服务费用)的有效机制。这对于面对老人比例不断增加的当代社会来说,是一个非常重要的问题。此外,恰当地运营医疗储蓄账户,可以有效控制与纳税或保险制度相关的道德风险(例如,过度使用高成本、低产出的医疗保健的倾向),从而提高医疗保健系统的财政可持续性。此外,如果医疗储蓄账户的结构合理,还可以支持以家庭为本位的价值观,鼓励家庭为其成员承担更重要的医疗保健责任。

最后,最近的改革虽然向前迈进了一步,但在重要方面是不完整的、片面的,同时也成为腐败和家庭分裂的源头。此外还有,医疗储蓄账户的引入规模不足,不仅不能支持城镇职工基本医疗保险的可持续性,也没有将其纳入其他医疗保险计划之中。如前所述,医疗储蓄账户是个人账户,而不是家庭储蓄账户。的确,我们需要重新考虑当前的医疗保健体系。下面试图指出一些可能的发展方向,以向更全面的改革迈进。

四、改革之上再改革

无论中国的医疗保健体系采取什么形式,可持续性都是一个必要条件。当前老龄化社会带来的可持续性挑战,毫无疑问促成了在城镇职工基本医疗保险中引入医疗储蓄账户。但是,正如前述,目前医疗储蓄账户中的资金量不足以实现这个目标。而且,不是以家庭为本位的医疗储蓄账户安排将带来不良的后果,代际不公的严峻问题仍然存在。以下提供一些初步的思考,希望给未来的发展方向带来一些启发。

为了使医疗储蓄账户对医疗保健体系的可持续性产生显著积极影响,有必要尽可能地为所有中国家庭建立医疗储蓄账户。这需要克服家庭成员分割诊疗的问题,从而使医疗储蓄账户可以成为以家庭本位且可用于任何家庭成员的医疗保健费用①。为实现这个目标,先可以

---

① 家庭医疗储蓄账户反映了儒家的道德诉求,不仅支持父母照顾孩子,也支持孩子孝敬父母。虽然如果构建得合理,个人医疗储蓄账户也可以有效应对代际不公问题,但它们无法解决当代老龄化社会所面临的其他相关问题,例如结婚率下降、生育率偏低、离婚率偏高和家庭破裂等,这些都会以某种方式影响医疗保健融资。家庭医疗储蓄账户鼓励人们认识到,每个家庭都必须在适当的公共政策支持下定期储蓄,以能够承担其家庭成员的主要财务责任。这不仅要求父母需要照顾他们的幼子,也鼓励成年子女在必要时自愿补充父母的账户。在新加坡,强调家庭本位的医疗储蓄账户的结果是,在风险通过医保体系分担到家庭成员之前,通过家庭医疗储蓄账户的功能,风险首先在代际家庭内进行分担。新加坡的医疗保健政策反映了儒家的诉求,即必须在实现社会团结之前促进家庭统一性。对儒家而言,一个人如果没有首先照顾其家庭成员的医疗保健责任,他更不会有照顾其他公民的医疗保健责任。

在城镇居民基本医疗保险中建立医疗储蓄账户。这里可以提供一个选项，即允许个人在首次全职就业时，决定是留在父母的家庭医疗储蓄账户中，还是建立独立的医疗储蓄账户。在任何一种情况下，都需要增加缴纳的金额，这样无论对个人还是对其将来结婚生子的家庭来说，创建的医疗储蓄账户都能更好地满足其医疗保健资源需求。为确保可持续性，政府应要求个人从他们的储蓄账户中提取资金来购买医疗保险。

鉴于当前中国大多数农村家庭的经济条件和社会状况相对较差，建立医疗储蓄账户面临着重大的挑战。因此，应探索能够为农民建立家庭本位的医疗账户的可行选项。正如本章第二部分所述，对于近来的新农合，中央和地方政府每年为农民家庭提供每人 120 元，让他们加入新农合。一种政策选择是，这些资金以及每个农民家庭支付的费用，用于为每个农村家庭建立一个家庭医疗储蓄账户。这些农村家庭的家庭医疗储蓄账户应该和城市家庭同等对待。它们可以免征所得税和遗产税，从政府经营的投资中获得累积利息，每个新家庭还可以获得政府额外的资金补贴。应该创建这个选项，使这些农村家庭也像城市家庭一样，可以自由使用他们的家庭医疗储蓄账户资金，为其家庭成员购买公立的或私立的医疗保险。可以预见，与目前的城市家庭相比，农村家庭的收入水平较低，他们普遍会选择加入费用较低的保险计划。

为城市和农村地区建立家庭医疗储蓄账户，将有助于消除分割诊疗的问题。对于一方来自城镇，另一方来自农村的家庭，尽管配偶双方持有不同的户口，他们可以根据政府相关的城乡家庭医疗储蓄账户政策，获得共同的家庭医疗储蓄账户，并随后选择适合他们家庭的保险计划。在城市和农村建立类似的家庭医疗储蓄账户，也有助于打破医疗保险计划上的城乡隔离。如果采用这样的政策，城市和农村居民都可以从同一组保险方案中选择他们的保险计划，而不像现在农村家庭只能加入新型农村合作医疗。最后需要考虑能改善医疗救助制度的政策，为满足受助者长期的医疗需求，应资助他们建立自己的家庭医疗储蓄账户。

在家庭医疗储蓄账户的家庭本位上，基于儒家对家庭的正直性和稳定性的考虑，也会支持鼓励婚姻的政策。例如，两个人一旦结婚，他们两个人的医疗储蓄账户（如果两人都有）应该能够合并为一个，并由两个配偶和未来的孩子共同分享。儒家道德也支持父母与新婚子女分享一些父母的家庭医疗储蓄账户，以便帮助新家庭创建独立的账户。对这类捐助的税收减免，可以支持这样的选择。另一个值得考虑的选项，是政府向新婚夫妇的家庭医疗储蓄账户提供一次性补贴。考虑到中国不同地区的经济状况不同，补贴的金额可能会有所不同，就像目前的医疗补助一样。此外，为了鼓励婚姻的稳定性，政府甚至可以考虑要求夫妇在离婚时返还政府的补贴及其利息。最后，为了避免分割诊疗问题，如果选择私人保险，应鼓励家庭成员寻求同一个保险计划。如果选择政府医保，应要求家庭所有成员都选择一种政府医疗保险计划。

此外，需要进行仔细的政策分析，确定如何在大幅增加医疗储蓄账户资金的同时，遏制那些可能过度使用此类储蓄账户的道德风险，即将资金用于成本很高但边际效益很小的医疗干预。为此，应采取政策措施，使家庭医疗储蓄账户中的资金在精确计算达到特定的水平后，可用于补充退休收入，从而引导持有者谨慎使用账户资金。对于无法维持储蓄账户最低余额的老年退休人员，应通过建立税收补贴福利，鼓励其成年子女为父母的账户缴费①。根据儒家道德，如果成年子女有经济

---

① 在鼓励对父母的支持上，可以参照香港现行税收政策的模式。在香港，每个纳税人每年为其父母、祖父母或兄弟姐妹提供支持的免税额为 30 000 港元。

能力,却拒绝资助低收入的年迈父母,法律则应要求他们赡养①。另外,新加坡对于医疗储蓄账户的资金提取有其法规,但在中国没有此类规定,也没有明确动机来保留账户余额。其结果是一些患者每个月都会用尽他们的账户。由此来看,政府需要对家庭或个人医疗储蓄账户的资金提取设置限额,以支付医疗保险累积的免赔额或共付额,无论是政府提供的保险计划还是私人保险计划。也就是说,为了有效应对道德风险,需要考虑政策选项,要求在支付医疗保险计划的免赔额和共付额时,除医疗储蓄账户中的资金外,还需使用自费资金。总之,我们需要探索这样的机制,来帮助建立和维持医疗储蓄账户中的资金。在这方面,新加坡在探索中央公积金(Central Provident Fund)包括其保健储蓄(Medisave)上有很多经验,值得借鉴。

另外还存在一个难题。虽然与新加坡一样,个人账户中的资金是免税的,并且可以继承而无须缴纳税款,但中国没有为城镇职工基本医疗保险中的个人账户维持合理的利率。相反,新加坡政府确保医疗储蓄账户的利率高于银行的平均利率。因此,中国的医疗储蓄账户持有者没有强烈的财务动机将大量资金留在账户中,反而倾向于过度使用账户(Ge and Gong,2007:110)。目前,人们感到"中国的医疗储蓄账户,对于健康的人来说没有用,但对于患有慢性病的人来说又远远不够"(Liu,Rong,and Zhang,2008)。简言之,尽管改革在某些方面取得了重要的进展,但存在另一些关键性的结构缺陷。由于儒家伦理肯定市场竞争,政府不应像城镇职工基本医疗保险那样,强制个人接受任

---

① 中国现行的《婚姻法》要求子女对父母要履行赡养义务:成年子女对父母负有赡养、扶助和保护的义务。当成年子女不履行赡养义务的,缺乏劳动能力或者生活困难的父母,有要求成年子女支付赡养费的权利(原《婚姻法》第21条,现《民法典》第26条)。有关该法的中文版本,请参见在线网站。

何特定的保险计划。此外,政府提供的保险计划应与各种私人保险计划处于同等竞争的地位。然而,即使要求家庭购买基本医疗保险以实现医保的社会覆盖,只要有一个实质性的家庭医疗储蓄账户,家庭就应该有选择政府的还是私立的保险计划的自由。政府所提供的计划应该是一种底线,即主要面向无法购买满足其基本医疗保健需求的保险的低收入公民,而中等收入或以上的公民,应该有购买某个提供更好、更便捷的医疗保障的私立保险的自由。如同上一章所述,尊重这种自由可以体现儒家的全面的仁爱主张,最终有助于利他性的平等主义而不是嫉妒式的平等主义。

五、结论

中国面临着为越来越多的老龄人口筹措医疗保健资金的巨大挑战。儒家思想主张,医疗保健及福利的财政责任的主要承担者应当是家庭,而不是个人或国家。中国需要直接或间接地利用儒家思想资源,来构建这样一个医疗保健体系。财政责任不应由个人承担,因为个人有他的生命周期——少年、成年和老年,他们不是在任何时候都有足够的能力来独自承担这一责任。这个责任也不应该主要由国家承担,因为人类利益和人类繁荣主要是家庭上的,国家不适合承担这种责任。基于儒家的道德观点,家庭及家庭关系的性质决定了每个人都自然维护家庭的利益,追求亲人的福祉,并使之具体实现。建立家庭医疗储蓄账户,外加适当的保险安排,将会使中国医疗保健体系朝着对家庭友好且财政可持续和道德合理性的方向迈出一大步。儒家道德资源的核心是以家庭为本位并对家庭友好,这个核心应该体现在中国的医疗保健体系的建设中。

展望未来,中国需要考虑如何更充分地借鉴新加坡基于儒家思想进行医疗融资的探索经验。第一,需要考虑如何增加医疗储蓄账户的资金量,以便更加有效地化解中国医疗保健体系所面临的道德、政治和人口风险。第二,出于同样的原因,应尽可能将医疗储蓄账户整合到中国现有的所有保险计划中。第三,非常重要的是,中国的医疗储蓄账户必须直接转变为以家庭为本位,并可用于支付所有家庭成员的医疗支出。第四,中国需要向新加坡学习,使得医疗储蓄账户的利率高于银行储蓄账户的一般利率。第五,需要有结构性的限制,以鼓励国人对一些治疗费用自掏腰包,而不是单纯从医疗储蓄账户中支付。第六,也非常重要,必须解决家庭成员在不同保险计划中的分割诊疗问题。政府不仅需要消除腐败的诱因,而且需要支持家庭在医疗保健选择上的统一性。

【致谢:本章的研究得到了香港城市大学策略研究基金(SRG)的资助[项目编号:7002639(SA)]:项目名为"代际公平、家庭价值观及医疗保健的财政可持续性:中国内地和香港医疗储蓄账户研究"。】

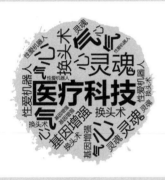

第三部分

医疗科技

第十章

换头术

一、换头术与人的同一性问题

2017 年 12 月,意大利医生塞尔吉奥·卡纳维罗(Sergio Canavero)和他的中国伙伴任晓平在国际上宣布,他们取得了医学上的重大突破,很快将在中国进行世界上第一例人类头颅移植手术。他们声称,真实的头颅移植"即将发生"(Hjelmgaard,2017)。一些美国生命伦理学家立即作出回应,认为这种声称无论是从科学的还是伦理的观点看,都是"假新闻"(Caplan,2017)。我们随即召集了十几位中国人文学者讨论相关的伦理和社会问题。我们的重点不是技术问题。我们很清楚,这一医学"理想"仍然面临许多有待解决的科学挑战,包括如何避免移植排斥、如何为头部持续供血,以及如何连接头部与身体的神经纤维等等。但是,我们作为哲学和伦理学者,则有必要探讨:如果技术上成为可行,头颅移植对人类生命的本质以及适当的人际关系意味着什么?我们尤其关注的是人的同一性问题:头颅移植后的那个人将是谁(Fan et al.,2017)?

在我们当中,大多数人都对这个问题感到困惑。但的确有人认为,在这种手术中幸存下来的人必定是提供头部的那个人,而不是提供身体的那个人。在他们看来,一个人的同一性(identity)取决于其心智(mind)的连续性(即一个人的意识、记忆、情感、感觉,等等),而不是其身体(body)的完整性。他们认为现代科学明显支持这样的观点:心智是由头部的大脑产生的或至少是与大脑紧密关联的。因此,他们原则上不反对头颅移植(对于他们来说,其实应该称为全身体移植——whole-body transplant,即换身术),认为至少可能会给那些颈部以下全身瘫痪的患者带来治愈希望。他们强调,即使这些科技创新最初会遭到一些"保守"文化势力的反对,但这种发展是不可阻挡的。在他们看来,出于对人的同一性问题的担忧而反对头颅移植,可能就像以前用"扮演上帝的角色"那样的理由来反对生殖干预一样,势必逐渐减弱以至消失。

本章作者认为,应该认真对待头颅移植(或全身体移植)所凸显的人的同一性问题(即对于"一个人是谁"这种个人身份的统一认同问题),因为此问题是与头颅移植的道德适宜性这一伦理底线问题交织在一起的。如果不能明确头颅移植后的人是谁,我们就无法权衡手术带来的代价和好处,因为我们不知道这是关于谁的代价和好处。此外,如果一个人的同一性模糊不清,社会就无法明确区分一个人与另一个人,对于个人尊严、自由和平等等基本道德关注也就无从谈起。最后,由于人的同一性与人际关系的道德性质相关,如果不仔细关注和探讨人的同一性,我们就无法合理地探讨适当的人际关系。

本章借鉴经典儒家的思想和道德资源,提出对头颅移植的人的同一性问题的论证。我们认为,换头手术后出现的人既不是提供头部的人,也不是提供身体的人,而是产生了一位不同的新人。本章重点提出两种论证来支持这一结论：一种是基于儒家关于生命之气的经典论述；另一种是基于儒家关于一个人的同一性与其家庭关系不可分割的相关思想。第一种论证是形而上学的，第二种论证是伦理学的。

基于传统思想资源对于当代高科技问题进行回应论证，这种策略已不多见。然而，我们认为借鉴传统的儒家智慧来应对诸如头颅移植这样的当代技术进步所带来的挑战，既是必要的也是有益的。首先，宇宙的终极实在并没有被现代科学理论所穷尽，尤其是对关乎人类生命的终极实在，谜团仍在。传统的形而上学和哲学思想如儒家思想，还有很大空间可以借鉴，以拓展处理社会和伦理问题的想象力。其次，科学的发展揭示了如量子纠缠这样令人费解的现象，这不仅需要进一步的科学探索，还默许了一些非科学的形而上学观念的适切性（如儒家关于"气"的形而上学观念），而后者渗透在人的生活世界之中。事实上，儒家经典的形而上学信念超越了现代的科学理论和发现，它们可以拓宽我们的哲学视野、深化我们的道德思想，并为流行的现代思想提供替代性视角。最后，尽管东亚的主导政治意识形态和制度已不再是儒家，但儒家形而上学和道德信仰仍然充满活力，蕴含在东亚人的生活方式之中。揭示儒家传统如何理解头颅移植后的人的同一性，不仅会对东亚文化中的人有帮助，而且可能会对其他人有启发。

二、"气"的概念：现象学的、形而上学的和伦理学的

一些古代文明，如希腊和印度，对人类生命持有明确的二元论，通常称为身心二元论。根据这种观点，人的生命是由两种完全不同的、可以相互分离的存在所组成的，即心与身，灵魂与身体，或精神与物质。思想、意识、感觉这类精神活动并非来源于身体，而是来源于不朽

的灵魂,灵魂的领域独立于肉体而存在。笛卡儿(René Descartes,公元 1596—1650 年)在哲学上完善了这一观点。其理论认为,心智是一种非物理的存在,因而具有非空间性;而身体则是一种物理存在,因而具有空间性。相比较,中国传统中从未持有这类二元论(Qian, 1984)。自古以来,包括儒家和道家在内的中国学派,都持有一种独特的一元论观点。这种观点是从“气”的角度来看待宇宙中的万事万物,包括人的生命[1]。

早在公元前 16 至公元前 11 世纪,“气”字就出现在甲骨文的铭文中,它显示出象形的云气,由精微、无形的空气元素组成(Gao and Lou, 2017)。“气”最初可能是用来表达云和风等自然现象的细小成分,也用来表达人在呼吸活动中的感觉现象,所以它主要是一个现象学概念,描述中国古人的经验现象。但这种无形精微之“气”的概念发展出“气”作为天地万物(包括人类生命)的终极实在的概念,形成一种形而上学思想,并在一些著名的典籍中得到系统表述。其中一部经典是《易经》,它区分了两种类型的“气”,即阴和阳,它们被认为是构成宇宙深层结构的两种基本力量。《易经》将阴和阳的符号(即“--”代表阴,“—”代表阳)结合起来使用,构造了八卦和六十四卦的形而上学体系,以表示整个世界的变化状态(Legge, 1973)。另一部涉及“气”的形而上学著作是《管子》,它记录了中国古代杰出政治家管仲(公元前 719—公元前 645 年)的思想,并在第四十九章中提出了“精气”的概念,还把气与德联系在了一起:

凡物之精,此则为生。下生五谷,上为列星。流于天地之间,

---

[1] “气”这一概念很难被西方人理解,这也可在众多不同的英文翻译中略见一斑:如 air、breath、vapor、stream、vital fluid、energy、ether、material force、prime force、vital force,以及 subtle spirits(Onozawa, Fukunaga, and Yamai, 1999:534 – 535)。

谓之鬼神；藏于胸中，谓之圣人……是故此气也，不可止以力，而可安以德。(《管子》)

"精气"概念蕴含着中国版的万物有灵论：物体、生物和场所都拥有独特的精神气质，即都是有"灵"的。但相比于其他动物或物体，人的生命具有更强大的精气[1]。此外，在提出"精气"的概念后，又用"元气"的概念来解释天地的起源："元气"生起、发展并形成了天地以及宇宙的万事万物(Wang, 2017：39)。推测来说，"元气"必定是或至少部分上是"精气"，这样才能说明万物有灵论的观点。总之，"气"的概念不仅是现象学的，而且已经发展成为形而上学的观点。无疑，这是一个很有弹性的概念，带有丰富的含义，包括元素、实体、实质、能量、媒介、力量、意识、精神和神明等等(Zhang, 1996：19 - 21)。

从古至今，"气"的这种多样化用法在汉语文本和日常用语中非常典型。在中国哲学的不同论述中，"气"也被用来研究和比较其他重要概念[2]。然而在中国思想界，还没有一部权威的或公认的说明将"气"的不同用法井然有序地整合在一起。但有一点非常清楚："气"的形而上学既与笛卡儿的二元论也与现代物理主义保持着安全距离。作为宇宙的基本元素，"气"既不是纯粹物质的，也不是纯粹精神的。如果一定要从身心的角度来理解"气"，就必须把它看作是既是身，也是心，显示

---

[1] 参阅本节后面所述的荀子观点。推测起来，荀子强调人有生、有知、有义，终究可能因为人秉赋更高质量的精气。

[2] 例如，宋代新儒家大师朱熹(公元 1130—1200 年)对"气"与"理"的关系重新作出复杂的解释。尽管他认为"气"与"理"总是相互交织的，但也坚持认为是"理"，而不是"气"代表了宇宙的形而上之"道"。因此，在他的论述中，"理"与"气"有着本质区别。笔者觉得他的学说难以避免一种二元论观点，可能已经偏离了儒家有关"气"的经典观点。本章中，我们主要利用了儒家经典而非新儒家的观点来构建我们的论证。

出一种独特的一元论①。或许可以将其视为一种独特的中性一元论（neutral monism）。中性一元论声称终极实在的本质既不是身，也不是心，而身和心都是它的一个方面（Broad，1925）。但"气"的一元论观点则认为，"气"正是这种独特的本质，而其本身既是身，也是心②。

　　基于这种特殊的一元论的"气"的观点，中国人建立了对生命的理解③。

----

① 对于"气"的这种独特的一元性，可能经典儒家和道家都有类似的看法。他们的分歧在于其他方面。道教认为人的身体可以通过道家练气、寺庙仪式和炼丹术来达到长生不老（Zhang，1994，1996；Tu，2001；Zhong，2016），儒家则认为人的身体死亡是不可避免的，从而致力于培养道德之气和实践适当的礼仪，恰当地对待生者和死者的灵魂（Zhou，2005；Yang，1999；Yang and Zhu，2005）。

② 要明确解释作为宇宙的基本元素的"气"如何既是物理的又是精神的，这并非易事。中国的经典理解与古希腊的哲学观点既有相似，也有不同。例如，"气"类似于德谟克利特原子论中的原子，因为原子和"气"都是精微的粒子，构成了世界上的无数事物。但它们的区别在于，原子是纯粹的物质，而"气"则既是物质又是精神。此外，"气"与柏拉图的"理式（form）"不同，因为"理式"是作为永恒的理想普遍体而存在的，这个世界中的物体只是其模仿，而各种类型的"气"本身就存在于这个世界中并在其中发展和转化。最后，"气"的概念可能与亚里士多德的"自然最小质"（minima naturalia）概念最为相似。在亚里士多德的形式质料（hylomorphic）形而上学中，这种"自然最小质"（即自然物质的最小部分）是质料和非物质的本体形式的复合体，由形式赋予质料基本性质和结构。然而，"气"则从未被表述为质料和形式的复合。此外，尽管不同的物质有不同的"自然最小质"，但亚里士多德从未发展出类似于"精气"的概念——它不仅可以相互结合，而且还可以自行发展和转化，就像中国的气的形而上学所提示的那样。关于亚里士多德将灵魂视为本体形式，和儒家将灵魂视为"精气"的观点的比较，见下文有关注释。

③ 正如李约瑟（Joseph Needham）所指出，"所有的中国思想都有此特点：人的有机体既不纯粹是精神，也不纯粹是物质。它不是一台具有一个'灵魂'在其中的机器，'灵魂'可以离开而到其他地方生存……在所有的中国思想中，精神和物质之间的界限极其模糊。如果我们可以说，在中国的哲学观中，'有'与'无'、'实'与'空'之间存在着完全的连续性，那么为何我们会惊讶于'物质'与'精神'之间也存在着连续性呢？可以说，气是在'物质'与'精神'的交界面上"（Needham and Tsien，1985：92-93）。此外，当代中国学者在研究传统中医时，倾向于从现代科学的角度特别是量子力学的角度来理解"气"的双重属性（即精神和物质）。特别是，他们倾向于认为"气"像量子一样存在，因为后者产生了诸如波粒二象性和量子纠缠等令人困惑的现象，似乎表明量子本身具有身体和心灵的二重属性。参见例如 Qu，2014。但量子的神秘性在物理科学中并不需要引入"意识"或"精神"来解释，参阅第十三章。

"精气"和"元气"被用来解释人的生命。首先,在儒家传统中,人们认为每个人都从父母那里得到了生命起始的"精气"(或称"元气")。此外,一些新的概念如"血气"[①],也被用来解释人的生命(Yang, 2019)。想必这种"血气"也一定是从一个人的"精气"中发展出来的。对于经典大儒来说,血气的功能必须与个人的道德修养联系起来理解。例如,孔子在《论语》中对人生的三个阶段与人的血气的关系作了如下评论:

> 君子有三戒:少之时,血气未定,戒之在色;及其壮也,血气方刚,戒之在斗;及其老也,血气既衰,戒之在得。[②](《论语·季氏》)

虽然这不是对"气"的系统论述,但也揭示了一个人的血气对其道德生活的重要性。具体来说,孔子强调"气"的活动必须在美德的指导下进行,这样就可以防止气在发展中的危险。换句话说,一个人的血气状况,不仅是一个人的生理和健康的基础,而且也与一个人的道德修养和完善有关。因此,儒家君子的美德,与一个人气的活动密不可分。这也让我们想起前面提到的管子所言:"此气也,不可止以力,而可安以德。"

儒家对道德修养与气的活动的这种理解,在《孟子》中达到了新的高峰。当孟子被一个学生问及他的长处时,他的回答是"吾善养吾浩然之气":

> 其为气也,至大至刚,以直养而无害,则塞于天地之间。其为气也,配义与道;无是,馁也。是集义所生者,非义袭而取之也。行有不慊于心,则馁矣。(《孟子·公孙丑上》)

---

① 在孔子的时代,"血气"已经成为描述人类生活的流行概念(Peng, 2019)。
② 本论文的英文中对《论语》的引用均选自 Ni, 2017。

有学者认为,孟子的浩然之气不应该被理解为任何特定的气,比如孔子所说的血气。相反,它应该被理解为传达气的一般性概念,尽管气可能以多种形式存在(Li, 2010:27-28)。然而我们认为,把孟子的浩然之气理解为"精气"更有帮助。问题是,对孟子来说,人可以用自己的道德意志来培养这种气,使它在自己的生命中壮大,甚至能够使它发挥浩大的道德和精神力量来影响整个宇宙。无论如何,孔子和孟子都毫无疑问把"气"看作人类生命最重要的组成部分,它不仅充盈并循环于身,而且对个人的道德和精神生活发展至关重要。

此外,另一个最重要的儒家经典人物之一荀子(约公元前 313—公元前 238 年)指出:

> 水火有气而无生,草木有生而无知,禽兽有知而无义。人有气、有生、有知,亦且有义,故最为天下贵也。(《荀子·王制》)

荀子并不是说只有火和水这样的事物拥有"气",而草木、禽兽和人则不拥有"气"而拥有其他东西,如知或义。事实上,儒家的经典观点是,"气"构成了所有不同的事物,包括人体和人的生命。区别在于涉及哪种类型的"气"。由于意识是生命的一种独特的高级属性,意识的"气"必定都是"精气"。事实上,对经典儒家来说,正是不同类型的"气"构成了宇宙万事万物,显示出不同的属性。例如,一粒泥土只有"浊气",而一块玉石则有"清气";女性多带"阴气",男性多带"阳气";天才拥有高质量的"灵气",而傻瓜则只有低质量的"傻气"[1]。

---

[1] 经典儒家关于"气"在不同的物体和个人中具有不同的禀赋的这种观点,也得到后世儒家学者的充分支持和加强,如著名的前现代儒家戴震(公元 1724—1777 年)(Onozawa, Fukunaga and Yamai, 1999:452-466)。

简言之,中国经典中"气"的概念涉及三个方面。"气"用来描述云和风等自然现象及人的呼吸所涉及的精微、无形的成分,是一个非常有用的现象学概念。"气"也被理解为宇宙的终极元素,包括不同的类型,其中"精气"是最强大的,形成生命、鬼魂和神灵。最后,"气"在人类生活中具有道德意义。对于管子来说,"气"可以通过美德来安顿;对于孔子来说,"血气"应该通过美德来指引;对于孟子来说,"浩然之气"是"集义所生者"。的确,"气"的概念在中文中产生了丰富的美学和伦理内涵,如艺术之气(气象、气韵)、道德之气(如志气、勇气)(Tu, 2001)。我们下面将探讨头颅移植手术中所涉及的"精气"状态,以探讨由此产生的人的同一性问题。

三、换头术后的人

在头颅移植手术后,幸存下来的人是谁? 为了清楚回答这个问题,我们需要研究儒家对心(heart)、心智(mind)、脑、头和灵魂的看法,以及它们与气的关系。鉴于精气是人类个体生理和道德生活的基础,我们有理由推断一个儒家看法:个人的精气来源将决定他是谁(甚至将在一定程度上决定他是什么样的人)。由此可以得出:如果一个人的精气都储存在其心里,那么手术后存活下来的就是为手术提供身体的人;反之,如果精气全部储存在脑中,那么手术后存活下来的是提供头颅的人。然而,我们有理由相信,这两种推论都不会是儒家的结论。正如我们将表明的,一个人的精气是充盈于整个身体的。即使心脏或大脑比身体的其他地方存有更多的精气,也不能说它单独拥有所有的精气。假设我们利用医疗技术来创造一个人,让他的头来自一个人 A,身体来自另一个人 B,那么所产生的人肯定同时具有 A 和 B 的精气。在这种情况下,我们能否清楚知道,这个人到底是 A 或者 B? 或者既是 A 又是 B? 或者既不是 A 也不是 B? 特别是,我们是否能确定心脏比头部藏有更多的精气,或者反之,从而得出该人更可能是 A 还是 B 的结论? 让我们先来看看儒家对"心"的看法①。

儒家传统中"心"的概念,常常既指"心脏"(heart)又指心智(mind)。在前述引文中,孟子说:"行有不慊于心,(浩然之气)则馁矣。"事实上,儒家经典发展出高超的"心"的观念,激发了关于"心"的意义的大量讨论(Qiu,2017)。众所周知,孟子提出每个人都有"四心",作为发展儒家美德的四个起点,或称"四端":

> 恻隐之心,人皆有之;羞恶之心,人皆有之;恭敬之心,人皆有之;是非之心,人皆有之。恻隐之心,仁也;羞恶之心,义也;恭敬之心,礼也;是非之心,智也。仁义礼智,非由外铄我也,我固有之。(《孟子·告子上》)

孟子还指出:

> 无恻隐之心,非人也;无羞恶之心,非人也;无辞让之心,非人也;无是非之心,非人也。恻隐之心,仁之端也;羞恶之心,义之端也;辞让之心,礼之端也;是非之心,智之端也。人之有是四端也,犹其有四体也。(《孟子·公孙丑上》)

孟子认为,正如每个人都有四肢一样,每个人也都有"四心"(即恻

---

① "心"的英文通常被翻译为"heart"或"mind"。

隐之心、羞恶之心、辞让之心、是非之心），这是四种道德情感，构成了儒家仁、义、礼、智这四种美德的萌芽或基础。对现代人来说，这些对心的表述，显然不是指心脏（用现代科学的语言来说，心是身体的一个器官），而是指"心智"。然而，儒家的"心"概念不包含"心脏"与"心智"的区别，因为"心"被认为既是物质的又是精神的，就像"气"一样。虽然孟子没有具体指出"心"是由哪种"气"所构成的，但我们可以推断它定是由最初从父母那里得到的"精气"组成，这样才符合不同的"气"的基本作用，即不同类型的"气"构成身体的不同部分：身体的重要部分如心，一定由"精气"构成，而其他部分如四肢，则由其他类型的气构成。为了发挥其在人类生活中的重要作用，"精气"必须比"非精气"在物质上更有力、在精神上更强大。也就是说，精气构成一个人的"心"，表现出一个人的情感、认知和智慧。在这个意义上，"养心"和"养气"在儒家看来具有相同的意义[1]（cf. Yang, 1999: 161 - 166）。

儒家对身体的不同部位赋予不同类型的"气"以及对"气"在全身流动的理解，可以参照中医经典《黄帝内经》来互鉴。《黄帝内经》约编纂于公元前1世纪[2]。根据这部经典，一个人的精气有三个来源：除了来自父母的原始精气外，还来自食物（谷气）和吸入的空气（清气）。精气藏于五脏（心、肝、脾、肺、肾），化于六腑（胃、胆、小肠、大肠、膀胱、三焦）。据此经典，五脏的主要功能是藏精气而不泄；而六腑的主要功能则是传化物而不藏（即将非必要的气排出体外，"实而不满"）（《黄帝内

---

[1] 我们充分意识到这是一个有争议的说法。一些儒家学者不接受"气"作为形而上的存在。对他们来说，"气"只是现象，而"心"或"理"（秩序）才具有形而上意义。我们认为他们的观点有二元论的嫌疑，本章致力于利用"气"的概念重建儒家经典一元论的观点。感谢方旭东和唐文明与我们讨论这些问题。

[2] 一般认为，这部医学经典是按照儒家和道家的一些基本理念来撰写的（Wu and Wu, 2005）。因此，可以合理利用其思想资源来构建儒家关于人的同一性的观点。

经·素问(10,11)》)。在这种论述中,"心"是五脏之一①,而脑则不是。同时这一经典还表明,每个人都有另外五个极具生命力的器官(称为奇恒之腑),即脑、髓、骨、脉和女子胞(即子宫,限于女性),以储存一个人的精气(《黄帝内经·素问,11》)。这样看来,心脏和大脑都是身体的重要部分,都存有人的精气。

有必要指出,中医认为人体有一个特殊的脉络系统,"气"通过这个系统流布全身。根据这一理论,共有十二条主要的"经脉",它们"内属于腑脏,外络于肢节"(《黄帝内经·灵枢,33》)。这些主要的经脉及其众多的分支,促进了各种气尤其是精气在全身的循环运行,以"营阴阳、濡筋骨、利关节"(《黄帝内经·灵枢,47》)。此外,中医在经络上辨别出365个特殊的位点,叫作穴位,可以进行针灸治疗,即用针刺激相关的穴位来疏通经络行气②(《黄帝内经·素问,58》)。简言之,经络系统使包括精气在内的各种类型的气贯通脏腑,运行全身。因此,生命的精气不仅存在于几个重要的器官内,而且还沿着经脉动态地流布全身。也就是说,一个人的"精气"绝不仅仅局限于大脑或心脏。

现在让我们研究一下儒家经典的灵魂观,看看它是否也可以从

---

① 在《黄帝内经》中,有许多段落都强调了"心"的重要性。例如其声称"心者,生之本,神之变"(《黄帝内经·素问》);"五脏六腑,心为之主"(《黄帝内经·灵枢》);以及"心者,神之舍也"(《黄帝内经·灵枢》)。尽管如此,根据这部经典的观点,"心"仍然只是储存精气的重要器官之一。事实上,当代中国人从没有认为心脏移植后会变成另一个人,就像肝脏或肺部移植后没有变成另一个人一样。

② 在"科学"理论指导下,中国现代研究人员集中精力,试图在经络的特定路线下发现一个具体的物理结构(如神经或血管),以确认经络系统的"科学性"或"客观性"。也就是说,他们试图找到一个可观察到的解剖结构或特殊的物理学结构,将经络现象建立在一个纯粹的唯物主义基础上。虽然付出了巨大的劳动和精力,但所有的努力都是徒劳的。事情的真相是,经络现象是医生们在几千年前发现的、个人所感受到的一种特定的感觉现象。经脉理论建立在经典的"气"的理论基础上,无法由现代科学理论来证实,当然也不能被现代科学理论所否证(Fan, 2003)。

"气"的角度来理解。早在《易经》的注释中，我们就可以看到儒家关于
精气与灵魂的经典思想：

> 精气为物，游魂为变，是故知鬼神之情状。(《周易·系辞》)

事实上，儒家经典认为灵魂有两个部分：一个被称为"魂"（智慧性
灵魂），而另一个被称为"魄"（动物性灵魂）[①]：

> 哀乐而乐哀，皆丧心也。心之精爽，是谓魂魄。魂魄去之，何
> 以能久？(《左传·昭公二十五年》)

这就是说，"魂"和"魄"不过是"心"的主要成分，而"心"又不过是
"精气"。因此，在儒家的信仰中，所有这些微妙的人类事物，"心""魂"
和"魄"，都可看作是由"精气"构成的。

> 人生始化曰魄。既生魄，阳曰魂。用物精多，则魂魄强。是以
> 有精爽，至于神明。匹夫匹妇强死，其魂魄犹能冯依于人，以为淫
> 厉，况良霄！(《左传·昭公七年》)

仔细读来，这已将精气、魂、魄、神明以及人死后的大体状况作了基
本说明。下述《礼记》名段通过引用孔子对学生宰我有关"什么是鬼神"
的问题的回答，讲得更细致了：

[①] 根据余英时的历史研究(Yu, 1987)，中国人长期以来一直持有这种典型的魂魄
两部分的灵魂观。早在公元前 1 世纪佛教传入中国之前，中国本土传统中就已
经持有这种灵魂观以及对来世的信仰。

> 宰我曰："吾闻鬼神之名，而不知其所谓。"子曰："气也者，神之盛也；魄也者，鬼之盛也；合鬼与神，教之至也。众生必死，死必归土：此之谓鬼。骨肉毙于下，阴为野土；其气发扬于上，为昭明、焄蒿、凄怆，此百物之精也，神之着也。"(《礼记·祭义》)

的确，从儒家经典的观点看，人死后"魂气归于天，形魄归于地"(《礼记·郊特牲》)。"魂气"作为神，是在天上飘游的智慧性灵魂；而"魄气"作为鬼，是存在于人间的动物性灵魂[1]。由于个人最初从他们各自的祖先那里得到了精气，构成他们的气具有不同的质量，也具有不同的强度。因此，正如人与人之间的"心"有些差别，他们的"魂"和"魄"也有所不同。特别是，并非每个人的"魂"和"魄"在死后都会持续存在同样的时间：圣人的"魂"和"魄"会永远存在，而最弱的"魂"和"魄"在人死后不久就会消失[2]。

汉代儒家文献《白虎通义》(约公元80年编纂)，从阴气和阳气的角度对"魂"和"魄"作了进一步解释：

---

[1] 现代颇有影响力的新儒家学者钱穆，在其著作(Qian, 2004)中对儒家视角下的灵魂、上天、神明提供了丰富的材料。但在其书中得出的结论却是儒家认为生命是无灵魂的自然主义，儒家的教义是无神论的(p.43, p.49)。我认为这些结论是考虑不周且具有误导性的，不仅与大量儒家经典中的非自然主义论述相矛盾，而且与钱穆自己在书中提出的诸多儒家教导相矛盾。对于自然主义于非自然主义的进一步探讨，请参阅第十三章。

[2] 值得注意的是，儒家以"精气"看待灵魂的观点，与亚里士多德以形式质料看待灵魂的观点有很大不同。生物具有营养性、食欲性、感觉性、运动性和智能性，尽管"气"或"形式"这两种观点在对生物之间的这些差异方面，乍看之下似乎相似，其实不然。首先，儒家的灵魂是"精气"，它是精微的元素，应该被理解既是质料也是形式；而亚里士多德的灵魂只被定义为形式。其次，儒家不能像亚里士多德那样用几何形式的隐喻来理解灵魂。最后，在儒家的论述中，灵魂在人死后仍然存在；而在亚里士多德的论述中，灵魂在人死亡时同时消失。感谢杰森·埃贝尔(Jason Eberl)与我讨论这些问题。

> 魂魄者何谓也？魂犹伝伝，行不休也。少阳之气，故动不息。
>
> 人为外魄者，犹迫然着人也。此少阴之气，铣拆石着人不移也。魂者，芸也，情以除秽；魄者，迫也，性以治内。(《白虎通义·卷八》)

在这里，阴气和阳气被理解为两种类型的精气。一些汉代文献甚至认为，每个人都有三魂七魄(Needham and Tsien，1985：83)。如上所述，鉴于中医已经设定了五脏六腑，为什么不说五魂六魄呢？据推测，"三魂"可能与儒家强调的人类世界最重要的关系纽带有关，即君臣、父子、夫妻。"七魄"可能与"魄"的知觉性质有关，因为头部有七个入口或开口(七窍：眼、耳、鼻、口)。此外，它们还可能与七种情绪(七情：喜、怒、忧、思、悲、恐、惊)有关，而这七种情绪应该是由"魄"支配的(Needham and Tsien，1985：83)。但无论如何，我们都没有理由怀疑三魂和七魄也是由精气组成的。

综上所述，无论我们谈论的是"一魂一魄"，还是"三魂七魄"，显然"魂"和"魄"作为心的基本活力，也只是"精气"这一人类生命的主要成分。就像我们不能相信"心"都在心脏或大脑里一样，我们也不能推断"魂"和"魄"都在心脏或大脑里。对一个儒家学者来说，如果认为一个人的灵魂位于大脑中的松果体中(如同笛卡儿那样)，那将是一个愚蠢的笑话①。重要的是，气既是物质又是精神，"心""魂"和"魄"必须被理解为存在于身体的每个重要部分，特别是在重要的器官和经脉中。虽

---

① 有趣的是，至少在《黄帝内经》中一个章节中写道："肝者……魂之居也。"(《黄帝内经·素问9》)然而，从整体上看，我们不应该把这句话理解为魂只在肝脏或一直在肝脏。魂只是一种"精气"。经典中普遍认为，"精气"存在所有重要的器官中，并通过经络系统流布全身。就像我们不能只把"精气"存在心脏中一样，我们也不能把它只储存在肝脏或任何其他脏器中。

然一个人的心脏和大脑都属于重要器官,但如果说它们单一地完全包括了一个人的"心""魂"和"魄",从而决定了一个人的同一性,那肯定是说不通的。在一个头颅移植手术后存活的人C,肯定会携带A和B(即分别提供头部和身体的人)两个人中的每个人的部分"心""魂"和"魄"(即其"精气")。

即使A和B属于同一性别,比如说两位女性,C仍然既不是A(提供头部的人)也不是B(提供身体的人),因为C的"精气"来自她们两个人。有些人可能争辩说,儒家应该有更多的理由相信C其实是B,因为身体比头部含有更多的重要器官,因此具有更多的"精气"。他们可能认为,如果一个人在心脏移植后仍然是同一个人,那么一个人在头颅移植后也应还是原来的人(即原身体的人),因为改变一个重要器官(心脏或头颅)并不会改变一个人所携带的很多"精气"。我们认为这一论证是错误的,理由有二。首先,头部绝非只包含头脑,它还有七窍(即上面提到的眼、耳、鼻、口)。从儒家中医的角度来看,这些窍由人的"精气"所激活和保持,对这个人的生命起着关键作用。其次,人的精气所经过的几条主要经脉,都在头部交汇,因此头部储存的"精气"可能不比身体少。因此,头部可能不像诸如心脏那样的一个主要器官,可以在不明显改变一个人的"精气"情况下进行移植。相反,如果一个人的头被改变了,他的"精气"也会被改变,因此他就不再是之前那个人了。

如果A和B是全面连体人(即两个脑袋共享一个身体),他们在全身移植(即换了一个新的身体)后的身份是什么? 一些人认为,在这种情况下,他们肯定还是原来的两个人——连体的A和B。在他们看来,既然他们出生后就是属于身体连在一起的(连体婴儿)两个人,那么,换了身体之后,他们实际上仍然是两个不同的A和B。但是,问题在于,如果是这样的话,就意味着他们的"精气"并没有与新加入身体的精气相互混合。也就是说，A 的"精气"仍然只在其头部，B 的"精气"也仍然只在其头部，新的身体的"精气"并未与它们交通。鉴于中医所揭示的生物体的经络系统的存在方式，这是不可能的："精气"必须沿着经络流经头部和身体。如果"精气"不能这样流动，就不会有活生生的人类有机体。因此，如果原来身体的精气与 A 头的精气与 B 头的精气构成了 A 和 B 两个人，那么现在新移植身体的精气与 A 头的精气与 B 头的精气的混合就会构成 C 和 D 两个新人，而不再是过去的 A 和 B。当然，无论是过去的 A 和 B，还是现在的 C 和 D，为什么未能成为一个人（既然精气是在循环的）而仍然是两个人，这是令人困惑的问题。或许是因为，处于头部（以及身体）的一些精气"岿然不动"，并不参与循环。

最后，既然 C 携带着 A 和 B 的混合"精气"，是否有可能认为 C 既是 A 又是 B 呢？我们认为这也是不可能的。从儒家的角度来看，一个人的"心""魂"和"魄"在一个生命中必须构成一个统一的本体、统一的人格，不能由另一个人分享。这里可用自然繁殖的隐喻来看：丈夫和妻子通过"精气"结合产生一个孩子，但所生的孩子是一个新的、不同的个体，不能被看作既是丈夫又是妻子的同一个人。因此，儒家只能将换头术后的 C 认定为具有不同于 A 或 B 的个人身份的新人。对于那些认为我们所提供的儒家"精气"的资源不足以得出这一结论的人，我们将在下一节中探讨儒家关于人的同一性的伦理关系主义观点，以加强我们的论证。我们将表明，在儒家伦理关系主义的生活世界中，不仅 C 不可能是 A 或 B，而且 C 也不可能既是 A 也是 B。

四、换头术后的人际关系

在儒家的生活世界中，一个人的身份是无法脱离社会关系来决定的。也就是说，没有人可以脱离社会关系，尤其是由家庭关系来定义自己。本节将首先介绍一个中国传统文学中的头颅移植传奇故事来说明这一关系主义观点，然后探讨这一观点对于头颅移植中人的身份的影响。

清代志怪小说作家蒲松龄在《聊斋志异》[①]中创作了这一传奇故事。一位名叫朱尔旦的儒生与冥界有权势的陆判官成为好友。陆判官想通过更换朱尔旦的心来帮助他考中科举。他设法从千万具尸体中找到一颗聪慧的心，将之移植到朱尔旦的胸膛中，替换了他原来的心。朱尔旦的记忆力和写作能力都得到了极大的提高。同时，尽管朱尔旦对妻子的身材感到满意，但觉得其容貌不甚佳丽。他请求陆判官改变妻子的五官容貌。陆判官笑着回答，请容许花些时间操办。最终，陆判官得到了一个漂亮女子的头颅，并成功地为朱尔旦的妻子做了头颅移植术。妻子因此变成一位美貌女子，朱尔旦十分高兴。原来这颗头颅取当地一位官员夫妇女儿的尸体，她是被一个强盗杀害了。当这对官员夫妇发现自己女儿的头被装在朱尔旦妻子的颈上后，他们高兴地接受了朱尔旦妻子为自己的女儿，也接受朱尔旦为他们的女婿。朱尔旦妻子原来的头颅和官员女儿的尸体放在一起埋葬了。

这个故事融合了佛教和道教的宗教信仰，比如说存在一个死后的冥界，里面有判官统治，且这种判官甚至可以来到世上来干预人的生活[②]。此外，这个故事还牵涉一系列错误的观念。首先，至少就朱尔旦的情况而言，它假设一个人的智慧和思想与心脏有关，而非与大脑有

---

① 该著流传广远，其英文版本可见 Mair and Mair, 1996。
② 这种有关死后冥界的宗教信仰，在中国早期的佛教和道教都有所体现，很可能在公元 618 年唐朝开始之前就存在(Xiao, 2006)。感谢张颖提供的参考资料。

关。其次，它认为即使一个人的头颅被换了，该人的同一性也会保持不变，正如朱尔旦妻子的情况。最后，它似乎提示在进行头部或全身移植后，两个人可以在一个人身上存活和体现，正如朱妻与官员夫妇的女儿的情况。撇开第一个误解不谈，我们认为后两种想法在现实的儒家生活世界中是不可能的。我们将利用儒家以家庭为本位的思想资源来证明，一个人的家庭关系和关系主义特征，是了解或确定一个人是谁的必要条件。简言之，在这个案例中，无论是朱妻还是官员女儿，都不可能在头部或全身移植手术之后依旧存在，更不用说两个人存在于一个人了。

作为哲学和心理学领域中的一个重要问题，人的同一性涉及人在不同时间和空间中身份和个性的一致性和延续性。近现代西方所盛行的各种同一性理论都是个人主义的。例如，笛卡儿的非物质实体（心灵）的连续性理论认为，人是由一个不可分割、不可摧毁的思维实体——心灵所组成的，因此人的同一性在于心灵的连续性。即使人的身体被毁坏，心灵仍然存在，因此人的同一性也得以保持。洛克的意识或记忆的连续性理论则认为，人的同一性在于他们的意识或记忆的连续性。一个人的身体可以发生变化，但只要他们的意识或记忆是连续的，那么这个人就是同一个人。最后，当代自然主义科学的身体连续性理论认为，人的同一性在于他们的身体的连续性。这个理论提示，人的身体是由一系列物质构成的，因此只有当一个人的身体在时间和空间上是连续的，他们才是同一个人。

相比较而言，儒家的同一性观点是关系主义的。尽管儒家经典作家从未直接论述人的同一性问题，但我们可以合理地重构他们的关系主义观点。在儒家看来，如果不参考一个人与其直系亲属的关系，一个人的个人身份就无法确立①。也就是说,每个人都需要被放在一个合适的关系位置上,在家庭中扮演一个适当的角色,才能明确了解他的身份,如儿子或女儿、丈夫或妻子、父亲或母亲。在这个意义上,孤儿不是被理解为"没有"亲生父母,而是"失去了"亲生父母。这将作为一个必要的背景信息来让人可能了解他是谁:例如,"父母在他一岁的时候就死了",或者"我们收养她的时候就不知道她的父母是谁"。简言之,儒家支持一种关系主义的个人身份理解:人类个体是有关系的个体,如果不参考其社会关系尤其是家庭关系,个体的同一性就无法确立。

在儒家的生活世界里,个人的身份通过礼仪实践在人际关系中得到承认、表达和实现。如前所述,儒家的礼仪是一系列或大或小的行为模式来协调人际互动,它们是人生的引导,儒家无法脱离它们来学习和体现美德(Fan, 2010a)。这些礼仪,特别是家庭的丧葬和祭祀,使祖先和子孙聚集在一起,达成整个家庭的精神统一(Fan, 2010b)。从儒家的宇宙学(cosmology)和发生学(cosmogony)的角度,个人的生命被认为是一件来自祖先尤其是父母的礼物,这是一种上天规定的自然秩序:

> 有天地,然后有万物;有万物,然后有男女;有男女,然后有夫妇;有夫妇,然后有父子;有父子然后有君臣;有君臣,然后有上下;有上下,然后礼仪有所错。(《易经·序卦》)

---

① 有必要指出,虽然关系主义在定义人的身份方面与个人主义不同,但它不一定是反本体主义的(anti-substantivism)。正如约瑟夫·凯帕伊(Joseph Kaipayil)明确指出:"关系主义不是反本体主义。在一个反本体主义的观点中,事物本身不是对象,只是依赖于其他事件而存在的事件。即使我们同意关系在本体论上比本体本身更基本的论证,问题是如果不存在具有某种持久本体性的实体(entities),那么关系本身如何存在?关系'维于'两个或多个事物之间。如果实体消失,关系也会消失"(Kaipayil, 2009:8)。

这一观点不仅表明儒家对自然界和人类社会的谱系的理解,还暗示了在决定人的同一性问题上的核心关系属性,并提示了指导个人行为的适当道德规范的一个根源。众所周知,儒家传统强调家庭在培养一个人的品德方面的重要性,并强调一个人的家庭角色在构成人的同一性方面的重要性(Fan,2015;Fan and Wang,2015)。基于这样的儒家资源,我们不难总结出一些必要的关系主义特征,儒家人士在确定个人身份时通常会诉诸这些特征。所谓"关系主义特征",我们指的是那些个人与其家庭亲属共享的个人特征,以便可以将其适当地置于构成其身份的家庭关系网中。例如,鉴于父母与子女的关系是识别个体的关键,一个孩子需要与其父母共享一些关系主义特征,如相同的 DNA、相似的身体特征(如面部特征)、相似的气质和或共同的生活经历,以便与他们建立亲子关系并确定其个人的同一性。如果一个人是孤儿,与养父母及其他家庭成员的关系也是如此。虽然与亲生父母相比,这种关系主义特征的分享程度不那么强烈或完整[1]。如果一个人完全缺乏这种关系主义特征,那么他将无法形成重要的家庭关系,该人的同一性在儒家社会将难以确定。

一个人的关系主义特征,构成了一个人在儒家社会中建立家庭关系和确定自己身份的必要条件。头颅移植手术后存活的人,不可能在没有巨大矛盾的情况下进入家庭关系网中,因为这个人缺乏适当的关系主义特征来建立这种关系。让我们回到上述小说里的故事。首先,陆判官做完头颅移植术后,这个女人会不会还是朱的原妻,即提供身体的女子?在儒家的生活世界里,这是不可能的。即使她自己这么认为(这也不可能,因为她已换了一个截然不同的头颅),其他亲属也很难接

---

[1] 例如,一个孤儿需要与其养父母或其他抚养者共享生活经验这种关系主义特征来建立其个人的持久身份或同一性。

受,因为她现在的面部特征与他们所熟悉的朱妻的面部特征有根本的不同,而且她也将具有与朱的原妻十分不同的感觉、想法和喜好。原妻的亲生父母会发现一个完全不同的"女儿",而朱的父母会发现一个全新的"媳妇"。朱和他的原妻如果已有孩子,孩子也不会觉得她是自己的生母。如果这个女人与朱在将来生出新孩子,新孩子将会与朱的原配妻子而不是她更相似(因为卵子产生于原妻的身体)。其次,如果有一位男士在官员夫妇的女儿死之前爱上了她,他现在可能不会接受她已成了朱的妻子。简言之,即使朱尔旦喜欢她的新面容,愿意把她当作他的原妻,她也仍然会缺乏人的同一性所需的关系主义特征来实际成为他的原妻。

再次,手术后的女子会不会是官员夫妇的女儿,即提供头部的女子呢?这也是不可能的。即使官员夫妇愿意接受她为女儿,朱的原妻的亲生父母也会拒绝,因为他们无法接受自己的女儿突然消失或者变成了官员夫妇的女儿。这也可能正是为什么这个故事根本没提朱的原妻的亲生父母的缘故:它必须玩这个技巧来避免人物同一性问题的困难。这个新女子的卵细胞中的 DNA 基因将与朱的原妻的基因相同。如果他们有额外的孩子,孩子的一半基因将来自朱的原妻而不是这对官员夫妇的女儿。

这个女子会不会同时是朱的原妻和官员夫妇的女儿呢?我们认为这在儒家的关系主义生活世界中是不可想象的。即使这个女人相信她自己是两个人,她也可能是在想象中相信,难以真的相信。她不可能在日常生活中表现得既是朱的原妻也是官员夫妇的女儿,她的亲戚也不可能同时把她当作两个人。某些亲属(如朱尔旦和他的父母)可能会把她看作朱的原妻,而另一些亲属(如官员夫妇)则可能会把她看作原来的女儿。但这也是很难行得通的,因为两个不同亲属群体对她身份的两种不同说法，会在她的生活境遇中产生巨大的混乱和危机。最后，这个女人有没有可能有时是朱的原妻，有时则是官员夫妇的女儿呢？例如，她在家里可能是朱的原妻，而在外面时则是官员夫妇的女儿？同样，我们认为这也是不可能的，因为这涉及在理解和建立她的身份时，这个女人、朱和其他亲属之间必然产生的不可调和的关系冲突。

总之，当陆判官将朱妻的身体与官员女儿的头颅连接在一起后，这个文学想象中的混体人在儒家生活世界中将既不是朱的原妻，也不是官员的女儿。她也不可能既是朱妻又是官员夫妇的女儿。在儒家的生活世界里，没有一个人的同一性可以在头部或全身移植手术后延续下来，因为这种同一性所负荷的儒家伦理关系主义的基本特征势必遭到这种移植术的破坏。虽然这种关系主义在本质上是规范的、伦理的，但它已成为儒家生活世界的厚重事实和儒家人际关系的主要特征，因而成为个人同一性的客观指标。

五、结论

本章认为，儒家传统提供了饶有意味的思想资源，以回应换头术所面对的人的同一性问题。借鉴儒家经典思想，有助于拓展我们的哲学想象。这种观点不同于当代主流观点，并带有重要的伦理含义。特别是，鉴于换头术会摧毁儒家伦理关系主义的特征、破坏家庭关系，从而引发人的同一性的混乱，我们有理由认为此类手术在道德上是不合适的。即使它们在技术上成为可行，儒家社群也不应该进行这种手术。

【致谢】本章初稿是在"全身移植与头颅移植：一个跨学科国际研

究项目"的支持下完成,并在该项目组织的两次会议上进行讨论,一次是 2018 年在北卡罗来纳州的维克森林大学(Wake Forest University),另一次是 2019 年在香港城市大学。感谢这两所大学对会议的支持以及与会者对本章初稿的有益评论。】

第十一章

性爱机器人

一、引言

一些国际科技公司已经造出越来越"发达的"性爱机器人，它们是人工智能技术应用的一种产品。有些人认为它们具有显而易见的好处：首先是可以为那些患有性障碍或性异常的患者提供一种治疗手段，在这个意义上它们应该被当作一种医疗科技；其次是提供一种替代性方法，给那些无法建立真正的人际关系或无法满足自己性需求的人提供一种可能的选择；最后它们还可以提供一种安全和私密的方式，让人们探索和满足自己的性欲。然而，反对的人会马上想到，它们可能会让人更加依赖机器人而不是真正的人类性关系，从而增加孤独感和难以建立良好的关系，它们甚至可能会对人们的性偏好和行为产生负面影响，例如增加性暴力或性成瘾的风险。

不少作者已对性爱机器人对人类生活的发展以及对人际关系的影响提供了哲学论证。本章认为，对于性爱机器人的伦理学探讨必须结合具体伦理传统的观点才能深入进行。本章基于一些学者的相关论证,围绕人的婚姻、健康、生育以及形象来作初步的探讨。的确,已有一些作者根据独特的道家和儒家文化视野进行了探索,本章拟对它们作出进一步的评论。对于指导性爱机器人的道德文化而言,是否有一种具体文化在道德上是唯一正确的?本章并不试图对此作出判断,无论它是现代的还是传统的、世俗的还是宗教的、西方的还是东方的。相反,我将分析每种论证的具体伦理前提,检查每位作者的论证假设、结构和结论。在此过程中,本章主要不是在概述或表达我自己关于使用性爱机器人的伦理判断,而是更好地帮助读者理解这些观点,更清楚地引出他们的论证所揭示的相关伦理价值,以帮助读者形成他们自己关于性爱机器人的道德规范。

二、人的婚姻

一个有趣的问题是,如果一个人类个体要与性爱机器人结婚,在道德上是否合适?马克·切里的观点富有启发意义:你对这个问题的答案,将取决于你如何看待当今西方世界中不断变化的性别规范和家庭转型。切里认为:

> 尽管缺乏明确的基础,但整个西方世界正在发生巨大的文化转变。其目标是从根本上改造基本文化,使其不再支持家庭的理想。家庭作为一种规范的社会存在形式,由丈夫和妻子的一夫一妻制婚姻以及他们的亲生和收养子女自然形成。但如今家庭反而被认为是一个可以合法自行塑造的组织,以体现西方世俗自由主义关于社会正义和性别中立的原则。事实上,现在一个人声称可以与自己、与诸如父母和兄弟姐妹这样的近亲甚至与动物或无生

命的物体结婚。在这种亲密的社交陪伴中,使用性爱机器人满足个人需求,只是将性关系转移到夫妻婚姻之外的另一种情形。这会进一步将个人从传统家庭生活里丰富的社会关系中脱离出来,从而继续家庭的转型和社会的世俗化。为何与性爱机器人结婚不切实际?在极其贫乏的一般世俗道德话语下,这一点是阐述不清的。(Cherry,2022:109-111)

在这个简短的结论中,切里描绘了两种截然不同的道德文化以及它们对于使用性爱机器人的不同判断:一种是"西方世俗自由主义关于社会正义和性别中立的原则";另一种是"家庭作为一种规范的社会存在形式,由丈夫和妻子的一夫一妻制婚姻以及他们的亲生和收养子女自然形成"。在前一种文化里"极其贫乏的一般世俗道德话语下","为何与性爱机器人结婚不切实际这一点是阐述不清的"。相反,根据传统文化和宗教中的道德信仰和具体礼仪,使用性爱机器人,包括所谓与机器人"结婚",将是脱离现实的、不被允许的,而且很可能是一种严重的恶行。

三、人的健康

张颖从道家的角度来探讨性爱机器人的使用。她根据道家对人类性行为的本质和功能的理解来构建其论证。如她指出,根据悠久的道家传统,性行为被认为是体现和促进"气"或"能量"(qi-energy)结合的重要仪式。"气"是宇宙和人类生命的基本要素。在道家传统中,"气"涉及性活动的所有生理、心理和精神层面。众所周知,道家(包括道教)传统中的个人追求各种性技巧,以提高他们的性体验。张颖承认,道家传统对探索性技巧（包括使用性玩具）以增加性快感是很开放的。为了说明这一点，她还提到，明朝的一些道教修行者认为，如果男人将铜制或金制的小铃铛或球状物插入阴茎，就能享受美妙的性爱；还创造了各种供女性使用的性爱玩具，今天我们还可以在上海的性文化博物馆中看到这些玩具（Zhang, 2022：89）。总之，在道家文化的影响下，性玩具在中国历史上显然被相当广泛地用来调剂夫妻的性生活。

因此，一些评论家可能会考虑使用性爱机器人来满足人类的性欲、提高性快感，就像过去道家使用性玩具一样。他们可能认为，道家会简单地承认性爱机器人是当今技术下的新型性玩具，不应该被贸然否定。然而，张颖并不接受这种推论。在她看来，尽管道家并不拒绝在性活动中寻求快乐，但道家的生理学以气为基础，也无法得出"人类性行为的主要目的或功能是寻求快乐"这一结论。相反，张颖强调道家认为性活动的主要目的或功能，是通过性伴侣之间的气和身体的结合，来滋养生命和增进健康。因此，她提出以下论证，认为性爱机器人作为一种新型性爱技术，对道家来说会有文化上的问题：

> 性技术可以被用来作为方便和必要的手段，但无论性爱机器人有多复杂，它都是一个非生命体，因为它没有"气"——这一道家性交基础的能量。尽管性爱机器人可以被赋予一个男性或女性的性别身份，但它本身没有内在的阳性或阴性。因此，通过性体验将男人和女人、阳性和阴性、天和地结合起来的道家想法无法实现。相反，机器人技术引起的性迷恋和数码技术的不可靠性，可能会导致精神和身体的健康问题，即使可能有一些短期治疗效果。由于人形机器代表了人类的身体，一个人更有可能对性爱机器人产生情感依恋，产生一种错觉，好像机器人是其理想的伴侣。即使一个

人可能感觉到自己正在触摸一个人的身体,那也没有真正的能量交换。当阴阳分离时,生命重要的气的能量流动就会中断。这就是为什么道家总是强调性是需要学习的,首先要获得的是自我控制,以达到身体的平衡。(Zhang, 2022:90)

她的这一论证可以归纳为包括以下步骤:

(1) 正常或"自然"性交的道家基础,是与阳性(男性)和阴性(女性)之间的"气""气的流动"和"气的结合"有关的,性活动的目的是实现人体健康(即身体的平衡);

(2) 不符合这一基础的性交形式是不正常的或不自然的,可能导致长期的健康问题,即使可能有短期的治疗效果;

(3) 性爱机器人,无论设计得多么像人,都没有气的能量;

(4) 所以,与性爱机器人的性交不符合道家适当性行为的基础;

(5) 所以,与性爱机器人的性交是不正常的或不自然的,这可能导致长期的健康问题,即使可能有短期的治疗效果。

从逻辑视角看,这是一个有效的(valid)论证。如果三个前提为真,那么结论(4)和(5)也将为真。我认为这个论证也是完备的(sound),即至少根据道家信仰,三个前提确实为真。

正如张颖所指出的,道家在"气"或"气之能量"方面提供了一个独特的宇宙论和发生观。作为宇宙的终极力量,道无非是元气或原始能量,它构成了宇宙的开端,万事万物由此得以产生和转化。与宇宙万物一样,生命也是从道中产生的,表现为两种类型的"气",即女性或阴性的能量与男性或阳性的能量。通过这两种能量的不断互动、统一和相互转化,宇宙处在一个和谐的过程中,万物形成永久的动态平衡,尤其是在天、地、人之间,以及在男女之间。事实上,这种分析也构成了中医认知的核心，表现在中医典籍《黄帝内经》中①。

在中国哲学史中，阴阳概念一直是一种主导思想，不仅为道家所独有，而且也为中国其他思想流派（如儒家）所共享。然而张颖并未指出，在中国哲学中，并非所有的阴气或阳气都被认为具有相同的性质。相反，道家和儒家都相信一种独特的万物有灵论，根据这种观点，不同的生命和物体具有不同性质的阴气和阳气。更重要的是，它认为人体携带的一部分阴气或阳气是"精气"，比其他普通阴气或阳气更有能量、更有活力和灵性。事实上，"精气"既是物质也是精神，它使人类的生命活动充满了活力，包括性活动②。

因此，关于道家的第一个前提是真的，如张颖所言。正常性交的道家基础是为了人类的健康，而这种健康的概念是以气的平衡来定义的。在道家保健中，为了达到这种平衡，关于性活动的两个原则似乎很明显：适当地结合阴阳（精气）和适度地进行性活动（即不要过多或过少）。这些原则也被编入了《黄帝内经》之中③。

那么张颖的第二个前提呢？哪些类型的性行为不符合上述道家基础所制定的两个原则呢？推测说来，以下几种性活动存在一定问题。首先，与任何非人类进行性交都是有害的，因为后者不具备人类的精气，所以其气无法适当调和而滋养人的生命、保持健康。其次，任何同性之间的性交可能都是有害的，因为这种性活动中，不会有道家规范所要求的阴气和阳气的交换和平衡。事实上，道家的房中术也被称为"男女合气之术"，它假定这样一种规范性，即通过性交将男性的阳气和女

---

① 如《黄帝内经》的第一章中写道："阴阳者，天地之道也，万物之纲纪，变化之父母，生杀之本始，神明之府也。"
② 关于中国思想中的"精气神"的详细说明，见第十章。
③ 如《黄帝内经》中写道："上古之人，其知道者，法于阴阳，和于术数，食饮有节，起居有常，不妄作劳，故能形与神俱，而尽终其天年，度百岁乃去。"

人的阴气相结合。即使其他类型的性交可以带来短期的利益,如满足一个人当下的性欲,但它们会导致长期的健康问题,因为没有进行精气的适当平衡与转化。最后,虽然男女之间的性交是正常的,但也不能过度或过分。正如张颖所指出,道家告诉我们,对性的迷恋会产生"乱气"或"淫气",对人的身体和精神都有害(Zhang,2022:90)。同样,在中医经典《黄帝内经》中也有这种警示①。

　　前提(3)指出,无论性爱机器人有多复杂,它本身都不具有气的能量。如上所述,虽然宇宙中的一切都由"气"组成,但根据中国传统思想,只有人体含有高质量的"气"。因此,张颖说性爱机器人没有"气",实际上是指它没有"精气"。那些接受过现代科学训练并只相信现代科学的人,可能不会接受这个前提。对他们来说,人体只不过是一个碳基生命体,而机器人只不过是一个硅基"生命体"。如果人体和性爱机器人之间有任何"气"上的性质差异,就像张颖认为道家所暗示的那样,那就必将是碳基生命体(人体)和硅基"生命体"(性爱机器人)之间的巨大差异。反过来,这个结论最终将取决于碳原子和硅原子之间在所谓"气"或任何能量方面是否真有任何根本的区别。对他们来说,碳和硅都只是原子,由类似的质子、中子和电子组成,只不过数量有所不同而已。因此,他们可能很难理解为什么碳基物体会具有"精气",而硅基物体则没有。

　　为了回应这样的挑战,我认为张颖和道家信奉者不得不承认,道家气的学说不能也不应该用现代科学理论来解释。这并不意味着道家思想已经过时或虚假。相反,应该提醒读者的是,无论现代科技在科学理

---

① 如《黄帝内经》第一章写道:"今时之人不然也,以酒为浆,以妄为常,醉以入房,以欲竭其精,以耗散其真,不知持满,不时御神,务快其心,逆于生乐,起居无节,故半百而衰也。"

论基础上取得了多少神奇的成就，宇宙的终极实在和人类生命的复杂性都没有被现代科学理论所穷尽。传统的形而上学思想，如中国哲学关于"气"的观点，仍然可以用来扩展人们的想象力、激发创新和探索。此外，由于人们实际上相信不同的形而上学来形成他们具体的生活方式，而且在公民社会中他们有权过这种不同的生活方式，所以他们可以提出自己"非科学"观点和论据，让其他不同信仰者来了解和评估，这既合法也富有启发性。道家的观点，正如张颖所言，应被视为这种合理的"非科学"观点之一。

最后一个挑战在于道家论证的结论上。如果说"和性爱机器人性交是不正常、不自然的，可能导致长期健康问题"，但在历史上道家用于提高性快感的性玩具也不具有"精气"，这和当今的性爱机器人似乎是一样的。这种挑战甚至可以追溯到史料所记载的道家性玩具。鉴于道家传统一直认可使用这种性玩具来寻求性快感的做法是合理的（即使这并不是性活动的主要目的），那么，我们难道不可以进行这样的推论：既然使用性玩具来满足性快感并不被道家信奉者理解为不正常或导致长期健康问题（否则道家就不会允许使用它们），那么我们也应该认为，使用性爱机器人来满足性快感也不应该被道家理解为不正常或导致长期的健康问题。

对于这一挑战，我认为张颖和其他道家可以提供以下答复：传统的性玩具只是作为性伴侣之间性行为的补充手段，以结合他们的精气、保持身体的平衡，并通过增强性快感来实现人类的健康（也就是说，后者才是主要目的）。相比之下，性爱机器人将被用作人类性伴侣的替代品。因此，寻求快乐将成为性活动的主要目的，而人与人之间的基本关系，将被人与机器之间的工具性关系所取代。正如张颖所警告的那样，在这种替代中，人类很可能会对性爱机器人产生情感依恋，从而产生一种错觉,认为机器人是自己的理想伴侣。因而,性爱机器人与传统的性玩具不同,它代表了人类的身体,人们在与它性交时可能会感到自己在触摸人类的身体,但他们之间并没有进行真正的"气"的能量交换(Zhang,2022:90)。因此。从道家的视角看,与性爱机器人性交肯定会对人的长期健康产生危害。

四、人的生育

对于性爱机器人的使用,徐汉辉提供了一个儒家观点。有趣的是,在他看来,儒家传统所坚持的天道或天理,与道家的阴阳学说如出一辙,即正常的人类性交代表了男人和女人通过气的交换而结合(这与张颖的描述类似):

> 世界万事万物皆由一个终极法则支配,这个法则规定了万物的阴阳特性。这个法则就是天道阴阳理论。根据阴阳理论,自然界的一切都被天道所支配。更重要的是,这一理论试图将天道法则应用于人类社会。那么阴阳理论的一个直接结论是,性交是阴阳的互动,因为从阴阳的角度来看,男人是阳,女人是阴。这意味着性行为应该符合天道法则。实际上,哲学家们经常用性交来隐喻阴阳的结合。(Xu,2022:132)

此外,无论是儒家还是道家,都没有把单纯地追求快乐理解为性活动的主要目的。如徐汉辉指出,对儒家来说,一个人应该进入婚姻、组成家庭,以享受性的快乐。如果一个人拒绝这样做,而宁愿沉溺于各种各样的性体验,那么儒家社群则会批评他"行为不端"。事实上,道家的

性活动是通过身体"气"的流动和转化来平衡身体、寻求健康；而儒家的
性活动的主要目的是通过婚姻和家庭来延续家族血脉。对儒家来说，
结婚和建立家庭远比从各种性体验中获得性快感更有价值和意义。
(Xu，2022：135)

> 为了生育而发生性行为，不仅是允许的，而且是儒家所鼓励
> 的，因为它是儒家的要求。祖先崇拜是儒家思想的一个重要组成
> 部分。众所周知，孝或许是儒家传统中最重要的美德，它被认为是
> 其他美德的本源，如仁爱。(Xu，2022：136)

这样看来，儒家所持的性活动的主要目的与道家不同。就道家而
言，性主要是为了健康，而在儒家观点中则主要是为了生育。正如徐汉
辉所指出的，儒家的这一立场表明了儒家基本美德"孝"的要求和
期望①。

对于性爱机器人的使用，徐汉辉强调说儒家作为一种美德伦理学，
必须高度关注性活动过程中所涉及的欲望、动机或意图，以便作出伦理
评价。尽管好的欲望或想法可能不会导致完全正确的行动，但恶的欲
望或想法本身就是不道德的。在下一段中，他对性爱机器人的儒家观
点进行了总结：

> 基于儒家对性的观点，由天道引导的性欲并非不道德。相比

---

① 徐氏的观点可以得到儒家典籍的证实。事实上，相关的儒家思想在几部儒家典
籍中都有所表述。例如，"昏礼者，将合二姓之好，上以事宗庙，而下以继后世也"
(《礼记·昏义》)。"君子之道，造端乎夫妇；及其至也，察乎天地"(《礼记·中
庸》)。"不孝有三，无后为大。舜不告而娶，为无后也。君子以为犹告也"(《孟
子·离娄上》)。

之下,涉及乱伦、三人性爱、通奸和恋童癖的性观念会被视为道德上的错误。从儒家的视角看,为满足人类适当的性欲而制造的性爱机器人是合理的。因此,可以允许性爱机器人的治疗性使用,也可以允许性爱机器人来满足特殊群体的需求,如无法找到人类伴侣的人。然而,使用性爱机器人来满足个人的欲望,包括乱伦、三人性爱、通奸和恋童癖,在道德上是不可接受的。(Xu, 2022:141)

这就是说,一方面,徐认为从儒家的观点看,既然涉及乱伦、三人性爱、通奸和恋童癖的性观念在道德上是错误的,那么使用性爱机器人来满足涉及乱伦、三人性爱、通奸和恋童癖的不适当欲望,在道德上也是不可接受的。另一方面,使用性爱机器人来满足特定个人的需求,如无法找到人类伴侣的人,以及将性爱机器人用于治疗目的,则是道德上应该允许的。

五、人的形象

同徐汉辉一样,翁若愚也对性爱机器人的使用提供了儒家的观点。然而,基于他的儒家伦理分析,翁若愚不认为将性爱机器人用于治疗目的在道德上总是可以接受的。例如,他认真考虑了为了治疗恋童癖而使用具有儿童形象的性爱机器人的情况。的确,有些人提出,在治疗恋童癖的过程中,可以容忍使用具有儿童形象的性爱机器人,理由是这种使用可以防止病人侵犯无辜的儿童:因为具有儿童形象的机器人不是真正的儿童,而只是物品,所以使用它们是合理的,因为这不会对任何真正的儿童造成实际伤害。翁氏认为这种论证是"纯粹的幻想"(pure fanasy),因为它不能确保不会发生实际的伤害,也不能确保总体上收益大于代价。

> "纯粹的幻想"论证,即认为使用具有儿童形象的性爱机器人
> 其实是在纯粹的幻想领域进行的,因而不会对任何真正的儿童造
> 成实际伤害,这是具有误导性的。没有什么能保证所谓的治疗性
> 使用儿童性爱机器人会有效地防止恋童癖者对真实儿童的侵犯。
> 可以想象的是,使用这种儿童性爱机器人可能反而激起一些恋童
> 癖者更坚定地在现实中实施他们的"幻想"。(Yung,2022:122)

当然,没有可靠的经验证据表明,在这个问题上翁氏或支持其他观
点的人谁是正确的。翁氏当然知道,双方在这个问题上都有一套深刻
的直觉,但他没有确切的证据来证明他在这个问题上是正确的。让病
人与儿童性爱机器人发生性关系,是更有可能防止恋童癖者对真实儿
童下手,还是更有可能导致或鼓励其对真实儿童下手? 谁也没有充分
的证据。

翁氏的观点是,这种实验根本不应该被尝试。无论与儿童形象的
性爱机器人发生性关系的总体结果如何,这种性表达本身反映出来的
对儿童的态度,就在道德上令人厌恶,我们不应允许甚至鼓励这种态
度。这已经是一个对于真实儿童的基本道德问题,而不仅仅是儿童性
爱机器人使用的一个社会结果问题。事实上,除了在这个案例中考虑
到后果的不确定性之外,翁氏还提出了儒家的伦理分析,来论证反对使
用具有儿童形象的性爱机器人。他所提出的儒家理由基于孟子的说
明:人的正常行动和反应可以体现和培养人性的基本美德。

> 孟子用一个即将落入井中的孩子的例子来论证,任何看到孩

子处于这种危险境况中的人都会不忍心看着悲剧发生,会感到惊恐和痛苦。孟子认为,这种恻隐之心自然而然的、无一例外的发生在每一个正常人身上,因为它是我们作为人类的一个基本组成部分。对孟子来说,这种恻隐之心"非所以内交于孺子之父母也,非所以要誉于乡党朋友也,非恶其声而然也"。相反,这种与生俱来的怜悯之心乃是仁爱美德的开端①。(Yung, 2022:121)

在这个儒家的论述中,人类正常的先天性同情心是这样的:人们自然会对任何儿童的痛苦感到震惊和痛心,就像看到一个即将掉进井里的孩子后立刻就会有的一样。在儒家的伦理信仰中,人们通常不会乐于观看这种痛苦。相反,人们通常会被唤醒,以拯救那些孩子脱离苦难。但是这种所谓"正常的"伦理反应如何能够转化为儒家反对设计或使用具有儿童形象的性爱机器人的理由呢?翁氏的推论如下。

当机器人被赋予儿童的形象和行为时,它们就成为儿童的代表(representation)。与儿童形象的性爱机器人的性行为,代表了与真实儿童的性行为。儿童性爱机器人让人联想到儿童的人性和易受伤害性,因此可以触发保护儿童、为他们提供照顾的道德冲动。虐待具有儿童形象的性爱机器人,也是虐待真实儿童的一种表现;对任何具有同情心和仁爱美德的人而言,这种表现自然会引起痛苦和警惕。一个有儿童参与的性行为的画面,完全是不恰当的;这与看到一个孩子要掉进井里一样,会引起惊恐和痛苦。在这两种情况下,人类都有一种保护儿童的自然本能。(Yung, 2022:121)

----

① 孟子的详细论述见《孟子·公孙丑上》。

他的论证结构似乎是这样的：

（1）与真实儿童发生性关系，违背了关心和保护真实儿童的正常道德反应；

（2）与儿童性爱机器人的性行为，代表了与真实儿童的性行为，因为儿童性爱机器人（被设计成具有儿童的形象和行为）是真实儿童的代表；

（3）与真实儿童的代表发生性关系，违背了关心和保护真实儿童的正常道德反应；

（4）因此，与儿童性爱机器人发生性关系，违背了关心和保护真实儿童的正常道德反应。

因此，翁氏论证的核心是"代表性"或"象征性"这一概念。我稍后会基于更多的儒家伦理资源，结合他的其他论证来详细讨论这一概念①。在这一点上，应该提醒读者的是，翁氏对儿童性爱机器人与真实儿童的相似性上的考虑，在道德上是重要的。在他看来，为治疗恋童癖而设计和使用具有儿童形象的性爱机器人，不但可能会产生更多的伤害而不是好处，而且还必然违背以美德修养为基础的对人的基本尊重。事实上，对他来说这个案例很有说服力，它揭示了一般科学研究人员、特别是机器人设计师是如何严重忽视了人的形象性（human-likeness）的道德意义。这在道德上是灾难性的（Yung，2022：121）。

事实上，正如翁氏所强调的，重视人的形象的道德意义体现出经典儒家对人的内在价值的道德关注。根据儒家经典关于孝的立场以及孔子对使用人形泥俑（或更精致的陶俑）的谴责，翁氏在考虑代表性问题

---

① 我很感谢一位匿名审稿人建议我在本节提供的每一个相关步骤的论证重构中，明确说明所有的隐藏前提，特别是关于"代表性"的前提，以使它们在形式上完整有效。

的基础上,对人的形象的道德重要性作了如下说明:

> 我认为,人的形象的道德意义,与对人的尊重密切相关。孔子曾严厉谴责人形泥俑的发明者为"不仁",认为他不配拥有任何后代。在《孝经》中,孔子将人类的高贵性置于所有其他生物之上。因此,即使是人的形象也值得敬重。以人的形体为原型制作泥俑下葬是不对的,因为这是活人祭祀的代表,使用这样的墓葬可能会引发道德沦丧和人祭的再次发生。孔子反对人祭,因为它是对人的残忍和不尊重。(Yung,2022:117)

很明显,人祭的行为与儒家的基本美德——仁爱和尊重人——有着严重冲突。但是,用与人相似的泥俑来埋葬陪伴死者有什么错呢?有些人可能认为,如果发明或使用人形的泥俑有助于阻止或取代真实的人祭,那在道德上是可以接受的,甚至是值得钦佩的。为什么孔子要如此无情地谴责它呢?利用在儒家经典《礼记》中找到的资源,翁氏从"代表性"的角度对孔子的立场进行了解释,并指出,使用人形泥俑,也有导致用活人祭祀的危险(Yung,2022:119)。他的论证可以概括如下:

(1)人是最有价值的生物,应以善意或尊重的态度来对待;

(2)人祭做法不是以善意或尊重的方式来对待人;

(3)发明或使用人形泥俑是人祭做法的一种代表,甚至可能诱发人祭事件的再发生;

(4)这种代表没有以善意或尊重的方式对待人;

(5)因此,发明或使用人形泥俑也不是以善意或尊重的方式来对待人。

前提(3)是结论的关键。这个前提包括两点:其一,发明或使用人形泥俑可能会诱发人祭活动的再发生。根据《礼记》提供的资料,翁氏指出,孔子对稻草人与泥俑作了区分:制作稻草人是合理的,但必须反对制作泥俑。在孔子看来,它们之间的区别在于,泥俑有头和身体姿势,并且显示着人的面部表情,而稻草人则没有这样的真人形象。因此,泥俑很像人,代表了一个真实的人,而稻草人却没有。在这种情况下,正如孔子所看到的,在葬礼上使用稻草人不会有导致使用活人祭祀的危险,而使用泥俑下葬则可能为活人祭祀铺平道路。

这就是说,在孔子看来,虽然发明或使用稻草人并不是人祭的一种代表,但发明或使用人形泥俑却构成了这种代表。这一考虑与性爱机器人的使用有什么关系呢?人祭的行为显然违反了儒家美德,表现出对人缺乏起码的尊重。但与性爱机器人发生性关系也是如此吗?翁氏给出了以下说明:

> 人形性爱机器人在外观上比那些泥俑要逼真得多。与泥俑不同,性爱机器人有完整的人的尺寸,并被赋予了类似于人的动作和行为。例如,它们能够自己移动,可以用人的语言来交谈,可以对人的触摸作出反应,并且满足人的性欲。所有这些都使得它们更像人类。从儒家的视角看,人形性爱机器人是人类制造的最有问题的产物之一。(Yung, 2022:120)

这个论述似乎并不完整。从翁氏的观点来看,很明显,设计成人类形象的性爱机器人代表了人类,就像以人的形象为原型的泥俑代表了人类一样。同样清楚的是,在儒家传统视野中将泥俑下葬代表着实施人祭的做法,因此受到了儒家的谴责。然而,我们并不清楚与性爱机器人发生性关系与将泥俑下葬有什么可比性。更根本的是,我们应该如何考虑和区分人类性行为的道德性质与施行人祭的道德性质呢？

从儒家的观点看，人祭行为在本质上是邪恶的。哪怕有人自愿以这种方式来牺牲自己，它仍然是邪恶的，所以应该禁止和预防。在儒家信仰中，基于人类生命的基本价值性和高贵性，在任何情况下都不能以这种方式来对待人。当事人的自愿或有效的同意，并不会使人祭在道德上变得可以接受。相比之下，人类的性活动则不同。如果满足了某些条件，人类的性活动不仅在道德上是被允许的，而且是应该赞赏的。一个必要条件是有效的同意。一方面，如果具备有效的同意以及满足其他一些条件（取决于具体的道德文化），人类的性活动可以得到道德上的尊重。另一方面，在没有有效同意的情况下与人发生性关系，则是强奸，成为道德上的恶行。基于这些考虑，翁氏的儒家论证可以用以下方式完成。

（1）人是最有价值的生物，应该得到尊重的对待；

（2）如果与未给出有效同意的人发生性关系，就未能尊重地对待他们；

（3）人形性爱机器人具有人的代表性；

（4）与人形性爱机器人发生性关系，是在机器人未给出有效同意的情况下进行的；

（5）因此，与人形性爱机器人发生性关系，具有与未给出有效同意的人发生性关系的代表性；

（6）这种代表性提示未能尊重地对待他人；

（7）因此，与人形性爱机器人发生性关系未能尊重地对待他人。

就我们现在所关注的问题而言，大家可能不会对前提（1）和（2）有争议，但有些人可能会质疑前提（3）的含义，更不会接受前提（4）和（6）。例如，有些人可能会认为前提（3）和（4）在道德上没有意义，因为性爱机器人不具备给予或拒绝同意的道德能力。人们大都认为，性爱机器人作为一种人工智能既不是有感觉的也不是有思想的,也就是说它们并没有道德地位。这意味着它们不是那种需要人征得同意才能对它们进行任何行动的实体,因为它们只有工具价值,没有道德重要性。因此,人与性爱机器人之间的性关系,并不存在它是自愿还是不自愿的问题,与性爱机器人进行性交不可能构成强奸(Eskens,2017)。简言之,根据这一论证,尽管性爱机器人确实没有对性行为作出有效的同意,它们也没有作出有效的拒绝。因此,即使前提(4)是真的,也不意味着人与性爱机器人发生性关系是道德上不被允许的,因为它们并不具备给出有效同意的能力。

我同意前提(4)虽然是真的,但也无法直接得出与性爱机器人发生性关系是强奸的结论,它本身也不能证明应该禁止人与性爱机器人发生性行为。然而,如果像上述重构的儒家论证那样,将前提(4)与其他前提,特别是前提(3)和(6)放在一起,就能得出结论(5)和(7)。的确,前提(3)发挥着不可替代的重要作用。一个关键问题是,在当代社会背景下,性爱机器人是否具有人类性伙伴的代表性或象征性? 如果是,那么结论(5)和(7)就会出现:与性爱机器人发生性行为具有人类之间发生性行为的代表性,而如果涉及没有给出有效的同意,那么这种代表性就使得与机器人发生性行为在道德上成为有问题的。因此,与性爱机器人发生性行为就是没有尊重地对待他人。正如翁氏所强调的,这在道德上是不可接受的。

有些人可能会争辩说,性爱机器人不是人类性伙伴的代表或象征。首先,有些人可能真的喜欢性爱机器人更像人类以外的东西,比如非人类的动物、外星人,或者只是非人类的机器人。在这种情况下,与这种机器人发生的性行为就不能代表与人发生的性行为。此外,有些人可能会声称,他们与设计成人类形象的机器人发生性行为的动机与和真

正的人发生性行为的动机不同,实际的动机真的只是想与人形机器人
发生性行为。因此,他们可能会坚持认为,机器人不是真人的替代品或
代表。相反,机器人才是他们性欲的真正对象。其次,有些人可能会建
议进行实证调查,以找出人们实际上是用什么概念来表示这种互动的:
他们是否确实认为人形性爱机器人是人类性伙伴的代表? 还有人认
为,关于性爱机器人的使用,唯一合理的解决方案应该是自由主义的伦
理策略,即使上述儒家的论证是有效的,那些不认为人形性爱机器人是
人类性伙伴的真正代表的人,仍然应该被允许设计、制造或使用人形性
爱机器人,因为前提(3)不应该被强加到他们身上。

罗伯特·斯帕罗(Robert Sparrow)提出了一个令人信服的论证来
反驳这个表面上"合理"的解决方案。在他看来,即使逼真的人形性爱
机器人的设计者、制造者或使用者的意图绝不是不道德或不尊重地对
待真实的人类,这种意图也会不可避免地出现。结果可能是,重大的品
格缺陷将显现,对妇女的不尊重将表现出来,强奸女性的行为也会增
加。这是因为,如他阐明,符号或行动的代表性或象征性内容不是由采
用某个符号或采取某个行动的具体个人的心态来决定的,而是由一个
相关社群的理解所决定的[1]。这里,就我们的论证而言,儒家社群当然

---

[1] "由于意义是社会性的,符号或行动的代表性内容是参照相关社群的理解来决定
的。对于一种语言中的句子或话语来说,相关的社群是对该语言感兴趣的人、使
用该语言说话的人的集合。对于行动或社会实践来说,相关社群的定义并不明
确,但'社群'或'社会'是最合理的参考点。当涉及这个群体对某一行为的理解
时,我们可以看一下大多数成员在遇到这一行为时的实际结论,或者看一下在适
当的理想化情况下(例如,他们是一个完全知情并严格遵守相关语义规范的
人)……社群的一个代表性成员会得出什么结论。那么,与机器人的性行为代表
了什么,将取决于社群的其他成员在观察或了解它时,会倾向于推断出什么……
结果是,尽管机器人恋物癖群体仍然是一个非常小的少数群体,但与机器人发生
性行为的意义将仍取决于更大社群中的一个代表性成员若做这一行为的意义是
什么。"(Sparrow,2017:472)

就是这样一个相关的社群。在孔子的时代,也一定会有一些人不同意孔子有关泥俑代表人祭的看法,也不同意孔子在泥俑与稻草人之间作出的本质区别。在今天的儒家社群中,如儒家宗族及各种儒家协会,对于稻草人与泥俑的问题以及对于使用人形性爱机器人的问题,也肯定会有不同意见。然而,正如斯帕罗所说,道德的意义是社会性的。一件事的代表性内容取决于一个相关社群是如何看待它的,而不是个别使用者的意图是什么。儒家视野中的稻草人、泥俑和人形性爱机器人的代表性内容,必须由大多数儒家实践者或儒家社群中具有代表性的儒家成员(如孔子时代的孔子本人)的观点来决定。在这样一个有代表性成员看来,正如翁氏所指出的,生动的人形性爱机器人很容易让人联想起人。它们不仅与真正的人有身体上的相似之处,而且行为也很相似,"它们可以用人类语言交谈,并能自己移动"。它们甚至可以在心理上扮演真实人类的角色,包括性行为,"它们可以对人的触摸作出反应,甚至满足人的性欲"。因此,认为人形性爱机器人是人类的代表是合理的。因此,结论(5)肯定可以得出:与人形性爱机器人发生性行为代表着在没有有效同意的情况下与人发生性行为。这种代表不可避免地涉及重大的品格缺陷和其他不良后果,不应该被认为是在道德上可以接受的。因此,结论(7)也肯定可以得出:与人形性爱机器人发生性关系,就是未能尊重地对待他人。

六、结论

在最近发表的一篇论文中,南希·杰克(Nancy Jecker)为残疾老人使用性爱机器人提出了一个基于尊严(dignity)的论述。在她看来,人类的性欲不是单纯的欲望;相反,它们是在数字化生活中个人活出人的尊严的一个基础。"回避人的性渴望或性行为,或者让那些与损害性功能的残疾作斗争的人自生自灭,都是对人缺乏尊重的表现。"因此,她得出结论,"社会应该作出合理的努力,确保性功能受损的老年人能够获得性爱机器人"(Jecker, 2020:28)。

我对这种说法抱有一定程度的同情。正如在第三节中提到,基于儒家美德的考虑,徐汉辉也指出,使用性爱机器人来满足特定群体的需求在道德上应该是允许的,比如那些无法找到人类伴侣的人。性功能受损的老年人很可能也属于这样一个群体。尽管如上所述,这一结论可能不被翁若愚这样的儒家学者或张颖这样的道家学者所接受,但它可能被许多其他评论家所赞同。无论如何,我认为杰克在反对老年歧视方面提出了一个很好的观点。的确,社会常常对老年人的身体有厌恶感,对晚年的性生活抱着负面成见。虽然我没有经验证据或统计数字来说明迅速老龄化的当代中国社会,如中国的内地、香港和台湾地区的年龄歧视情况,但我毫不怀疑在这些社会中,老年歧视仍然存在。由于老年人通常患有慢性疾病或残疾,他们更难满足自己的合理性需求,尤其是当他们没有配偶或已经失去配偶的时候。杰克的结论是正确的:社会应该尝试支持和帮助这些老人过上合理的性生活。

不过,问题仍然在于社会应以什么样的方式来向老年人提供这种支持和帮助。杰克总结说,性爱机器人是支持残疾老人性生活的一个极其重要的工具。但正如张颖所指出的,有道家信奉者认为,这种性行为会为了短期的欲望满足而损害他们的长期健康,因为它缺乏人类健康所需的气的交换和平衡。杰克可能是正确的:如果认为机器人可能被强奸,那是对那些真正的强奸受害者的一种冒犯。事实上,真正的问题不是关于我们应该如何关心机器人,而是关于我们应该如何关心那些老年人以及相关的其他人。杰克建议,为了更好地服务老年人,为他们设计的性爱机器人可以在外观上或举止上与他们已故的配偶相似。但正如翁氏的论证所显示的,很多儒家人士可能会得出结论,与这种仿照配偶的机器人发生性关系将是对他们的不尊重:你是否至少要在他们生前得到他们的同意呢? 杰克强调:"如果这种性爱机器人被关起门来使用,这与其他人无关。"这可能是合理的。然而,机器人可以关起门来使用,但人的品格无法不在这种"隐私"的性行为中得到体现。此外,人际关系的适当性也无法不在这种性幻想中涉及,这又势必影响和塑造人类生活的未来。

最后,即使这些老人使用性爱机器人在道德上是被允许的,但说"社会应该作出合理的努力,确保性功能受损的老年人能够获得性爱机器人"则是另一回事。即使使用不该被禁止,也不意味着使用它们在道德上是理想的或模范的。一些道德上不好的事情,未必应该利用法律去禁止。儒家通常认为,强制性禁止可能无法有效促进美德,无法增强适当的道德修养(Chan, 1999)。可以肯定的是,社会无权禁止道德上允许的东西,以促进道德理想或模范。然而,即使性爱机器人在法律上不应禁止,社会也可能不应努力推广。提供普通机器人来协助照顾老人是件好事,但向老人提供性爱机器人是令人反感的,因为它不仅"模拟与另一个人相处,涉及形成人与机器的关系"(Jecker, 2020:26),而且涉及一个人的最大私密以及人际关系的要害之处。这难道不是同人的尊严紧密相关吗? 一个好的社会不应该让老人只靠性爱机器人来满足他们的性需求,而是应该为他们提供条件,为他们创造机会,让他们与其他真正的人相处,过上人的健康的性生活。事实上,从儒家的视角看,人类无法在与性爱机器人的性爱中找到自己的尊严。孔子在《论语》中评论说,人不能只与鸟兽这些动物一起来获得正常人的生活一样(《论语·微子》);同样,人不能与性爱机器人交往,以获得真正的性生活。作为人类的一员，老人应该得到社会的帮助，在性生活方面与人交往，而不是与性爱机器人交往。为了得到有尊严的生活，人必须得到善待和尊重(Fan，2010)。

的确，性很重要。正如马克·切里所观察到的，男人和女人如何思考性并在性方面结合在一起，塑造了我们生活的这个世界。性作为主要力量之一，塑造了社会、文化和我们习以为常的背景规范。正如他所认为的，主导的世俗文化试图将双方同意的性行为脱离于道德评判之外，使用性爱机器人只是其中的一个具体案例而已。这会进一步将个人从传统家庭生活的丰富社会关系中抽离出来，从而继续家庭的转型和社会的世俗化(Cherry，2016)。然而，从道家或儒家的角度对于性爱机器人所提出的基本道德问题，值得我们认真考虑。

第十二章

基因医疗

一、引言

赵文清的最近一篇论文(Zhao，2022)说明了儒家在处理相关生殖技术问题上的推理过程。赵文观点清晰、重点突出。我同意她关于儒家道德传统的一些见解和看法，尤其是关于儒家在生殖技术、胚胎植入前基因诊断(Preimplantation Genetic Diagnosis，PGD)、胚胎植入前基因筛选(Preimplantation Genetic Screening，PGS)以及代理母亲方面的看法。但其中涉及两个问题，我认为赵文清和我都需要借由儒家思想和伦理资源作进一步的阐述。一个问题是儒家美德伦理学的基础是什么以及美德与礼仪之间的关系是什么，另一个是儒家对于使用一般生殖技术、胚胎植入前基因诊断与胚胎植入前基因筛选进行治疗与增强方面的不同态度问题。我认为儒家并不看重治疗与增强之间的区别，重要的问题应该是在别的地方。本章将概述我对这两个问题的看法。本章认为，儒家应该对不同类型的基因诊断、基因筛选和基因增强的技术进行梳理，并将其纳入儒家的相关价值观中来检验。本章的结论是，儒家可以接受某些类型的基因诊断、基因筛选和基因增强，但应该拒绝其他一些类型。

二、儒家美德伦理学的基础

诚如赵文清所言，儒家是一种"在非理想环境中以培养美德为中心"的生活方式（Zhao，2022：73）。"儒家观点的形成是一个微妙的过程，将诸多道德考量逐渐结合到了一起"（Zhao，2022：74）。其中"人们从历史（过去的故事）、经典（过去的智慧）、礼仪（适当做事的模式）和模范（贤德之人）中学习"（Zhao，2022：76）。在她看来，"关于儒家的观点，最好的总结就是德和礼都很重要"，而儒家典籍对于德礼关系提出了不同的、有时甚至相互矛盾的进路（Zhao，2022：75）。

为了更好地理解一般的儒家观点以及儒家美德伦理学，我们首先需要了解儒家信仰和文明的基础：天道①。众所周知，犹太—基督教信仰的根本是一套明确的原则和规则，诸如《圣经》中所讲的十诫，都是上帝亲自颁布的诫命。在 12 世纪，犹太教分类和记录的诫命已多达 613 条之多，犹太教传统发展了复杂精密的案例决疑法，探讨如何在具体情况下应用这些诫命。相比之下，儒家的"天道"并不是由上帝所规定的明确的原则、戒律或诫命来表达的，而是通过宇宙的深层结构以及人在社会中的适当实践活动所体现的。具体而言，在儒家看来，宇宙的深层结构是由《易经》所揭示的阴阳图像、八卦图像和六十四卦图像所体现出来的，而人类的恰当实践活动则由三部礼学著作（即《仪礼》《周礼》《礼记》）所描绘的礼仪实践所体现出来。从这些经典中可知，儒家圣贤

---

① 如前所述，本书对于天命、天理、天道的意思不作区分，可以互换使用。

通过仰观天文、俯察地理、观察鸟兽之纹与人类事务，从而创造出这些卦象符号和标准礼仪。儒家的"德"，作为一种强大的道德力量，深深扎根于遵循这些基本卦象和恰当礼仪而进行的人类活动中，能够使人培养儒家的道德品格，过上儒家的美好生活（Fan，2010a：Ch.10）。

这并不是说儒家在其道德体系中没有明确的诫命、原则或规则来指导人类活动。事实上，儒家的诫命、原则和规则隐含在卦象符号和礼仪实践中。它们还在儒家经典中被逐一提出，以指导个人行为和培养美德。重要的是，从形式上看，儒家的原则或规则首先是构成性的（constitutive），而不是调节性的（regulative）。例如，儒家一个初始规则类似于"在如此这般情境中做如此这般的事情构成了对父母的孝"，这显然是一个构成性规则，而不是类似于"不可对父母不孝"这样的调节性规则①。如果我们看一下《易经》，例如，对第三十七卦"家人"的说明，我们就会发现一系列构成性原则和规则，告诉我们什么样的行为构成一个有德行的家庭成员的行为。

同样，在儒家关于礼的著作中，我们也可以看到儒家传统制定和讨论了许多构成性原则和规则。例如，我在之前一篇论文中指出，儒家的一个重要的构成性原则是禁止乱伦：父母和子女之间的性行为构成为乱伦，这在道德上是邪恶的，必须禁止（Fan，2017）。然而，如果像比彻姆和丘卓斯的原则主义生命伦理学那样，试图将儒家以礼为引导的美德伦理学整合为一个由若干调节性原则组成的体系、从而形成一种原则主义伦理学的话，那将是不合适的。因为这样的原则主义伦理学无法纳入大量具体的构成性规则、只能依据少量的调节性规则来建构，从而使得儒家生命伦理学变得要么过于笼统，因而无法在具体情况下起

---

① 当然，儒家也不会否认或拒绝调节性原则的存在和作用，诸如人们津津乐道的所谓行为银律"己所不欲，勿施于人"，只不过构成性原则是更为根本的。

到指导作用;要么过于刻板(procrustean),因而无法反映鲜活的儒家文化中不断发展的礼仪灵活性和结构深刻性。

因此,在面对社会和技术的新发展时,严肃的儒家道德生活必须持续不断地对世界的基本结构和礼仪实践进行探索。儒家传统所表达出来的构成性原则和规则,并不是万无一失、不容置疑或不可重塑的,因为已有的表达也可能没有正确或完美地反映出宇宙的深层结构和人类的适当礼仪。然而,这并不意味着儒家美德伦理学在其原则和规则的适当性方面必须持有融贯主义的(coherentist)认识论立场。如果有人断言,仅仅为了与其他伦理原则和规则更加一致,如与社会效用最大化的功利主义原则更加一致,儒家就应该拒斥任何儒家的原则(如上述的反乱伦原则),那绝对是一种误导。尽管儒家美德伦理学不把它的原则和规则当作绝对的、永远无法修正的戒律,但它仍然是基础主义的(foundatinalist),因为儒家的指导原则和规则是蕴含在上天所设定的宇宙的深层结构和礼仪实践之中的。就儒家而言,这样的原则和规则在道德上具有权威性,正常规范人类的行为,不可以同非儒家的原则或规则(如功利主义原则)进行"平等的"平衡。

此外,儒家的原则和规则在伦理上是客观主义的,而不是主观主义的。与康德的看法不同,它们不能由学者通过"纯粹"理性来发起或创造,独立于儒家对宇宙的深层结构和礼仪的理解。更可取的观点是,它们是体现在这种结构和礼仪中的,由儒家圣贤制定,并与这些结构和礼仪一起发挥其功能。此外,这种原则和规则与个人主义的个人自主原则保持着距离。因为后者声称,只要个人的行为不直接伤害未经同意的其他人,个人就可以按照自己的愿望去做任何事情,而不论自己的愿望是什么。在儒家思想中,个人确实是自我决定的(self-deciding),因为他在进行礼仪实践时不应该受到他人的胁迫;但个人不是自治的

(self-governing)，因为他应该遵循既定的美德原则和规则，并涵养自己的欲望，使之与美德相容。最终，一个人的欲望与宇宙深层结构和礼仪之间达到和谐状态，这才代表了儒家的美好生活。一个有德行的人类个体，必然寻求人的行为与天道的统一。

这就是说，如果理解了儒家美德伦理学的基础，就不会担心儒家美德与礼仪之间的关系。美德体现为恰当的礼仪实践：如果不行使礼仪，就无法得到美德；如果不能恰当地行使礼仪，美德就无法圆满。从这个意义上，美德与礼仪是一致的。礼仪的恰当性也包括特殊情况的例外性：在特殊情况下，个人可以不按常规行使礼仪，而是作出不同的行动。

我当然知道，本章这一简短评论无法解决一个难题：当不同的儒家原则或规则之间在具体情况下发生冲突时，如何适当地平衡它们来得出结论。这需要儒家的案例决疑法研究来逐一处理。然而，本章澄清了两个关键点：儒家的伦理原则和规则不是功利主义的；它们也不代表个人自主的主观主义价值。赵文清在讨论《孟子·万章》时论及孟子对舜未告知父母而结婚的行为，她说，"孟子显然认为人应该特别注意不要怨恨父母，而在这种情况下，不告知父母而结婚是合理的"，因为告知后结不了婚舜就会怨恨父母（Zhao，2022：75）。我认为赵文清在解读孟子的评价时，过于看重了怨恨的主观感受。其实，孟子为舜的行为辩护的主要理由，是认为舜"告则不得娶"，而"男女居室，人之大伦也"（《孟子·万章》）。也就是说，孟子认为，这里最重要的是一个人应该结婚并形成最重要的人伦关系这一儒家原则，它优先于结婚前应该告知父母这一儒家原则。即使避免怨恨父母这一原则也是相关的，但它也绝不可能像第一个原则那么重要。事实上，当一个人结婚不通知父母时，父母也可能会怨恨他。儒家美德伦理学强调一个人应该按照

美德原则和规则来涵养情感和欲望,而不是强调应该遵从自然引发的
情感或欲望。

三、基因技术的应用

正如赵文清所指出的,儒家的一个著名原则是"不孝有三,无后为
大",可见生育在儒家传统中具有重要意义(Zhao,2022:78)。在以前
的一篇文章中,我根据儒家伦理思想,总结了儒家传统所追求的三种家
庭利益:家庭的正直性、延续性和繁荣兴旺(Fan,2007)。这些利益大
于家庭成员的个人利益的总和,无法完全还原为个人利益。因此,在处
理基因诊断、基因筛选等生物医学技术发展所产生的新问题时,任何儒
家的论述都应同时考虑个人利益与家庭利益。

我同意赵文清所说,鉴于儒家的重大伦理关切,"一般会对使用新
技术来帮助生育持相当开放的态度,尤其是当这是唯一的生育手段
时"(Zhao,2022:78)。然而,对于基因的治疗技术与增强技术之间
的区别上,她似乎对儒家的立场犹豫不决。一方面,她明白很难在治
疗(theraphy)与增强(enhancement)之间划出一条明确的界线(Zhao,
2022:12);但另一方面,她又不想放宽限制,允许"父母选择一个更好
看、更聪明的婴儿"(Zhao,2022:79)。她没有告诉读者,她对基因增强
技术的犹豫或反对是不是出于对使用这类技术的安全性、公平性和破
坏人类胚胎的担忧。如果是的话,那么正如迈克尔·桑德尔(Michael
Sandel)所指出,这些理由其实都不够深刻,因为它们最终都不会成为
问题:相关技术将变得安全,平等分配将可以维持,而且可以在不牺牲
任何人类胚胎的情况下对卵子或精子进行技术性干预(Sandel,2007)。
如果是这样的话,赵文清还会反对基因增强吗?

在这个问题上,赵文清未能形成一个明确的儒家立场,因为她可能没有认真考虑儒家美德伦理的实质。儒家无疑会反对通过基因干预来故意生出残疾的儿童,如聋哑或侏儒儿童①。儒家传统一般尊重父母的生育意图,但它不能尊重反道德或不道德的生育意图。通过基因工程来主动繁衍聋哑或侏儒儿童是不道德的,因为它违反了儒家的家庭正直和繁荣的价值观。对于自由主义的个人主义伦理学来说,似乎很难反对这种做法,因为在这种情况下,无法论证任何实际的人受到了伤害:一方面,如果不允许父母生育聋哑或侏儒的孩子,他们就不会有兴趣或意愿生育任何孩子,不存在的孩子当然没有什么伤害可言;另一方面,选择一个聋哑或侏儒孩子出生,其生命虽然残疾,但仍然是有价值的,故其生活仍然是值得过的,这样一来你也不能说这个孩子受到了伤害(否则他就不存在了)。这似乎就可以为父母生育聋哑或侏儒的孩子进行辩护。相比之下,儒家不会过分重视这种"无伤害"论证,因为它完全基于个人利益来考虑。相反,儒家可以基于家庭利益来考虑这一问题。对于儒家来说,这样的案例应该受到道德谴责,因为它违背了儒家的家庭正直和繁荣的利益,无论是否有任何实际的孩子受到伤害(Fan,2007)。

具体来说,儒家的家庭正直价值要求父母在儒家的"仁义"等美德原则的要求下为自己的孩子谋求福利。在其他条件相同的情况下,聋哑或侏儒对孩子不利,因为这破坏了孩子本可以过上的更加美好的生

---

① 有些西方的非遗传性的聋哑伴侣利用基因筛选技术故意生出聋哑孩子,他们强调聋哑不是一种残疾,认为是一种文化身份。参见 Spriggs,2002。也有些非遗传性的侏儒症伴侣有意做同样的事情,参见 Davis,2001。这里需要区分两种不同的情况:其一是这些非遗传性的聋哑或侏儒伴侣本来可以自然生出没有残疾的正常孩子,但他们非要利用基因筛选技术来故意生出聋哑或侏儒孩子;其二是遗传性的聋哑或侏儒伴侣不去寻求基因筛选技术来生出没有残疾的正常孩子。本章只讨论第一种情况,不讨论第二种情况。

活。这里的重点不会放在某个实际的孩子身上，而是放在任何可能的孩子身上。故意让自己的孩子成为聋哑人或侏儒人，是故意对孩子不利，违反了儒家的家庭正直性价值。加之，儒家家庭繁荣兴旺的价值，要求父母为自己的孩子尽量准备一个强大的而不是弱小的能力，这样孩子就可以更容易地为家庭的繁荣作出贡献。在其他条件相同的情况下，聋哑或侏儒表明孩子的能力较弱，这样孩子就难以为家庭繁荣作出贡献。这里，孩子的同一性问题同样不是儒家道德关注的重点。简言之，从家庭利益出发，可能更有利于在这类情况下保护孩子的利益，而不用纠结究竟是哪个孩子的利益，因为在这一境遇中，后一问题其实没有道德重要性。

在之前的一篇论文中（Fan，2010b），我论证了儒家思想在原则上并不反对基因增强。不错，基因治疗和基因增强可以说是两种不同的基因技术，前者用于治疗遗传性疾病，通过修改患者的基因来达到治疗或预防的目的。基因治疗可以分为两类：一类是基因替换，即将健康的基因导入患者的细胞中以替换受损的基因；另一类是基因修复，即修复受损的基因，使其恢复正常功能。相比之下，基因增强旨在改善人类的生理和认知能力，其目的是增强正常人的基因组，使人变得更加强壮、聪明或有其他优越的特质。因此，基因治疗与基因增强在目的上是不同的，不少人在直觉上觉得它们一定具有不同的道德意义。我认为，没有理由在它们之间画上一条固定的道德界线，使得治疗一概应该，而增强一概不应该。相反，儒家学者应该对不同类型的增强进行梳理，并按照儒家思想来检验它们是否符合儒家价值观。本章的结论是，儒家可以接受某些类型的增强，但必须拒斥另外一些类型。

事实上，正如桑德尔明智地认识到，基因增强的深层道德问题并不涉及社会和政治意义上的个人自由或平等。相反，它们是关于"人类力量和成就的礼物性",以及关于人类对于给定世界的适当立场。也就是说,基因增强的深层道德问题不可避免地涉及我们的宗教和形而上学信念(Sandel,2007:9)。不幸的是,桑德尔未能论述一个全面的礼物伦理学(ethics of giftedness)。虽然他看到在处理基因增强的道德问题上,必然涉及宗教和形而上学的信念,但在构建其理论时,他却试图与任何具体宗教或形而上学保持距离。因此,他不得不依靠一般原则来得出一个概括性的结论:一旦我们试图对孩子们进行基因增强,我们就会使他成为"我们所设计的对象、我们意志的产物或我们野心的工具",而不论我们多么谦逊或出于什么目的去试图这样做。这种一般性的原则主义方法,坚持对所有可能的基因增强进行一劳永逸的评估,而不去考虑具体的伦理观或提供坚实的、体现具体宗教信念的礼物伦理学。

儒家学者会同意桑德尔的观点,即出于安全、公平和保护胚胎的考虑而反对基因增强是肤浅的。以自主、自由和平等等自由主义价值观为依据来遏制基因增强是一种误导。此外,我们对基因增强的态度必然涉及宗教敏感性,正如桑德尔所示,我们的孩子应该被当作一份得来的礼物。然而,儒家学者不应效仿桑德尔而仅仅停留在一般的礼物概念上就得出一个绝对的结论。当儒家人士把孩子当作礼物时,他们承载着深厚的儒家伦理,对以下问题也有详尽的答案:礼物是从哪里得来的?是什么样的礼物?是以何种方式赠送的?是为了什么目的而赠送的?事实上,儒家对这些问题的回应体现在儒家的生活方式中,也隐含在儒家的经典中:我们的孩子是祖先送给我们的礼物;这种礼物是具有美德潜能的生命;是通过一个人的父亲和母亲的结合而形成的,是在母亲十月怀胎后出生的,赠送的目的是去过美好的生活,其中以家庭为本位的伦理价值和承诺(如家庭的正直性、连续性和繁荣兴旺)得以维持和发展。在这种深厚的儒家伦理中,包含着儒家的核心价值观:敬重祖先,尊重男女两性之间的正常生理差异和互补性,重视基本的家庭关系,珍惜家庭的正直性、连续性和繁荣兴旺,在家庭成员的重要问题上实行家庭决定而非个人决定。相应地,关于基因增强,儒家需要阐明的是如何在生殖医学过程中维护这些核心价值,而不是纠结于如何明确区分治疗和增强①。

因此,只要不违反儒家的核心价值观,儒家何必一定要仅仅因为不属于治疗就去反对使用基因增强技术来帮助人类解决问题或追求幸福呢?例如,桑德尔认为四种类型的基因干预(即肌肉增强、记忆增强、身高增强和性别选择)违背了一般的礼物伦理学,但儒家需要具体分析它们是否真的违背任何儒家伦理的核心价值:我个人认为它们并无问题,只需加上某些适当的限制即可(例如,就性别选择而言,需要限定在有了一个男孩之后可选女孩,或有了一个女孩之后可选男孩)。此外,有人担心所谓"兄弟姐妹拯救者"(savior siblings)问题:当父母有了一个患有严重(往往是致死性的)疾病的孩子,他们可以通过试管婴儿技术、基因诊断加上与患病孩子相匹配的人类白细胞抗原(human leukocyte antigen,HLA)选择来再生一个健康的孩子,利用后者的脐带血或骨髓移植来治愈患病孩子的疾病。一些伦理学家认为,从这个程序中产生的新孩子作为已有孩子的"拯救者"是被作为一个工具或"商品"来对待的(Sheldon and Wilkinson,2005)。但儒家会争论说,只要这个新孩子被生出来后能够得到其他人(特别是父母)的尊重,过上儒家意义的美好生活,就不会意味着其生命是被当作"商品"的。在儒家看来,能够帮助拯救兄弟姐妹的生命,可以提高自己美好生活的价

---

① 这当然不是说这些核心价值对非儒家人士没有任何意义。阐明这些价值的儒家渊源,也可能启发其他人的道德思考。

值,因为儒家的美好生活观念包括以家庭为本位的伦理价值和诉求(如家庭的正直性、延续性和繁荣兴旺)。从儒家的视角看,与其担心此程序可能对这个新孩子造成情感和心理伤害,不如说这个孩子通常会通过拯救其兄弟姐妹的生命而唤起一种更高的价值感和荣誉感,因为他们是有血缘关系的兄弟姐妹,属于同一个家庭、来自同一个祖先,所以每个人都有极大的自然义务来拯救对方的生命。当然,不能排除个别父母只把这个孩子当作"工具"或"商品"来对待,但这与他是否可以帮助挽救另一个孩子的生命并无必然关系:日常生活中的例子就可证明。

2015 年,欧洲议会就"人权与间性人"(human rights and intersex people)议题发表了一份文件,认为在基因诊断与基因筛选程序中排除间性人(即极少数既无典型男性特征也无典型女性特征的人)遗传条件的做法是在允许歧视那些有间性特征的人。儒家会认为这种指控具有误导性。正如排除盲目基因并不表明我们应该如何对待活着的盲人(显然我们不应该歧视他们,而应该尊重他们),取消选择间性基因特征也并不意味着歧视活着的间性人。一些间性人可能像一些盲人一样过着幸福的生活,这是事实。但在其他条件相同的情况下,间性特征是异常特征,就像盲目特征是异常特征一样,这也是事实。如果否认盲目这种特征是异常的、不利的、应该避免的,那是不合情理的。从儒家的视角看,正常人类是作为男人或女人而存在的,我们应该珍惜男人和女人两种性别的生物差异和互补性,它为儒家传统的婚姻观和家庭观奠定了基础。呼吁禁止上述基因诊断与基因筛选的干预,在伦理上没有依据。与此相关的是,假设不涉及毁灭胚胎,也不造成性别比例失调的结果,那么在这种情况下,父母通过生殖技术干预在家庭中同时拥有儿子和女儿的意图应该得到尊重:例如,如上所述,夫妻在生育一个儿子后想再要一个女儿;或在生育一个女儿后想再要一个儿子。这些并不违背儒家的核心价值观。

另一方面,某些基因增强却违反了儒家的核心价值观,儒家应该拒绝。例如,在之前的一篇论文中(Fan, 2010b),我论述如果一个黄种中国人想通过基因改造来把自己孩子的肤色从黄色改成白色,或者把他的头发从黑色改成金色,那么这种行为将与儒家尊崇祖先的价值观相矛盾。因为,他这样做一定是认为(但没有好的理由)黄皮肤没有白皮肤漂亮,所以希望自己的后代的肤色与祖先的肤色不同。这不同于增强孩子的肌肉、记忆或身高,因为各个祖先在这些方面也有差别,在对它们的综合评价方面不会存在原则分歧。而且,当一个黄种人与一个白种高加索人结婚生子时,问题也不相同,因为他们本身具有不同肤色的祖先,而且儒家思想尊重各种人,从未持有任何跨民族或跨文化的婚姻禁令。值得注意的是,儒家思想认为不应支持通过基因诊断、基因筛选或基因增强来故意产生同性恋者、双性恋者、间性人或中性人。这是因为,如前所述,儒家思想认为男女之间的生物差异是一种规范性的实在,珍惜男女性别在人类繁荣中所具有的必然地位和所起到的互补作用。

四、结论

综上所述,作为对赵文清优秀论文的回应,本章概述了儒家在探索生殖技术的伦理问题方面需要阐述的两个问题。第一个问题是关于儒家美德伦理学的基础。本章澄清,儒家的美德原则既不是功利主义的,也不代表个人自主的主观主义价值。相反,它们蕴含在宇宙的深层结构和人类的礼仪实践中,由儒家圣贤在经典中阐述出来。第二个问题是关于儒家对于生殖技术、基因诊断与基因筛选的态度。我认为，儒家应该致力于梳理不同类型的基因诊断、基因筛选和基因增强，并将它们纳入儒家的相关价值观中来检验，而不必拘泥于作出治疗与增强之间的区别。本章的结论是，儒家可以接受某些类型的基因诊断、基因筛选和增强技术，但必须拒绝另外一些类型，重点在于它们是否违反儒家的核心价值观。

第十三章

灵魂、心、脑及脱氧核糖核酸(DNA)遗传信息

在遗传学和神经学的交界处,已经出现了一系列生命伦理挑战(Canli, 2015)。这些挑战既包括隐私和知情同意等一般性问题,也包括诸如对人的自我及身份认同理解等新问题。本章利用儒家资源进行两点论证。第一点是关于心灵(mind)和灵魂(soul)的存在问题。本章认为,神经遗传学(neurogenetics)技术的迅速发展并没有给我们以压倒性的理由来相信一种自然主义本体论(或形而上学),而不是儒家的非自然主义本体论(或形而上学),尽管当今许多学者持相反观点。第二点主要是关于伦理学。我将围绕家庭的统一性来阐述儒家家庭主义的道德面貌,并指出其对儒家社会神经遗传学研究和应用的道德准则的实际意义。总之,我们需要探索新科技境遇中的生活世界的丰富意义,作出儒家思想的说明。

一、自然主义的局限

自然主义在当下的呼声响亮而尖锐,它的主导形式是还原论的物

理主义及科学主义。简言之,它坚持如下观点:所有精神的东西最终都可以还原为物质上或物理上的存在。因此,不存在真正客观意义上的神、鬼、灵魂或心灵;盼望死后仍有生命,是毫无意义的;人类作为进化的产物,只是一种形式的动物。不少学者认为,鉴于现代科学技术的巨大发展,这种自然主义的思想比传统的宗教形而上学更加正确或精确。的确,科学主义强调,任何有意义的知识和理解,都只能通过科学方法和实证研究来获得,非科学的信念和探索是没有意义的[①]。无可否认的是,随着现代科技的发展,特别是基因编辑(genome editing)、基因治疗(gene therapy)、光遗传学(optogenetics)、基因身份(genomic identity)、记忆操纵(memory manipulation)、认知增强(cognitive enhancement)和道德增强(moral enhancement)等方面的创新研究和成就,神经遗传学有望为人类生活带来巨大的变化,并使得自然主义的本体论大行其道。

然而,从儒家的观点看,自然主义的看法是有根本缺陷的。宇宙是否最终只有一种物理本体?西方传统曾有物理一元论、精神一元论以及物质精神二元论。在第十章中,我们曾系统说明了儒家传统的观点,不同于上述任何一种。在儒家看来,宇宙的基本要素是"气"(空气,或能量),它同时是物质的和精神的。生命包含不同类型的"气",包括精气和非精气。精气构成了人的心灵、灵魂(包括魂和魄)以及人死后的鬼、神,而非精气则构成了身体的其他部分。简言之,人死时"魂"和"魄"分开,传统儒家家庭通过举行祭祀礼仪(在家族祠堂和祖坟)来让

[①] 然而,这里我们需要注意现代科学与科学主义的不同。现代科学只是指一系列现代经验科学的知识、方法和成就,并不包含科学主义的形而上学信仰,因此并不一定与非科学主义的宗教信仰相冲突。例如,众所周知,不少伟大的科学家也是虔诚的宗教信徒。本书作者历来重视科学,但反对科学主义。吴国盛对现代科学的特征及其与中国传统学问的不同作了研究(吴国盛,2023)。

已故祖先的灵魂("魂"和"魄")重归统一,这种仪式在他们的家族祠堂和祖坟中都有举行。而且,"魂"和"魄"是"心"的主要组成部分,"心"乃是儒家美德的发展基础。总之,在儒家看来,"心"及"魂""魄"都是由"精气"组成的,而"精气"则同时既是物理的或物质的,也是精神的或意识的[①]。

脱氧核糖核酸(DNA)和大脑等是新的科学概念,而灵魂和精神(或意识)等则是传统概念。如果自然主义的理解是正确的,那么传统概念可以归约到新的科学概念之中,而且儒家对灵魂和精神的理解,也可以被一般的生物技术尤其是神经遗传学的发展来推翻。问题是,随着神经遗传学的发展,我们能否将儒家的"魂"和"魄"这类概念还原为神经遗传的物理材料概念,如神经化学结构或 DNA 呢?如果是这样,自然主义就会获得实质性的支持。例如,可能有人认为,因为 DNA 是包含遗传编码的物质,此编码决定建立和维持生物体功能的遗传信息,这种功能似乎类似于儒家经典中"魄"的作用。而大脑中的神经系统(及其物理化学反应)带来了意识,这就很像"魂"的作用。因此他们可能会推测,"魄"就是人体细胞中的 DNA,而"魂"就是大脑中的神经系统。若真如此,自然主义的本体论就可以取代传统的儒家思想。那么,在人类生活的最终存在意义上,就不会有"魂"或"魄",更不会有"神"或"鬼"。谈论死后的生活没有客观价值,更谈不上在家庭祭祀中"魂"和"魄"的重归结合。

出于三个理由,这种自然主义的策略不可能是正确的。首先,在儒家的视角下"魂"或"魄"是由"精气"组成的,而"精气"既是物质的也是精神的,而不仅仅是物质的。事实上,历史悠久的儒家传统将"气"这一

――――――――――

[①] 关于"气"的详细说明及经典引证,请参阅第十章。

宇宙的基本元素分为两种类型，即阴阳二气。儒家的阴阳学派可以追溯到《易经》的原始思想，并由汉代大儒董仲舒（约公元前 179—公元前 104 年）进一步发展为成熟的儒家宗教。如同前面章节所述，儒家的阴阳思想认为，整个宇宙是一个由阴阳二气组成的协调系统，阴、阳既有区别又有着深刻的联系，相辅相成。宇宙中的万事万物，每个都是由不同数量和质量的阴气和阳气组成的，它们都在动态的转化过程中相互联系、相互作用。在董仲舒看来，阴阳二气的基本性质，预示着宇宙万物包括人类的有机结构和先定和谐。正确理解这一基本性质，正是气的物质和精神的双重性。因此，我们不能把"魂"和"魄"归结为 DNA 或神经细胞，因为后者只是受现代科学的因果规律制约的化学物质，绝没有精神或意识本性。

其次，对于自然主义观点或儒家观点，神经遗传学的发展都既不能肯定也无法否定。说到底，两者都是形而上学的信念，严格说来都不能被经验科学的活动和结果（如神经遗传学实验）所证实或证伪。根据现代科学，化学分子形成了 DNA 或大脑的中枢神经系统，它们只是物质而不是精神。如果在神经遗传学研究中，以任何的精神性方式来考虑这些化学分子，是无用的，甚至是有害的。然而，这并不意味着科学一定会拒绝儒家关于"气"既是物质又是精神以及"气"是构成宇宙本体的观点。我们无法证伪儒家的"气"的形而上学，因为它无法还原为 DNA 这样的物质实体。有趣的是，现代科学已经发现宇宙的一些基本粒子，如光子、中微子和电子，表现出一种神秘的测不准原理及"量子纠缠"现象，现代科学理论无法给出标准的因果律解释。简单地说，每个粒子的量子态不能独立于另一个粒子来描述，成对或成群的粒子以这样的方式形成或相互作用，即使粒子彼此相隔相当远且无法形成任何因果联系也是如此。相反，我们必须为整个系统指定一个量子态。有些人觉得，这似乎表明这些粒子不仅是物质的，而且是精神的，即使从当代科学的角度来看，物质也不是构成宇宙的终极要素。他们认为，这一科学奥秘可以延伸到儒家的有机结构和"气"具有物质和精神双重意义上来，从而支持儒家的"气""魂"和"魄"等非自然主义观点的正确性。但这其实也是误解。尽管量子纠缠等现象令人惊奇和有趣(违反宏观物理学的因果性原理)，但并没有足够的证据支持基本粒子既是物质的也是有意识的这种观点。事实上，量子力学的数学模型可以很好地描述基本粒子的行为，而不需要假设它们具有意识或其他类似的属性。总之，它们既不能证明也不能否证儒家的本体论思想。重要的是，与自然主义的解释形成对比，儒家的非自然主义说明可以作为一个不可替代的概念体系而合理地自我呈现，为人类的繁荣提供合理的、有效的想象和期望。

最后，自然主义观点无法说明儒家道德生活世界中的经验复杂性和意义丰富性。这一点可能是提示我们为什么应该支持儒家的非自然主义信念的最终理由。儒家相信他们的"魂"和"魄"的真实存在。他们对超自然的天的看法蕴含在他们过去和现在的生活实践中，与他们在关系中的道德约束和礼仪的终极意义密不可分。因此，如果没有儒家的宗教观念，就难以想象儒家礼仪实践的道德丰富性和深刻性。儒家礼仪有两个突出的特点：第一是相信存在一个超越的天的存在，这个准人格化的神有超自然的力量，可以惩恶扬善，支撑人类的道德。第二是存在一个亲属关系网，其中家庭成员的兴衰彼此休戚相关。一个成员的善恶会影响其他直系成员的善恶，父母和子女之间尤其如此。这些基本的儒家信念不仅存在于经典中，而且还体现在人们的日常活动中。例如，在19世纪著名的儒家士大夫纪昀的著作中，他讲述了许多体现这些儒家超自然信念的个人经历的有趣故事。其中一个故事讲述一位恶医,他虽医术高明,却经常欺骗病人和家属来赚取更多钱财。如果病人付给他的钱没有达到要求,他就停止救治,病人就会死亡。他甚至故意给病人开出有毒性的药方。后来有一天,他的儿子被雷劈死了。邻居们都认为这是上天对他的恶行的惩罚。但也有人问:"为什么上天不直接杀死他却要杀死他的儿子呢?"纪昀回答说,"夫罪不至极,刑不及孥;恶不至极,殃不及世。殛其子,所以明祸延后嗣也①"(《阅微草堂笔记·滦阳消夏录一》)。

简言之,我们不能用自然主义的观点来理解儒家的生活世界。随着神经遗传学发展的同时,儒家还须依靠他们的"精气"和灵魂的本体论才能生活在一个有丰富伦理意义的生活世界之中②。

二、个人主义的不足

伦理上的个人主义认为,只有个人才有内在的价值,而人类社群的价值在于它们为个人服务。相反,儒家坚持伦理学的家庭主义,认为个人主义具有严重的不足。儒家家庭主义主张,人类的个人和他们的家庭都有内在价值。具体来说,如前章所述,儒家认为除了存在基本的个人善(individual goods)之外,还有基本的家庭善(family goods),即家庭

① 事实上,儒家关于报应的正义观与儒家的家族主义有着内在的联系,奖惩的报应包含了整个家庭。"积善之家,必有余庆;积不善之家,必有余殃"(《周易·文言》)。这种超自然的正义观,从任何自然主义的理解来看都是无法解释的。
② 我觉得东西方可能很早就呈现出一些不同的学问旨趣和自由追求。例如,古希腊学者特别追求一种"理性自由"(只有严格的演绎推理才能得到真正的知识),而孔子的信徒们则追求一种"和谐自由"(通过类比推理来了解事物之间的联系)。前者得到历时性的(diachronicity)因果性科学知识,后者则得到共时性的(synchronicity)感应性伦理知识。我将儒家礼仪实践的本质理解为后一种知识的体现(Fan, 2021a)。

的正直性、延续性和繁荣兴旺,这些善也是内在价值。我们不能把它们简化为单个家庭成员的个人善之总和,如个人的快乐或幸福(Fan,2010a)。伦理上的家庭主义特征塑造了儒家民众的道德生活。因而,在儒家社会中为有关神经遗传学的研究和应用提供伦理准则时,就不能只考虑个人善,也要考虑家庭善。

儒家伦理的家庭主义是建立在儒家关于家庭统一性(family unity)的一系列信念之上的。首先,由于每个人的"魂"和"魄"在死亡时分离,因此需要通过儒家的祭祀来使"魂"(在天上游荡的智慧性灵魂)和"魄"(存在于地上的动物性灵魂)结合起来。也就是说,只有通过家庭的适当礼仪,才能在死后实现个人"魂"和"魄"的精神统一:

> 圣人以是(即魂魄的分离状态)为未足也,筑为官室,设为宗桃,以别亲疏远迩。教民反古复始,不忘其所由生也。(《礼记·祭义》)

其次,这种祭祀礼仪也使祖先和后代通过家庭的精神统一性来凝聚在一起。的确,从儒家的宇宙观和天道的自然秩序谱系来看,我们的生命是来自祖先尤其是父母的礼物。"有天地,然后有万物;有万物,然后男女;有男女,然后有夫妇;有夫妇,然后有父子"(《周易·序卦》)。"身也者,父母之遗体也。行父母之遗体,敢不敬乎!"(《礼记·祭义》)由于我们从父母那里获得了整个身体,想必我们也从父母那里获得"魂"和"魄",即个人的生命精气。这就意味着,我们的"魂"和"魄"的特征必然与我们的祖先相似。的确,根据宋代杰出的新儒家学者朱熹(公元1130—1200年)的看法,在儒家家庭中,祖先和后人的(精)气是同一的。后人通过对祖先进行祭祀,会产生气的感应或感通,从而与祖先进行真诚的精神交流①。因此,儒家的家族仪式不仅可以使已故祖先的"魂"和"魄"聚在一起,还可以召回祖先的灵魂与他们的子孙团聚,在精神上使整个家庭团聚在一起。

再次,家庭统一性的第三个意义,是家族的子孙后代的不断繁荣兴旺、建功立业。我们可以在许多儒家经典中找到这种意义。下面是著名的一段,它在两种个人不朽的信念(即"有后"与"三立")之间作出区分:

> 穆叔如晋。范宣子逆之,问焉,曰:"古人有言曰,'死而不朽',何谓也?"穆叔未对。宣子曰:"昔匄之祖,自虞以上,为陶唐氏,在夏为御龙氏,在商为豕韦氏,在周为唐、杜氏,晋主夏盟为范氏,其是之谓乎?"穆叔曰:"以豹所闻,此之谓世禄,非不朽也。鲁有先大夫曰臧文仲,既没,其言立。其是之谓乎?豹闻之,太上有立德,其次有立功,其次有立言,虽久不废,此之谓不朽。若夫保姓受氏,以守宗祊,世不绝祀,无国无之。禄之大者,不可谓不朽。"(《左传·襄公二十四年》)

从这段引文中可以看出,个人不朽的一个含义是从个人家庭的传承("有后"),即家庭谱系通过不断繁衍后裔而持续下去,反映在孟子所言"不孝有三,无后为大"(《孟子·离娄上》)的价值观中,而且这些后代在各自时代的社会上表现优异。个人不朽的第二个含义在于个人"立德、立功、立言",树立人生的杰出榜样,在个人死后很长一段时间内都

---

① 朱子原语为:"然人死虽终归于散,然亦未便散尽,故祭祀有感格之理。先祖世次远者,气之有无不可知。然奉祭祀者既是他子孙,必竟只是一气,所以有感通之理。"(《诸子语类·卷三》)

不会被遗忘,这样来成就另一种意义的不朽。

上述经典观点对第二种不朽的重视程度明显高于第一种(甚至有点否认第一种为"不朽"的意味)。但在我看来,儒家传统并不会否认第一种情况也是一种个人的"不朽",只不过范宣子似乎给人以特别强调后代子孙个个富贵的感觉(即"世禄")。如果我们可以同情地把其意思理解为要求"有后",那么大多数儒者会同时持有这两种意义("有后"和"三立")的不朽观,不会认为这两种不朽是相互排斥的。追求不朽,也就是追求"修齐治平",前两者大体在"有后"的范围,后两者进入了"三立"。的确,儒家的一般性规范教导是,我们应该首先爱自己的家人,承担家庭责任照顾好自己的家人,然后再将爱扩及他人或致力于学习文化知识(《论语·学而》《论语·为政》)。同时,能在社会上立德、立功或立言,也被认为是孝敬父母的最佳方式,以完成自己的大孝。"孝有三:大孝尊亲,其次弗辱,其下能养"(《礼记·祭义》)。这就是说,与第一种意义的不朽相比,追求第二种意义的个人不朽难度更大,更不易实现,但绝不否认第一种意义的不朽。

个人不朽的这两种意义,发展出儒家生活世界中家族统一性的新景象。一个家族通过繁衍得以延续,家族统一性也因此得以维持,使祖先和后代成为一个巨大的、永恒的整体。最后,这种家庭统一性的时间意义,可以拓展到人类大家庭的统一性及其精神意义——这个大家庭不仅包括自己的小家庭成员,还包括其他人的小家庭成员,以至包括全人类所有过去、现在和未来的人。从儒家的理解来看,人类的原始祖先是由宇宙的主宰——天创造的,天制定了天命、天理、天道,来指导人类的生活以及宇宙中的其他事物运行。一个人通过为他人树立美德、功绩或言论的榜样,不仅加强了自己的"魂"和"魄"(在死后成为强大的"神"和"鬼"),并为自己的小家庭的正直、延续和繁荣兴旺作出了贡献,而且为全人类大家庭作出贡献,从而促进了整个人类的精神家园的和平昌盛。

　　这四种意义上的家庭统一性,即一个人死后"魂"和"魄"的重合、祖先和后代在家庭祭祀中的精神重逢、家族的延续和繁荣以及全人类的精神统一性,为儒家伦理家庭主义提供了稳固的支持。值得一提的是,从儒家的观点来看,尽管所有的人都属于人类社会,可以被看作是一个大家庭或大家族,但小家庭(当代即由祖父祖母、父亲母亲和孩子组成的主干家庭)的存在是建立一个有价值和意义的人类社会的必要基础。如果不特殊或优先对待小家庭,就无法适当地照顾大家庭。换句话说,儒家认为伦理家庭主义在指导日常活动方面具有良好的基础和切实的重要性。人生活在这个世间具有个人内在价值,而且以家庭主义的方式生活也同样具有内在价值。在理想情况下,一个人是作为男性或女性、结婚、生育,在人生的不同阶段分别经历孩子、兄弟姐妹、配偶、父母和祖父母的生活阶段,形成稳定和谐的家庭关系。儒家认为这是上天通过天命、天理或天道向人类传达的信息。也就是说,在儒家传统中小家庭和大家庭之间存在着必要的伦理区别。随着神经遗传学的发展,这种区别不应由于任何政策或实践问题而淡化。个人善应该得到关注,家庭善也应得到重视。生物医学技术的发展,不应用来削弱家庭主义价值。

　　如果我们认真对待这种儒家伦理家庭主义,我们就应该怀疑完全以个人为本位的神经遗传学研究和应用的伦理准则在道德上的适当性。一个人的遗传信息不仅揭示了其个人,也揭示了其家庭成员的遗传数据,而家庭成员可能不知道它被收集和使用。因此,人类基因组的解码使得隐私、保密和知情同意等伦理问题变得极为尖锐——不仅对个人,而且对其直系亲属。然而,目前生物医学技术的生命伦理学准则主要是个人主义的。有关遗传学或神经科学的一些伦理规范,如美国《全基因组测序的隐私与进步》(Privacy and Progress in the Whole Genome Sequencing),并没有充分考虑家庭的地位和价值(Presidential Commission,2012)。从儒家的家庭主义视角看,在神经遗传学的发展中,我们不仅要关心个人的价值,如个人的自主和自由,还应该维护家庭的连续性、正直性和繁荣兴旺等价值(Fan,2010b)。

毋庸讳言,在现代西方生命伦理学所强调的个人隐私权与儒家生命伦理学所强调的家庭得知遗传信息的特权之间,可能存在一种张力。如同本书第一部分所述,儒家对知情同意、隐私、保密的考虑,不仅要关注个人利益和权利,还要关注相关家庭成员的利益和权利(Fan,2015)。儒家应该接受现代西方生命伦理学所坚持的全面的个人主义权利吗?例如,任何人都应该有权利使用现有技术服务来了解自己的整个基因组序列,而不需要事先征得其家人同意吗?即使个人应该有这个权利(对此我表示怀疑),他还有权禁止自己的直系亲属获得对他们的健康有必要或有用的相关信息吗?例如,一个人通过这个测试得知不但他有患某种疾病的高风险,而且其兄弟姐妹也有患这种疾病的高风险,他有权向他们隐瞒这个信息吗?此外,任何人都应该有专属权利来决定谁可以访问或使用这类信息吗?从儒家的角度来看,个人没有也不应该有这样的专属权利,他们应该与其直系或相关的家庭成员分享这些基因信息。

现在已经出现一些值得警惕的信号。虽然缺乏深度现场调查,但据报道,一些国家和地区(包括一些受儒家文化影响的国家和地区)中的私营生化或基因公司正推广专属的个人权利来开展项目并获取利润。这样一来,他们就可以轻易获得个人的同意,而忽略了家庭的权利。在西方国家,医疗保健研究人员或专业人员没有明确的道德义务来警告家庭成员的遗传健康风险,通常鼓励但不要求患者与他们的家人分享患者的遗传信息。我认为儒家家庭主义应该采取不同的准则:在进行合法的基因测试时,除了个人许可外,还应该获得家庭代表的同意。同样,对于谁可以获得或使用试验中披露的基因数据,也应该同时获得个人和家庭的认可。儒家伦理准则的这种特点,不应该仅仅出于对个人自主或隐私的尊重,还应该是对家庭统一性和正直性的尊重。儒家社会尊重个人基本权利的同时,应该根据伦理家庭主义来制定适当的法律和政策,在神经遗传学研究和应用中保护个人和家庭。

三、结论

本章指出儒家思想为何不是一种自然主义,也不应建立在自然主义学说的基础上。虽然自然主义有重视科学的特点,而且在当代社会有巨大的影响,但本章认为,无论自然主义还是儒家的非自然主义,都不能被目前的神经遗传学发展所证明或证伪。如果没有关于"气""魂"和"魄"的宗教信念,儒家生活世界中礼仪实践和家庭关系的丰富性和神圣性就无法维持。在联合国教科文组织生命伦理学和人权教席(UNESCO Chair in Bioethics and Human Rights)举办的一系列国际生命伦理学、多元文化和宗教研讨会上,世界上不同的宗教都可以表达他们对生物技术伦理的非自然主义观点。在当今以自然主义为主导的风气中,随着生物医学技术特别是神经遗传技术的发展和应用,这样的平衡是健康的,且有助于促进人类的繁荣发展。

出于对灵魂和家庭统一性的非自然主义信念,儒家看到伦理上的个人主义有严重不足:除个人利益外,还有家庭的连续性、正直性和繁荣兴旺等内在价值。儒家不应接受有关购买、获取和使用个人基因数据的专属个人主义权利，因为应该在家庭成员之间分享这种信息。儒家社会应该制定以家庭为本位的伦理准则，以保护个人和家庭在神经遗传学研究中的隐私性、保密性和知情同意的价值观。当然，如果不对这些问题和案例进行进一步的调查和分析，我们无法确定这种政策的详细内容。这样的调查和分析已迫切需要进行。

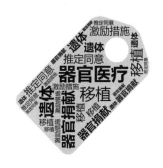

第四部分

器官医疗

第十四章

遗体器官捐献与家庭同意权

一、引言

遗体器官捐献和移植手术在医学上和经济上都大有裨益。例如，与血液透析相比，接受肾脏移植的患者死亡率明显更低、生活质量更好且预期寿命会增加一倍（Tonelli et al.，2011）。肾脏移植还可以大大减少医疗费用（University of Maryland Medical Center，1999）。在此背景下，如果出于拯救人的生命的道德动机而自愿进行遗体器官捐献并且妥善操作而没有违反任何重要的医学或道德规范（特别是适当的死亡标准和有效的知情同意），那么个人在死后捐献其器官在伦理上值得钦佩。然而，移植器官短缺仍然是一个全球性问题。中国对器官（尤其是肾脏）的需求远远超过其供应。

虽然近年来捐献率逐渐上升，但据估计，到 2010 年代中期，中国每年只有约 10 000 个捐献器官，而至少有 30 万名患者在等待器官移植（Pan，2013；Xinhua News Agency，2015；CIIC，2016）。这意味着，如果等待名单有 30 名病人，则只有一人可能获得器官移植。因此，有必要研究是什么因素阻碍国人在去世后捐献器官,并探索在伦理上可接受的、实际上有效的方法来促进遗体器官捐献。

中国的器官移植项目始于 20 世纪 60 年代,近年来在法规和审查方面发生了复杂的变化(Ding, 2006, 2008; Fan & Ding, 2021)。有一种批评意见很常见,即在当代中国仍然充满活力的儒家家庭主义伦理乃是器官捐献的绊脚石。我们将在本章第二节中讨论这一批评。我们认为,将中国器官捐献率低的原因归咎于儒家的家庭主义伦理是错误的。相反,我们认为需要利用儒家文化力量来适当地和有效地增加器官捐献。具体来说,第二节分析为什么儒家的家庭主义伦理在原则上支持遗体器官捐献,并且可以在实践中利用儒家伦理来鼓励捐献。在第三节中,我们探讨为什么中国不应该为了增加捐献而把主动同意的要求改变为推定同意的方式,因为这种方式在道德上值得怀疑、在实践上可能无效。第四节论证为什么家庭主义器官捐献激励模式不仅有助于优化器官移植供应,而且在伦理上也是正当的。最后一节是结语。

二、家庭本位伦理是否成为器官捐献的绊脚石

源远流长的儒家家庭主义伦理传统在中国社会中依旧十分重要,在制定相关的医疗保健政策和指导中国的生命伦理实践时,应对此加以借鉴(Li, 1997; Fan, 1999; Tao, 2004; Qiu, 2004; Lee, 2007; Fan, 2010a; Nie, 2015; Yung, 2015; Zang, 2017)。如前所述,这种伦理传统体现在家庭主义的生活方式中:直系亲属分享重要的生活信息,共同作出家庭决策,包括各个家庭成员的医疗保健的选择以及生前和死后的器官捐献(Fan, 2015)。这种以家庭为本位的伦理,在中国人生活的各个层面发挥了重要的文化作用。这作为一个社会学事实,没

有人会怀疑。但是，关于这种伦理对器官捐献问题所具有的规范性伦理内涵，却存在着争议。那些在中国器官捐献短缺问题上对儒家伦理持批评态度的人，提出了两种指责。第一种指责是，鉴于儒家的家庭主义伦理是指导中国人生活和实践的主要文化力量，很难相信它不是造成中国低器官捐献率的一个主要因素(Chen，2013)。第二种指责与儒家的美德"孝"有关，因为孝要求人们不应损害身体的任何部分，以体现对父母和祖先的孝道。批评者认为，这种美德不鼓励中国人在死后捐献器官，因为如果捐献了器官，就无法保持身体的完整性而构成了对身体的伤害(Bo，Li and Wang，2005；Zhang，Hong and Bai，2009)。

　　为了回应第一种指责，我们需要考察一下社会民意调查中对捐献的高支持率和实际的低捐献登记率的鲜明对比。21世纪第二个十年中的许多民意调查显示(e.g. Yan，Huang and Qiu，2015)，约有20%的中国成年人愿意在死后捐献器官，但真正登记为遗体捐献者的人却很少。我们认为这种对比说明了几个问题。一方面，鉴于儒家的家庭伦理的确是影响人们行为的主要文化力量，且许多人愿意在死后捐献器官，那么就很难说这种对捐献的积极态度是同儒家思想不相容的，反而是因为反对儒家思想才形成的。想要证实指控，批评者需要证明较高的捐献支持率不是受儒家伦理影响，而较低的登记或捐献率才是受到儒家伦理影响而造成的。我们没有看到这两种可能性的任何证据。另一方面，捐献率在每个社会都是多重因素造成的。除了文化因素外，经济激励和制度安排对捐献率也有重要影响。因此，要理解为什么中国的捐献率如此之低，我们不仅要看儒家伦理等文化价值，还要看中国的经济环境和中国大陆为器官登记和捐献建立的制度安排。

　　无论在荣誉上还是经济上，中国的制度为器官捐献提供的激励都是不足的。各地刚刚开始学习和提供类似于美国器官获取组织

(American Organ Procurement Organizations，OPOs)为捐献者及其家属提供的一些荣誉性奖励①，但有待发展和完善。同时，尽管各地政府计划为已故捐献者的贫困家庭提供经济上的社会福利补偿（Wu and Fang，2013），但我们经过与相关从业人员的沟通后发现，此类项目一直存在争议。一些批评者担心，提供经济补偿会使捐献者的动机从利他主义变成改善其家庭的经济条件。在批评者看来，这种做法会产生器官买卖的风险。一些西方人权组织认为这种做法是不道德的，他们经常就器官捐献政策向各国政府施加政治压力②。

此外，中国器官捐献者的登记制度很不方便。多年来唯一可用的登记方式，是在领取驾照时注明自己因车祸死亡后的捐献意愿。然而，中国人对这种"主动"登记有种心理上的排斥，他们担心这种登记将是"一语成谶"。因此，有人建议在领取医保卡时进行登记（Wang，Bai and Yin，2015）。其他人则担心，这种变化可能不会真正改善心理效果，反而可能产生其他问题，例如降低医保制度和医疗机构的公信力。因此，如果批评者归结说是儒家伦理导致了中国的低捐献率，而不是缺乏适当的激励措施或便利的登记制度，那么综合所有这些复杂的情况，是很难得出这一结论的。

第二种指责涉及如何恰当地解释儒家的孝道美德。诚然，孝是儒家以家庭为本位的伦理中的基本美德，被认为是儒家代表性美德"仁"的根源（《论语·学而》）。儒家经典《孝经》明确指出，"身体发肤，受之

---

① 包括捐献者纪念公园、捐献宗教手册、捐献者家庭纪念箱、捐献者荣誉勋章、爱之礼物锦旗、慰问卡、详细的结果函、荣誉证书、"我们记得"卡、特殊的专家服务，等等。器官获取组织一般会强调他们做这些事都是为了获得潜在捐献者及其家属的信任和信心，而且他们不仅致力于为受捐者寻找器官，而且还致力于支持捐献者家庭经历这一过程等等。

② 对于向捐献者家庭提供经济援助，我们不认为这在道德上绝对错误，读者可参阅下一章的相关讨论。关于器官买卖的常规道德争论，见 Cherry，2005。

父母，不敢毁伤"。批评者推断，这句话表明，儒家思想不能也不会支持器官捐献，因为这会"毁伤"一个人的身体。然而，这种推论没有考虑到儒家美德伦理的基本教导：一个人应该修身养性，成为爱护和照顾他人的有德之人，甚至在必要时不惜牺牲自己的生命来达到这一目的。为了与这一基本教义保持一致，正如许多史实和案例所述，儒家传统中长期以来对合理和不合理的冒险行为进行了区分，包括有可能损害自己身体的冒险行为。因此，应该将《孝经》理解为主张不合理的身体冒险行为是违反孝道的，但不是所有的冒险行为都不合理。鉴于器官捐献是出于爱和帮助他人，儒家不可能也不应该把它定义为一种不合理的身体冒险行为。众所周知，孔子主张"己欲立而立人，己欲达而达人"（《论语·雍也》）。很明显，因为器官捐献的目的是贡献自己身体的一部分来拯救他人的生命，儒家的孝道思想不能被解释为反对这种现代器官捐献行为[①]。当然，相关的问题是可能乐意为家人捐献（特别是活体捐献），不愿为他人捐献（包括死后捐献），这同儒家美德"仁"所内含的"差等之爱"有关。这一问题后面再说。

　　在当代中国，有时病人死后捐献器官的愿望会被家属拒绝执行，尤其是病人的成年子女。因为他们担心拿去部分器官无法保持逝者遗体的完整，因而对父母不孝。然而，正如一些学者指出，这是对儒家所推崇的孝的误解。由于器官捐献是一种"仁"的行为，尊重父母死后捐献的意愿是遵循儒家"爱人"的教导，有德的人并不总是需要保持身体的完整性。此外，事实证明，在遗体捐献后，必要的儒家礼仪，如葬礼、祭

[①] 有些学者指出，《孝经》原文中使用的"毁伤"概念实际上是"由刑事处罚造成损害"的概念，而不是一般的"损害"（Chen, 2013; Fang, 2014）。意思是说，一个孝子不应该做出不正当或犯罪的行为，这可能导致法律对自己身体的刑罚，而违背孝道美德。在中国古代，刑罚涉及几种类型的残酷体罚，如黥、剐、膑等。

礼等,都可以适当举行,而不会受到器官捐献的干扰(Fang,2015)。事实上,有越来越多的成年子女接受了儒家对孝的这种合理理解,并尊重他们的父母进行遗体捐献的意愿,提前做好了统一的家庭决定。

简言之,当批评者试图指责儒家的家庭主义伦理是器官捐献的绊脚石时,这在理论上是站不住脚的,因为这不是儒家孝道的真正含义;在实践上可能也不符合事实,因为随着儒家价值的复兴,越来越多的子女尊重父母的捐献意愿。我们需要留意到,实际的器官捐献率受到多种因素的影响,包括文化、经济和制度因素。中国需要利用主流的儒家文化力量,找到一种适当而有效的方式来改善器官捐献。我们将在下面的章节中再次讨论此问题。

三、推定同意:"硬性的"不道德,"软性的"无效果

如果病人在生前表示同意器官捐献,在病人去世后,家庭应有权代表已故家庭成员来重新确认或拒绝器官捐献。这并非儒家家庭主义伦理下的中国家庭所独有,在其他社会文化群体中也存在。在那些需要"个人明确同意"才能进行器官捐献的国家,家属也常参与其中。即使在采用所谓"推定同意"(presumed consent)捐献制度的国家,如法国,家属也可能会拒绝已故成员的捐献意愿。在美国,当即将去世的潜在捐献者没有事先表示同意时,器官获取小组通常会寻求家人的授权来获取器官。在这种情况下,会请求家属在病人去世后捐献其器官。一些司法管辖区已经开始使用快速器官恢复(Rapid Organ Recovery,ROR)程序。在病人意外死亡后,如心脏骤停或严重创伤导致大量失血,器官保存会立即开始,甚至在确定病人的意愿、家庭成员到场同意之前就开始。事实上,美国器官共享联合网络(United Network for

Organ Sharing)已经宣布,在这种情况下,它不需要家属的知情同意,它已经转而要求仅需要个人授权(authorization)。我们认为,这种做法不仅在理论上有问题,而且在实践上也很危险,因为它们可能损害捐献者的整体利益。这种做法可能会引起以家庭为本位的文化的强烈反对,比如中国的儒家文化。正如安娜·伊尔蒂斯(Ana Iltis)所认为,应拒绝这种向仅需个人授权的转变,而是应该承认取得有效的知情同意的伦理义务(Iltis,2015:369)。我们同意伊尔蒂斯的观点,"法律和实践,应使人们能够方便地指定家人代其作出最后的决策,并能够区分仅仅是一个单纯的捐献意愿还是一个确实想要成为器官捐献者的渴望"(Iltis,2015:379)。

不少人似乎认为,如果用推定同意制度取代主动同意制度,一定会合理促进器官捐献。我们认为这一结论是错误的。中国的内地和香港都在采用主动同意制度,即只有那些明确表示同意的人才是捐献者,而一些欧洲国家正在转向推定同意制度,即任何没有明确表示拒绝的人都自动成为捐献者。据报道,香港特区政府曾经考虑为器官捐献的推定同意立法(香港政府新闻网,2017)。前香港食物及卫生局官员认为需要采取更加积极的做法来促进器官捐献(香港特区医务卫生局,2017)。食物及卫生局于2017年6月14日提供了一份背景资料文件,该资料显示,尽管香港的器官捐献率从1996年的每百万人4.6名捐献者增加到2016年的每百万人6.3名,但这个数字仍然处于世界较低水平。根据2016年的国际数据,世界上捐献率排名最高的是西班牙,每百万人有43.4名捐献者,而中国香港的数字却不到该比率的20%(国际器官捐献与移植数据库,2017)。我们在这一节将以香港为例作出讨论①。

---

① 感谢徐俊杰(CK Chui)先生和张文英(Germaine Cheung)女士在原文这一部分的准备和提交过程中所提供的协助。

　　香港目前正在采用"主动同意（opt-in，explicit consent）"制度，即只有那些明确表示同意的人才能成为捐献者。有一些国家如西班牙和新加坡则采用"推定同意（opt-out，presumed consent）"制度，即任何人只要没有明确表示拒绝，就默认其为捐献者。一些研究表明，通过对实施主动同意和推定同意国家的数据进行比较，推定同意会导致器官捐献总数量相对增加（Shepherd，2014），但这些研究结果具有不确定性。正如谢菲尔德（Shepherd）等人所说，"如果说引入推定同意会增加死者的捐献率，这可能过于简单"。基于若干重要的考虑，我们认为改用推定同意制度在香港是不适当的。

　　我们首先需要区分"硬性的"（hard）与"软性的"（soft）推定同意制度："硬性的"制度是，除非死者在生前曾明确反对捐献，死者器官将被自动取走，而不管家人的意见或意愿如何；"软性的"制度是，即使死者生前没有正式表明反对捐献，其家庭成员也能决定不做器官捐献（也就是说，器官捐献还得需要家属同意才行）。我们的看法是："硬性的"制度可能增加器官捐献，但是不道德的；"软性"的制度是符合道德的，但在实践中相似于现在的主动同意制度，其改变并不能带来捐献增加。

　　首先，大部分实行推定同意的国家事实上都采取了某种形式的"软性"而非"硬性"的方式。这是可以理解的，因为即使对现代西方的个人主义社会而言，也不太可能为"硬性"的推定同意制度辩护，更不用说具有伦理家庭主义的中国社会了。一方面，在西方社会个人自主或个人意愿必须得到尊重，以证明捐献授权的合理性。正如一个有影响力的英国伦理委员会所指出的，出于对个人意愿的重视，对死者的器官捐献必须反对采用任何"硬性"的推定同意而不管家人的意见或意愿："因为不可能确保每个人都充分了解情况，在生前就选择了推定同意"（Nuffield Council on Bioethics，2011）。这就是说，改变为"硬性"的推定同意机制是不道德的，即使对于西方个人主义社会也是如此。其理由是个人的自主行动必须符合个人的意愿，并且这种意愿必须基于充分的信息，而非不充分、不完整或片面的信息。英国生命伦理委员会也承认，在"硬性"的推定同意机制中，根本不可能让每个人都有足够的信息来选择推定同意（Nuffield Council on Bioethics，2011）。唯一合理的假设是，家庭更有条件了解潜在捐献者的实际意愿。

另一方面，在中国儒家的家庭主义文化中，人们普遍认为身体（包括器官）并不完全属于个人。相反，它既属于个人，也属于其整个家庭，因为身体通常被认为是个人从其祖先尤其是父母那里获得的礼物（Fan，2010b；Wang and Wang，2010）。因此，大多数中国人认为，在伦理上一个人的直系亲属必须参与医疗决策，并有权同意或拒绝器官捐献。在儒家伦理看来，一个人在决定成为捐献者时，应与其直系亲属协商；在正式登记成为捐献者或选择捐献之前，必须获得直系亲属的同意。因此，如果一个人在生前没有明确表达自己的意愿，那么在死亡时必须征求其家庭对器官捐献的意见，这当然是合乎伦理逻辑的。事实上，国际研究也表明，无论是主动同意和推定同意的国家中，近亲属对器官获取过程都有相当大的影响（Rosenblum et al.，2012）。从儒家家庭主义伦理的角度来看，这种程序是最合理的。不仅因为家人比其他人更了解病人的实际愿望，而且因为家庭参与器官捐献的过程在道德上是正当的。如前所述，个人通常被认为是家庭的一员，在关键决策问题上，家庭常常作为一个道德统一体来行动（Cai，2015）。

其次，这里还涉及一个关键的公信力问题。"硬性的"推定同意制度将必然产生如下情况：医务人员将干预式地从个人及其家庭中"取走"器官，而不是为个人及其家庭"捐献"器官提供便利。在这种情况下，人们很大程度上会对医疗系统失去信任。个人及家庭很可能会认为,相关的政府机构和医务人员相互勾结,为了器官移植的社会"利益"而盗取器官,同时还故意避免家人参与从而保护他们的成员。这种方式的道德成本和社会代价太大,无法采用。在香港,这将产生严重的公共信任问题,让社会承担这种风险是极不明智的①。

相比之下,"软性"的推定同意策略似乎是合适的,前提是为个人提供足够的机会来登记他们的反对意见,而且如果个人尚未推定同意,其直系亲属也有权否决器官摘除。有些人对此仍有严重的道德顾虑,即这样的推定同意机制会损害重要的伦理价值,因为它不尊重个人偏好或自主(AMA Council on Ethical and Judicial Affairs, 1994;MacKay, 2015)。他们认为,只有对那些了解系统如何运作并知道如何表达对捐献的反对意见的病人,该推定同意机制才可行。而在中国,很大一部分病人不具备这个条件或这种能力。此外,在推定同意的情况下,可能会产生一种倾向,即避免与病人及其家属讨论器官捐献问题,以免发现反对意见而无法获取器官。因此,为了避免患者反对,可能会完全回避掉有关器官捐献的沟通。在制定新政策时,任何向中国推荐这种"软性的"推定同意制度的人,都不应简单地忽略这些问题。

姑且设定"软性的"推定同意制度是道德上可以的,那么它是否一定能够增加器官捐献呢?有些人以为,推定同意制度可以让捐献器官的愿望更易实现,因为它能消除人们的意愿与行为之间的距离,不需要

---

① 新加坡在 1987 年即确立了"推定同意"捐献法律(从 2009 年开始适用于包括穆斯林在内的所有新加坡人)。主动登记不做捐献的人如需要器官的话将得分较低。2008 年的修订版《人体器官移植法》(Human Organ Transplant Act, HOTA)明确指出:"如果病人生前没有反对器官捐献,根据《人体器官移植法》,则必须认为病人有意死后捐献器官"(新加坡政府网站,2017)。也就是说,这是硬性的推定同意,原则上不需要家属的同意,但实践中的情况十分复杂,从死者身上提取器官时仍然适当尊重了家属的意愿。参见 Lu, 2021。无论如何,中国香港同新加坡的许多情况都很不同。

采取任何行动就能成为捐献者(Johnson, 2003)。还有一些研究表明，采取推定同意方式的国家可以略微提高捐献率，并降低家庭成员的拒绝率(Abadie, 2004)。然而，人们也需要认识到，器官捐献是多因素的，推定同意的策略实际上也可能没有帮助。事实上，并没有多少证据表明推定同意的方式会特别有效。例如，西班牙拥有世界上最高的捐献率，但这并不是通过其1979年的推定同意立法实现的。该立法在十年内没有对捐献产生积极影响。相反，西班牙自1989年以来发生了关键的组织变革，例如向其协调网络和医院协调员提供某些激励措施，其后几年才取得成效(Fabre, 2014)。有人曾公开表示，西班牙的推定同意法基本上处于休眠状态(Fabre Murphy and Matesanz, 2010)。基于中国内地或香港的情况，即使他们在目前的主动同意制度下，如果病人没有明确表达自己的偏好，直系亲属也可以决定支持逝者的器官捐献。

中国香港卫生署于2008年设立了中央器官捐献登记名册(Centralised Organ Donation Register, CODR)，允许潜在的捐献者通过网上登记、电子邮件或传真来登记他们死后捐献器官的意愿。医院管理局的器官捐献协调员也使用该登记名册，来联系已登记为潜在捐献者的已故病人家属(香港特区政府新闻公报, 2017)。但只有9名器官捐献协调员，他们服务于41家公立医院的7个联网组(香港立法会秘书处, 2017)。由于人力的不足和繁重的工作量，捐献的协调效率大大受限。换句话说，仅靠推定同意立法肯定不足以促进器官捐献。

香港是否应改为"软性"的推定同意机制？本章认为意义不大。在香港，如果死者生前没有明确表达过任何意愿，则由直系亲属作出任何关于死者器官捐献的决定，这一直是香港的惯例。因此，简单地以"软性"的推定同意机制取代香港目前以家庭为本位的主动同意机制，并不会对结果产生显著改变，因为家庭将继续作出最终决定。事实上，国际研究发现，无论在选择主动同意机制的国家，还是在选择推定同意机制的国家，近亲属都对器官获取过程有着相当大的影响（Rosenblum，2012）。在中国香港，如果得不到家庭的支持，改变为"软性"的推定同意机制不会有很大帮助。正如西班牙的成效主要是通过组织变革和激励措施，而不是通过其推定同意机制实现的。改善香港的组织因素并提供适当的激励措施，以获取个人及家属对器官捐献的支持，这可能会更有成效，也更符合道德。

可能有些人会认为，如果一个人在中央器官捐献登记名册上登记了自己捐献器官的愿望，那么在其死后，如果家人否决了他的愿望，就是侵犯了他的自主权。我们认为，这个问题比尊重个人自主权与尊重家庭之间的简单对立要复杂得多。自主性是指不仅有能力设定自己的目标来指导自己的行动，而且有能力在自己体验到的冲动与自己所设定的目标不一致时不冲动行事，尤其当一个人还没有获得足够信息时而先产生的冲动。个人可能只是想表明他的一时偏好，他其实并不反对其他家庭成员帮助他来决定改变或否决这个一时的偏好（Chan，2015）。在香港这样一个受儒家影响的、以家庭为本位的文化中，个人的家庭通常会帮助个人行使自主权。个人和家庭的共同决策权通常得到承认和赞赏，体现出直系亲属参与一个人的生物医学决策的自然性和有效性，以促进而不是阻碍个人的自主权（Fan，2015）。鉴于香港使用的中央器官捐献登记名册非常简单，没有提供足够的信息，也没有要求提供真正有效的登记或知情同意所需的细节，所以共同决策更加合理。应该认识到，如果说要改进这一程序，使之成为一个健全有效的知情同意程序，而且家属没有否决权，这里存在着难以解决的实际困难。这需要特定的专业医疗人员提供信息并回答问题，以确保潜在的捐献者了解自己所同意的是什么以及在什么情况下、按照什么死亡标准（在当代世界仍有争议),他会同意捐献器官。鉴于这种条件是难以达到的,家庭的否决权就构成了一种合理的手段,在很大程度上保护而不是侵犯个人的自主权。与医务人员或其他相关方相比,家属更有能力决定死者提出的要求是否仍然有效、是否已经撤回或是否与死者长期以来的生活目标不一致。这也许就是为什么香港立法会正确地要求"死者的家属必须签署一份同意书,以确认因移植目的而切除器官或组织"(香港立法会,2017)。

的确,我们有必要探讨一些法律案例的文化合理性。在这些案例中,家属行使否决权来推翻潜在的遗体捐献者的器官捐献决定。香港的情况富有启发意义,在法律条例与文化实践两者之间存在着差距。香港的《医学(治疗、教育及研究)条例》(第278章)规定:

如任何人曾在任何时间以书面表示,或在其最后一次患病时,于两个或以上的见证人面前以口头表示,要求在其去世后,将其躯体或其躯体的任何指明部分,作治疗、医学教育或研究用途,则:

(a) 在其去世后合法管有其躯体的人,除非有理由相信上述的要求其后已被撤回,否则可以书面授权从死者躯体移去任何部分或指明的部分,以按照死者的要求而予使用;

(b) 根据(a)段有效地给予的授权须维持有效,即使该名曾作出表示的人的最近亲反对该人的躯体在其去世后按照所要求而处理亦然(第二节)①。

---

① 《医疗条例》,https://www.bing.com/search? q＝Medical＋Ordinance＋％28Chapter＋278％29&qs＝n&form＝QBRE&sp＝1&pq＝medical＋ordinance＋％28chapter＋278％29&sc＝0‐31&sk＝&cvid＝061C9CD86DE940BF91C42D309FC82FA6(2018年1月访问)。

在这里,第 2(b)条包含了"即使最近亲反对",这似乎排除了家属拥有的否决权。但是,医疗实践的现实状况有所不同。在香港,没有任何捐献协调人或医疗专业人员会反对家属的最终决定,无论是支持还是反对捐献。事实上,香港立法会、卫生署和香港医学会提出的相关监管文件都要求"死者家属必须签署同意书,确认在移植前要切除的器官或组织"①,尽管《医学条例》(第 278 章)或《人体器官移植条例》(第 465 章)并未如此要求。对香港的法律和实践之间的差异,官方没有给出任何解释。我们的猜想是,该条例是按照相关的英国法律制定的,而实践中则需要调整以适应香港以家庭为本位的中国伦理文化。这意味着家庭的否决权在实践中得到了有效的确立。这一权利或许可被视为与该条例第 2(a)部分的含义一致,"除非有理由相信上述的要求其后已被撤回"。在香港,人们普遍认为,与医疗专业人员或其他相关方相比,家属更了解刚去世的人的请求是否仍然有效。此外,香港用于器官捐献登记的表格非常简单,没有提供足够的信息,也没有要求许多必要的细节②。因此,个人登记的器官捐献记录只能作为死者意愿的参考,必须由直系亲属确认或拒绝,才能在道德上有效。

保持家庭的否决权,并不必然侵害个人的自主权。如果一个人有冲动要通过香港的网络系统登记为遗体捐献者,那是因为他没有被充分告知相关信息。人们并不真正了解自己实际上是在同意什么,例如在什么情况下、依据何种死亡标准来摘取器官,也没有专业医疗人员来回答这些问题。由于缺乏此类必要信息,网络登记无法成为自主决策

① 如香港立法会文件 CB(2)836/15 - 16(08),http://www.legco.gov.hk/yr15 - 16/chinese/panels/hs/papers/hs20160418cb2 - 836 - 8 - c.pdf(2018 年 1 月访问)。
② 见《中央器官捐献登记名册》,https://www.codr.gov.hk/codr/InternetAgree Registration.jsf(2018 年 1 月访问)。

的证据。在香港这样一个受儒家文化影响的、以家庭为本位的文化中，家庭通常被视为一种提高个人自主能力的方式(Fan and Chan，2017)。因此，家庭的否决权应该被保留。此外，我们建议登记的设计应尽可能提供充分的信息，并应重新要求家庭代表签名以确保有效的知情同意。简言之，为了提高中国内地或香港的捐献率，我们不应该抨击儒家的家庭伦理，也不应该转向推定同意策略。相反，我们应该尝试借鉴儒家伦理，提出在伦理上合理的有效措施。我们建议在登记成为器官捐献者时要有家属签名，这可能是朝着正确方向迈出重要的一步。

　　考虑以上因素，对优化器官捐献而言，研究有效且可靠的激励措施以激励个人及其家属进行器官捐献，将比在香港引入推定同意机制更有成效。例如，继以色列之后，中国大陆和台湾地区都决定加入立法，在分配器官时优先考虑捐献者的家庭成员：尊重已故的器官捐献者，在任何器官移植的等候名单上，捐献者的近亲属享有较高的优先权。这种激励措施，如果在伦理上符合中国以家庭为本位的伦理文化并能得到一般性的伦理辩护，那就应该被采纳以促进香港的器官捐献。我们将在下一节来探讨这个问题。

四、家庭主义捐献激励模式及其合理性

　　中国和国际移植研究的从业人员都认识到，器官捐献和移植制度只能在当地文化和社会经济背景下展开工作。即便在美国各州，其法律上没有多少不同，但在实践中也存在地区差异。在一些地区，器官获取组织会违背家庭的意愿而获取器官，而在其他一些地区则不然。正如一些移植外科专家所指出，鉴于中国的文化和社会经济发展阶段与西方有很大差异，中国社会无法完全复制西方主流的器官移植模式

(Huang，2007；Huang et al.，2015)。近些年来，中国政府和相关社会机构试图制定具有文化特色的政策，以促进其器官捐献和移植。事实上，中国卫生部在 2010 年底发布了一份名为《中国人体器官分配与共享基本原则和肝脏与肾脏移植核心政策》的文件(中国卫生部，2010)，明确了器官捐献者及其直系亲属在需要移植时具有优先权的原则。具体来说，该原则规定，肝脏或肾脏的活体捐献者或遗体捐献者的直系亲属在需要肝脏或肾脏移植时，有合理的优先分配权。该文件解释说，这种优先权的确立是为了鼓励器官捐献，赞扬捐献者挽救他人生命的奉献精神。这可以说是一种家庭主义的器官捐献激励模式，因为它确立了家庭优先权。这种模式借鉴了儒家文化中有利于直系亲属的差等之爱的价值观而实施捐献激励(Fan，2016a)。

这种家庭主义的器官捐献激励模式及其对家庭优先权的论述，得到了包括生命伦理学者在内的许多人的支持(许翠芳，韩跃红，2011)。2012 年，中国人体器官捐献管理中心成立，旨在规范和促进中国大陆的器官捐献。2014 年 4 月 2 日，该中心的官方网站开始接受网上自愿捐献登记[1]。网站公布截至 2017 年 8 月 31 日，已经有 310 620 人登记死后器官捐献；13 285 名已故患者捐献器官，共捐献了 36 613 个器官[2]。虽然捐献量大幅增加，但与需求相比，捐献率仍然很低。我们几年前所做的初步调查发现，对于中国大陆参与器官移植的人而言，家庭优先权受到普遍支持和欢迎，并被认为是公平和有益的。家庭主义模式确实激发了中国人捐献器官的热情。相关从业人员告诉我们，这种

---

[1] 见中国人体器官捐献管理中心：https://www.codac.org.cn/。

[2] 截至 2023 年 7 月 16 日，该网站显示，自愿登记人数 6 310 030；实现捐献例数 46 634；捐献器官个数 142 288。有关中国大陆器官捐献和移植的历史、政策及现状评估，参阅丛亚丽、谢广宽和唐建所做的最新研究，名为"Beijing Papers"，登载于 Fan，2023：25 - 68。

家庭优先权在中国大陆已经以各种方式得到了落实。例如，如果等候名单上的病人有一名直系亲属曾捐献过器官，那么只要器官在医学上适合，这个病人就会享有器官分配优先权。此外，随着这项权利的确立，在很多情况下，家庭成员在医学上并不适合成为患者器官供体，所以家庭成员会决定将器官捐给无血缘关系的病人，这样其直系亲属就可以获得另一个适配器官的分配优先权。中国的医疗机构愿意帮助病人及其家属实现这一优先权（Wang，2016）。

事实上，以色列是第一个建立器官捐献的家庭主义模式的国家。2008 年，以色列议会通过了《器官移植法》，规定遗体器官捐献者的直系亲属或曾登记为器官捐献者的候选人，在等待移植的名单上享有优先权。该法在 2010 年年底公布，并在 2012 年全面通过。新的数据显示，与 1998—2010 年相比，以色列 2011—2015 年的登记捐献率较高，几乎完全是由为未登记人员的直系亲属授权率增加所推动的（Stoler et al.，2016）。在中国这种家庭优先权已经由各个省市立法通过，但没有像以色列那样开展公共活动来推广。我们认为赋予家庭成员分配优先权来鼓励中国人支持器官捐献是可以道德辩护的，理由之一是人们仍然生活在以家庭为本位的儒家家庭主义文化中（Fan，2010a，2015）。如果他们知道自己的捐献将为其家庭成员带来分配优先权，许多人将更有动力捐献。中国一些机构调查证实了这种激励效果，尽管我们还没有系统的统计数据来支持这一结论。

从儒家以家庭为本位的伦理资源的角度，很容易支持这种家庭主义的器官捐献激励模式。本书第八章论述儒家伦理支持家庭成员优先的道德义务观念：

（1）与当地社区或宗教团体中的其他人相比，例如邻居、朋友和熟人，一个人有更多的道德义务来照顾自己的家人（如父母、配偶和孩子）；

（2）与本国的其他公民相比，一个人有更多的道德义务来照顾当地社区或宗教团体中的人；

（3）与其他国家的人相比，一个人有更多的道德义务来照顾自己本国的同胞。

本书第二部分论述了儒家道德思想（特别是仁者爱人、差等之爱的思想）对于一般医疗保健服务的意义，特别是反对激进的平等主义、大锅饭的立场。在器官捐献和分配制度上，也应如此。如果一个人具有优先为自己的家人提供食物、住宅、教育和一般医疗的道德义务，似乎没有道理决定如果是特殊医疗的话（诸如器官移植）他们就不应该具有这种道德义务。也就是说，对任何自愿和善意的器官捐献者而言，如果社会禁止他们的捐献行为产生对其家庭成员的任何优待，这显然是违背儒家的道德情感和道德信念的。简言之，基于儒家仁爱的道德资源，器官捐献的家庭主义模式应该是合理的。

倡导全球生命伦理学的学者会提出挑战，要求我们对该模式提供独立于儒家伦理文化的、一般性的伦理论证。他们可能会争论说，家庭主义模式的合理性应该依据独立于儒家思想的一般性道德规范来论证，例如比彻姆和丘卓斯构建的生命伦理四原则（即尊重自主、不伤害、有利及公正）（Beauchamp and Childress，2013）。我们当然注意到，此四原则在当代生命伦理学的论述中常被提及。然而，这些所谓"普适"原则，充其量只是为生命伦理学提供一种一般性道德规范或价值框架，想要借助它们进行伦理辩护，需要对它们进行具体解说、限定乃至平衡（这也正是比彻姆和丘卓斯本身所承认和强调的）。我们想要强调的是,任何对这些原则的具体说明都无法脱离具体文化的伦理起点或基本前提来进行,因为不如此就会缺乏实质性的道德资源。因此,对于器官捐献问题,如果要基于四原则来论证家庭优先权的合理性,我们所能提供的最佳伦理论证肯定会涉及儒家的基本伦理思想[①]。

首先,在行使这种家庭优先权时,严格来讲中国人的个人行为都是不自主的吗? 比彻姆和丘卓斯为个人自主行为设定了三个正式条件:意向性、理解性和非强制性(Beauchamp and Childress,2013:104)。这里可能第三个条件最为关键:一个人受到家庭优先权的激励而决定成为潜在的遗体器官捐献者,而如果没有这种激励措施,他则不会作出这个决定,那么,这种优先权措施是否构成了他作出这一决定的控制性因素? 我们认为儒家会给出否定的答案。这种优先权措施的影响,通常是发自一种爱护自己家人的情感诉求,而一个人即便对此情感无动于衷,那也是正当的、合法的,所以在这里不涉及强力威胁。如果说有点"控制"影响的话,其程度也没有像活体捐献来得那样强烈:在活体捐献的情况下,家属要拯救生病的家人;而在遗体捐献的情况下,则不会面对一个急需移植的、可能会死亡的家人。如果活体捐献可以被理解为具有自主性(从而得到允许),那么遗体捐献则必然更加具有自主性,即使存在优先权措施的激励亦然。在儒家的家庭主义伦理背景下,这种影响应被理解为一种说服(persuasion)而非胁迫(coercion),因为它涉及儒家爱护与照顾家人的道德规范,而非强迫任何人去做任何事。

其次,来探讨不伤害这个一般性原则,它要求避免对他人造成伤害(Beauchamp and Childress,2013:150)。在家庭主义模式下,当一个

[①] 当然,在采用四原则时,主流的生命伦理学论述未作出儒家的解释或说明,而常常是自由主义的伦理解释或说明。然而,这并不意味着他们的解释和说明是无源之水、无本之木,而是反映了自己的具体伦理起点和基本前提。

人有动机在将来进行遗体器官捐献时,他虽然想在今后为家人带来益处,但当然无意对任何人造成伤害。有人可能会问:即使不存在伤害性意图,是否有人会因家庭优先权的存在而在实际上受到伤害?假设有一个可用于移植的器官,病人 A 和 B 在医学上都同样匹配。虽然 A 在等候名单中的位置比 B 靠前,但由于 B 有一名家庭成员是遗体捐献者,因而 B 利用家庭优先权而获得器官移植,如果没有这项家庭优先权,A 则会获得器官。在这种情况下,A 是否因这种优先权的存在而受到伤害呢?答案是没有。原因是如果没有这项权利,就不会有出于家庭主义模式的激励而捐献的器官;而如果没有器官,虽然 B 不会有器官移植的优先权,A 也同样无法获得器官。因此,在家庭优先权存在的情况下,既不存在对任何人造成伤害的意图,也不存在实际的伤害。

比彻姆和丘卓斯认为,有利原则有两种形式,即积极助益(positive beneficence)和效用(utility):"积极助益原则要求个体向他人提供助益。效用原则要求个体平衡风险、成本和收益,以产生整体最佳结果"(Beauchamp and Childress,2013:202)。基于中国的儒家伦理背景,不难从这两种形式上支持家庭优先权。这种权利可增加捐献的器官,从而挽救更多患者的生命、改善其生活质量,并提高他们的预期寿命。只要向捐献者及其家属提供充分的相关信息,得到他们对捐献的有效同意,这也将实现家庭主义激励模式下的整体最优效果。

最后,公正原则是最复杂的,但也是最负荷具体理论的。比彻姆和丘卓斯总结了六种不同的正义理论和实质性原则(2013:253)。他们声称,"没有任何一种单一的正义理论或卫生保健分配制度足以对保健政策进行建设性反思"(2013:293)。他们对医疗保健正义的综合策略,我们认为在理论上不成功,在实践上也不可行,因为这些不同的理论和原则包含着互不兼容的道德信念,其实是难以整合在一起的。例如,我们必须得承认,激进的平等主义正义论无法支持家庭主义模式和家庭优先权。这种平等主义观点倾向于公正地权衡需求或利益,但不考虑是谁的利益,也不考虑别人与我们的关系,这不符合儒家的基本道德情感和信念。因此,若要反思家庭主义模式和家庭优先权的公正性,我们不能脱离儒家的道德和思想资源。当涉及我们照顾与帮助他人的义务时,儒家认为这与人际关系有关,儒家思想对此极富有洞察力。从儒家的观点看,激进的平等主义是不合理的要求,无法为其辩护。儒家的非平等主义正义观与差等之爱和不同关系的道德义务相关。如果政府在社会生活中不给个人留下任何空间来实践差等之爱与义务以优待自己的家人,那才是不公平、不公正的。如果在器官捐献和分配方面,禁止任何家庭优先的策略,那也将是一个不公平、不公正的政策。相反,家庭主义模式是促进遗体捐献器官供应的一个合理、公正的激励模式,因为它符合儒家的道德信念和情感(Fan, 2016a)。这一主张的可信度,最终将取决于儒家以家庭为本位的伦理学的说服力,以及对儒家论述的批评能否得到有效回应①。

五、结论

一般来说,器官捐献有三种激励措施:荣誉性、经济性和家庭本位性。荣誉性措施的争议最少,但激励性也最差;经济性措施的激励性最强,但其争议也最多(Kass, 1992;Krauthammer, 1999;Delmonico and Scheper-Hughes, 2002;Cherry, 2005;Bagheri, 2006;Mahdavi-

---

① 参阅第八章为儒家非平等主义的家庭本位伦理所作的辩护:包括激进的平等主义道德的不实用性和自相矛盾性、来自道德心理学的发现、围绕平等和不平等的道德论证,以及对不同道德观产生的道德、政治和经济后果的反思。

Mazdeh，2012；Siraj，2016）。家庭主义激励，如上述的家庭优先权，是一种非经济性的激励措施。至少在中国这样以家庭为本位的伦理文化中，应该会起到较强的激励作用。这种家庭主义模式，可以在实质意义上得到儒家道德资源的支持。正如我们在本章所论证的，儒家的家庭主义伦理绝不是器官捐献的绊脚石，中国不应该为促进捐献而转变为推定同意制度。相反，应采用家庭主义模式，提供适当的激励措施以促进捐献，这在伦理上也具有合理性。中国需要的是明确这一模式的标准、完善其实施状况，并开展公共宣传来支持。简言之，中国需要利用其文化和伦理资源来开展生命伦理项目，包括器官捐献项目（Engelhardt，1996；Fan，2010a）。家庭本位的同意制度和激励措施，初步看来在伦理上言之有据、在实践上确有成效。我们将在下一章中利用中国香港的相关研究来进一步探讨这一措施以及其他激励措施的相关问题。

【致谢：本章的调查获得以下项目的支持："器官捐献的适当激励措施：关于本地和国际不同模式的多学科研究"（GRF 项目编号：11607518），由中国香港研究资助局资助。本章的较早版本在两个关于"家庭本位的器官移植决策"的研讨会上发表。第一次研讨会于 2016 年 11 月 21 日至 23 日在美国得克萨斯州奥斯汀的圣爱德华兹大学举行；第二次研讨会于 2017 年 10 月 12 日至 14 日在中国西安的西安交通大学举行。感谢蔡昱、丛亚丽、安娜·伊尔蒂斯、詹姆斯·斯泰西·泰勒（James Stacey Taylor）、克里斯托弗·托勒弗森（Christopher Tollefsen)和王珏的讨论。特别感谢马克·切里提供的详细书面意见。】

第十五章

器官捐献的三种激励措施

一、引言

正如上一章最后提到,器官捐献有三种激励方式(incentives):荣誉性的(honorary)、补偿性的(compensationalist)和家庭主义的(familist)。本章将依据我们最近几年在中国香港对这三种激励措施进行的调查和访谈结果展开概念上和伦理上的评论[1]。首先有必要指出,虽然调查和访谈所用的问题是类似的,但两者的处理方式却截然不同:在调查中,只需参与者选择是或否或进行若干多项选择;而在访谈中,我们则邀请每个受访者详细地回答和阐述。因此,我将调查的结果看作是香港人对三种激励措施的直觉(intuition);而访谈的结果,则揭示了他们出于何种伦理理由(reason)来支持或反对某种措施。所谓"直觉",是指他们对激励措施的直接理解,体现出他们的本能感受或偏好,而不是任何有意的思考推理或权衡。而所谓"伦理理由",是指他们

---

[1] 关于这些调查和访谈的详细报告,参阅陈浩文、杨廷辉、丁春艳、翁若愚和郑杨的有关章节,名为"Hong Kong Papers",载于 Fan, 2023:173-236,275-291。

在访谈过程中作出明确解说的、经慎重考虑后对某些措施的正面或负面看法。我认为需要进一步的哲学反思,对这些直觉和理由进行比较和综合,以探讨相关的伦理问题。我们尤其要全盘考虑每种激励措施的道德合理性(moral justifiability)、政治合法性(political legitimacy)和实际有效性(practical efficacy),从而决定在香港采用哪种激励措施来促进器官捐献。

就中国香港人对器官捐献激励措施的直觉或偏好而言,我们的调查有以下重要发现:① 总体上有79.5%的人支持香港应该提供激励措施来促进遗体器官捐献。② 对于荣誉性激励措施,如"感谢卡"或纪念公园等,有93.6%的人认为香港政府应该提供一个有特色的措施,即为已故的捐献者立即提供一个公共骨灰龛位,而不必像通常那样等待数年。有71.2%的人认为,在所有可能的遗体器官捐献的荣誉性激励措施中,这项措施将会有效或非常有效。③ 对于补偿性激励措施(如提供经济补偿或物质奖励),大多数人不支持政府或受捐者为已故捐献者的家庭提供补偿。但超过一半(53%)的人支持政府投入资源,为已故捐献者支付一个高质量的葬礼费用。④ 对家庭主义的激励措施(即在同等医学条件下,活体捐献者或遗体捐献者的直系亲属优先得到器官),有94.9%的人认为香港应该向以色列、中国内地和台湾地区学习,赋予这种家庭优先权。有92.6%的人认为这种做法很公平。有68.2%的人认为这种措施对促进香港遗体捐献有用或非常有用。⑤ 没有任何一种激励被大多数人认为是促进器官捐献的最有效激励:尽管有35%的人认为家庭主义激励措施是最有效的,比例稍高,但认可荣誉性激励为最有效的人占31.6%,认可补偿性激励为最有效的人占33.4%,差别并不明显。

相对而言,访谈中对于每种激励措施提供的伦理理由,则呈现出显著的多样性和多元性。首先，对"感谢卡"等荣誉性激励措施，所有受访者都认为迄今提供的这类激励完全合乎道德，但在效果上并无多少实际作用。他们提到，有以下因素限制了香港荣誉性激励措施的效果：缺乏器官捐献公众教育、捐献登记程序不够便利、捐献协调员人手不足、捐献资格标准比较严格、"死后保留全尸"的文化保守主义（至少有些受访者认为老年人持有此观念），以及政策上允许家人否决潜在捐献者的主动登记。其次，对补偿性激励措施，大多数受访者认为经济补偿在道德上不可接受。但他们同意，如果采用经济补偿，对促进捐献应是最有效的。一位受访者认为，如果由政府来支付标准额度的经济补偿，在道德上是可以接受的。

　　有趣的是，一些受访者认为，为活体捐献者的健康风险提供一些补偿，在道德上是可以接受的。还有人认为，为遗体捐献者置办高质量葬礼或者立即提供骨灰公共龛位，在道德上是可以接受的。对于后者，他们认为应该把置办葬礼和骨灰龛位当作一种对已故捐献者的尊重，而不是当作经济补偿。最后，关于家庭主义激励措施（即允许已故捐献者的直系亲属具有移植器官的优先分配权），受访者的观点有很大分歧。一些人强烈支持这种激励措施，但另一些人则认为这种措施即便有效，也是不公平的。

　　一个真正好的激励措施应该在实践中有效、在政治上合法、在道德上合理。在我看来，如果大多数香港人支持某种激励措施，那么它在香港就可以被视为政治上合法。同样，如果大多数人认为某项激励措施有效或非常有效，那么可以预期它将是有效的或至少值得尝试。然而，大多数人的支持并不能保证其道德上的合理性。众所周知，真理可能掌握在少数人手中。因此，一个实际上有效、政治上合法的激励措施，在道德上仍可能是不合理的。如果在道德上不合理，那么即使它在实践中有效、在政治上合法，我们也不应该采纳它。我们认为，一个真正好的激励措施必须同时具备这三个条件才值得推荐在香港采用：即道德上的合理性、政治上的合法性和实际中的有效性。我们的调查结果显示，大多数香港人支持为已故捐献者立即提供公共骨灰龛位，并提供家庭主义激励。这意味着这些措施在政治上是合法的，在实践中也有望是有效的。但它们在道德上是否合理？正如访谈结果所表明的那样，这些建议在道德上具有争议。

在以下几节中，本章将讨论激励措施的三个概念性和伦理性问题。首先我将指出，在荣誉性和补偿性激励之间，并不总是泾渭分明。相反，如为已故捐献者立即提供一个公共骨灰龛位这一激励措施，可以同时具有荣誉性和补偿性特征。我将论证，即使不具有荣誉性的纯粹经济激励措施在道德上不合理，这种混合型激励措施也是在伦理上可以接受的。此外，尽管92.6％的人认为在香港提供家庭主义激励措施是公平的，但一些受访者对其提出了强烈的反对意见。第三节将证明，这些反对意见在伦理上都不具有说服力。再者，为了促进捐献率，香港是否应该改变允许家人否决潜在捐献者的登记的这一政策？在第四节中，我将阐述不应作出这种改变，并给出解释和论证。最后一节将总结本章的主要观点。

二、为已故器官捐献者提供骨灰龛位

香港的公共骨灰龛位是免费提供的，但需排队等候，等到合意的往往需要几年。如上所述，我们的调查发现93.6％的人认为政府应该为已故的捐献者立即提供一个公共骨灰龛位，而且有71.2％的人认为这种激励措施将会有效或非常有效。然而在访谈中，人们却提出不同的意见。一些受访者认为这一措施是公平的，应看作是对已故捐献者及其家人的尊重，并没有把捐献者的器官当作具有经济价值的商品。然而也有受访者担心这一激励并不纯粹是荣誉性的，这在伦理上会有问题，因为它有可能沦为捐献者与社会之间的经济交换。他们甚至认为，对那些愿意捐献但最终由于不可控因素而未能实现捐献的人来说，这是不公平的。在这一节中，我将首先讨论这一措施到底是补偿性的还是荣誉性的这一概念性问题，然后论证为何在香港应该采取这样的激励措施，为何在伦理上可以得到辩护。

（一）混合型激励措施

在设计调查问卷时，我们曾假定这项激励措施是荣誉性的，因为在香港大多数人都为他们过世的家人使用免费的公共骨灰龛位。香港历来以土地短缺而知名，丧葬用地亦是如此，所以政府经营了公共骨灰龛，大多数家庭向公共骨灰龛申请龛位，以安置已故家人的骨灰。他们只需支付象征性的费用就可以得到这样的龛位，但往往需要等待相当长的时间（见下文）。因此我们假设，如果已故捐献者能够立即得到一个公共龛位，这应该理解为社会给予他们的一种荣誉，而不涉及金钱上的回报。因为他们通过器官捐献对社会作出了贡献，因此应比其他人有更大的公共龛位优先使用权。因此，在调查问卷中，我们将这种公共龛位激励措施归类为荣誉性激励措施。

相比之下，在设计深度访谈问题时，我们认为政府为已故捐献者支付高质量葬礼或为已故捐献者的家人提供医疗保险券，应属于典型的补偿性激励措施，因为涉及资金提供，它们与公共骨灰龛位不同。有趣的是，在回答对补偿性措施的问题时，一些受访者主动讨论了向已故捐献者提供公共骨灰龛位的建议，尽管在该类别的访谈中并没有提及这一措施。结果证明,提供一个公共骨灰龛位可能不是我们原以为的纯粹荣誉性激励,而且也是受访者所提到的补偿性激励。

目前在香港,一个用于安置逝者骨灰的公共龛位只需 3 000 港元(约合 400 美元)(香港食物环境卫生署,2022)。然而,申请家庭平均要等待四年才能获得(Chen,2019)。当然,实际的等待时间取决于家庭申请的公共骨灰龛位的位置:如果他们申请的骨灰龛位离家很远,他们可能很快就能得到;但如果想要一个离家很近的,则可能需等待长达十年。当然,香港也有供家庭购买或租用的私人骨灰龛位,但它们通常相当昂贵。购买一个私人龛位的费用为 20 万—60 万港元,约合 2.5 万—7.5 万美元(香港骨灰位中心,2022)。虽然政府最近兴建了一个大型的公共骨灰龛,并宣布如果家庭申请该骨灰龛位,可能不再需要排队等候。但我们的调查发现,很多家庭并不喜欢这个骨灰龛位的位置。如果想在自己家附近或自己喜欢的地方得到一个龛位,仍然需要像以前那样等待数年。

因此,我们有理由认为,如果向已故捐献者及其家人承诺,一旦他们喜欢的公共骨灰龛(如位于市中心或家庭住所附近的)有了龛位,就会优先提供给他们,这不仅是给予捐献者的极大荣誉,也是对家庭的一种经济补偿。因为即使家庭在获得公共龛位之前不愿购买昂贵的私人龛位,他们也必须为骨灰找到一个临时安置场所而支付一些费用(见下文)。从这个意义上说,提供公共龛位不仅是一种荣誉性激励措施,也是对已故捐献者及其家属的重要补偿性激励措施。

总之,通过对调查和访谈结果的学习和反思,我们可以得出结论:一种激励措施不一定纯粹是荣誉性的,也不一定纯粹是补偿性的,它可能合理地兼而有之,就像在香港为已故捐献者提供公共龛位一样。重要的是,要思考这种激励措施在道德上是否合理。在这方面,我认为应该避免对任何类型的激励措施采取绝对的非黑即白的态度:不应假定任何荣誉性激励在道德上都是合理的,也不应假定任何补偿性激励(如香港的公共龛位这样包含补偿因素的荣誉性激励)在道德上都不合理。这一切取决于某一具体激励措施的主要特点以及人们出于何种理由来支持或反对它。

(二) 混合型激励措施的道德合理性

作为一种混合了荣誉性和补偿性的激励措施,在香港为已故捐献者提供公共龛位为何有其道德合理性? 我将提出三个理由来进行论证。

首先,虽然这种激励既是荣誉性的也是补偿性的,但它所激发的捐献力量主要来自荣誉感,而不是它所携带的经济价值。即使那些坚决反对任何纯粹补偿性激励(如金钱奖励)的人也应该支持在香港采用该措施。正如一些受访者所指出的,提供公共龛位显示了给予捐献者的荣誉以及对他们的特殊尊重。在我看来,已故捐献者因捐献器官的成就而被授予公共龛位,更像是奥林匹克运动员实现运动目标而被授予奖牌,而不像是给他们奖金奖励。众所周知,运动员在奥运会上取得金、银或铜牌,其祖国可能会给他们提供奖金奖励。公共龛位就像一枚奖牌,而不是奖金奖励,因为:① 它不是以任何现金或金钱奖励的形式授予的;② 当授予已故捐献者龛位以表彰其对社会的贡献时,其荣誉是显而易见的。运动员的动力主要来自赢得奖牌的荣誉,而不是为了获得金钱奖励,因为在没有金钱奖励的国家,运动员同样有动力去努力赢得奖牌。可以想象,即使绝对禁止奖牌在市场上以现金形式买卖,他们仍然会有荣誉性动机去赢得奖牌。我们同样有理由相信,即使公共龛位没有任何可兑现的货币价值,也会有类似的荣誉性激励效果。比如想象一下,假设香港不存在私人骨灰龛位市场,因此也无法衡量公共龛位的货币价值,这一措施依旧有效。

换句话说,尽管奥运奖牌可能有货币价值而且价值不菲,它也主要是一种荣誉性激励,其次才是补偿性激励。同样,在香港的情况下,尽管公共龛位可能有货币意义,它也主要是一种荣誉性激励,其次才是补偿性激励。如果对这种激励作用的理解正确,那么提供公共骨灰龛位作为遗体器官捐献的激励,将具有一种积极的伦理依据。尽管必须承认它本身既有荣誉性也有补偿性,但其激励性质主要是荣誉性的。

其次,为已故的捐献者提供一个公共龛位,并未对其他人不公平。一位受访者担心,采取这种激励措施会对那些愿意捐献器官的人不公平。比如他们已经登记了捐献,但由于个人无法控制的因素(如医学上不适合),最终未能成为实际捐献者。若根据我们的建议,他们就不会像实际捐献者那样立即获得公共龛位。这位受访者认为,这对他们是不公平的,因为他们和实际捐献者一样愿意捐献,而未能捐献并不是他们自己决定的,也不是他们自己的过错。这位受访者甚至认为,采取这样的激励措施会对这些潜在捐献者造成一种歧视。我认为这种反对意见主要是基于一种误解。诚然,一些愿意捐献的人可能会因为不可控因素而无法成为实际的捐献者,就像一个运动员可能会因为不可控因素而无法实现比赛目标一样。例如,一个意外导致他们无法参赛。但与成功的捐献者相比,不向那些未成功的捐献者提供公共龛位,并没有什么不公平,正如不向未参赛的运动员颁发奖牌一样没有什么不公平:他们被排除在一个荣誉体系之外,因为他们没有达到该体系所设立的目标。这里根本不存在对他们的歧视,可能仅仅是他们的运气不好而已。没有授予他们荣誉，也绝非否认他们的良好意图或他们所作努力的价值。然而无论如何，他们没有资格从这个体系中获得荣誉，因为这个体系的设置是为了表彰成就，而非表彰善意或努力。

再次，有些人可能会担心，如果在香港采用这一激励措施，它对低收入家庭的吸引力可能仅在于其经济价值。鉴于家庭需要平均等待四年才能得到他们想要的公共龛位，他们首先要为骨灰找到另一个地方安置，而且至少要四年。如果他们不想把骨灰盒放在自己家里①，就将不得不租用一个私人龛位。如前所述，这将是非常昂贵的。当然，这样的金额对中高收入家庭来说不算大问题，但对低收入家庭来说肯定是困难的。因此，这种担忧会得出推论：低收入家庭的捐献与其说出于荣誉感，不如说是出于这种激励所带来的金钱价值。更糟糕的是，个人甚至可能会受到家庭的压力而同意捐献，以减轻家庭的经济负担。这种激励措施将把穷人置于一个不良境地，迫使他们作出一个富人不必作出的决定：即穷人会主要为了钱而决定成为捐献者，或让已故亲属成为捐献者；而富人则由此得到更多的器官来移植。这难道不是在剥削穷人，而使富人受益吗？

我认为这种担忧没有依据。在香港，大多数人确实不愿意在家里安置骨灰。大多数低收入家庭也没有购买私人龛位，这些都是事实②。然而，这并不意味着低收入家庭在分配到公共龛位之前，除了购买或租用私人龛位之外没有其他可行的选择。首先，全香港有 113 家简易的

① 事实上，正如 2010 年的一项调查显示，只有 1% 的香港人将亲人的骨灰放在家里（香港中文大学媒体研究中心，2010）。
② 调查显示，只有 28.9% 的人购买过私人骨灰龛位（香港中文大学媒体研究中心，2010）。

殡仪馆,当地称"长生店"。这些传统殡仪馆提供相关的殡葬服务,如提供棺材和丧葬用品、妆扮逝者的遗体,并安排埋葬或火化,它们还提供相当实惠的骨灰暂存服务:虽然一个特定的位置是每天 10 港元,但公共区域将许多骨灰包放在一起,则是免费的①。家人可以在节假日或其他相关时间取回他们的骨灰包举行追悼仪式。据报道,香港大约有10 万个骨灰包是以这种方式存放的(Wu,2017)。这意味着低收入家庭可以在那里放置多年,而无须支付任何费用。此外,如果他们愿意,也可以找到便宜的私人骨灰龛,租用其中一个龛位。例如,我们发现一家名为"东华义庄"的私人骨灰龛提供临时存放棺材和骨灰的服务,一个私人龛位每年只需 5 000 港元(约合 650 美元)(TWGHs,2022)。因此,一个私人龛位只需花费 20 000 港元就可以使用四年。考虑到香港的平均收入水平和政府提供的社会福利支持,即使对一个低收入的香港家庭来说,这也不应算是沉重的负担。

这就是说,即使低收入家庭需要等待数年才能在喜欢的公共骨灰龛获得一个龛位,他们也不必购买或租用昂贵的私人龛位来临时使用。相反,他们可以用常规殡仪馆的免费服务或者可以租用相对低廉的私人龛位。因此,我们所建议的龛位激励措施不会强迫低收入家庭的成员因为经济原因而登记捐献或被迫同意已故亲属成为遗体捐献者,因为不存在这种经济困境。同样,一个家庭为了减轻经济负担而强迫其成员同意捐献,这也说不通,因为不存在严重经济负担。最后,如果像大多数人认为的那样,这种激励措施确实能促进捐献,那么富人和穷人都同样会受益,因为他们获得器官移植的机会是相同的。简言之,宣称向已故捐献者提供公共龛位会导致对低收入家庭个人的不公正剥削,

---

① 在这样的公共区域,骨灰都是放在软包里,每个软包只占很小的空间。所以这个区域可以轻松存放很多骨灰包。

这种说法是没有理由的。

三、在香港采用家庭主义激励措施

如上所述，调查显示有 92.6％的人认为在香港提供家庭主义激励
是公平的，有 68.2％的人相信这种激励对促进遗体捐献会有效或非常
有效。然而对这种激励在道德上是否合适，受访者持有截然不同的看
法。虽然有些人出于明确的伦理理由支持它，但另一些人除了怀疑其
有效性外，还提出了似乎同样强烈的伦理担忧。在这一节中，我将尽可
能把他们的反对理由以最强的方式重构出来，并逐一讨论。我将论证，
这些理由都没有足够的说服力来合理反对香港采用家庭主义激励
机制①。

（一）是否剔除了利他主义

几位受访者强调，器官捐献是一种利他行为，只应出于无利害关系
或非自私的动机来做。如果想通过捐献器官为自己或家人获取某些利
益，那就不再是利他行为了。他们认为，在香港提供家庭主义激励，就
是鼓励香港人出于自私的动机来捐献器官：如果是在世的捐献者，乃
是以备自己将来需要移植器官；如果是已故的捐献者，乃是以备其家人
将来需要移植器官。这将改变其捐献行为的道德性质，使其不再是利

① 我们的调查结果显示，68％的参与者认为家庭主义激励措施将会积极促进遗体
器官捐献，这里不作详细讨论，只想简要提到中国台湾地区在这方面的相关经
验。2014 年，台湾地区公布了一项器官分配的新政策，指定了家庭优先权，即如
果一个人的家庭成员曾经捐献了器官，那么他在需要器官移植的时候可以获得
积分（"卫生福利部"，2014）。近年来，台湾地区的遗体捐献率有了明显的改善。
尽管我们没有发现任何对台湾地区这一政策的激励效果的直接研究报告，但这
种改善应该至少可以部分归结到家庭主义激励政策的推动（UDN，2020）。

他主义的。

我同意器官捐献是而且应该是一种利他主义行为，而利他主义行为通常是指有利于他人而非自己，哪怕让自己承担一些风险或代价。事实上，利他主义常常出自对他人幸福的关心，一个利他主义者关心另一个人的利益而不是自己的利益。因此，按照这种常规的利他主义逻辑就可以看出：如果捐献确实是一种利他行为，那么一个人这样做的目的就必须是为了他人的幸福，而不是为了自己或家人的幸福。因此，根据这一论证，香港不应采用家庭主义激励措施。这种理解是否正确？

我认为这种理解并不正确，因为它忽略了人类社会中除了存在纯粹的利他主义（pure altruism）之外，还存在混合性利他主义（mixed altruism）。纯粹的利他主义和混合性利他主义，不仅有必要在概念上作出区分，而且还必须认识到，混合性利他主义在伦理上也是有价值的，在实践中应该和纯粹利他主义一样被提倡。如果一个行为完全出于无私的动机，可以称其为"纯粹"的利他主义，即一个人在行动时完全没有任何自私自利的动机。相比之下，如果一个行为是出于混合的动机，即其中一部分是自私或自利的，则可以称其为"混合性"利他主义。例如，当一个司机看到附近有小孩在玩耍，他会格外谨慎地驾驶，不仅是因为他关心孩子们的安全，还因为他要避免因驾驶疏忽而受到惩罚。他这种谨慎驾驶的行为属于混合性利他主义，因为其部分动机是出于自身利益（即避免因驾驶疏忽而受到惩罚）（Kraut，2020）。同样，在家庭主义激励下，当一个人决定成为遗体捐献者时，该行为将是混合性利他主义，因为其中部分动机是为了使自己的家庭成员受益。

有些人可能会争辩，在家庭主义激励下的器官捐献仍然是纯粹的利他主义，因为即便是让自己的家人受益，那也是使"他人"受益，而不是使自己受益。但这里我并不想依此进行论证①。我想强调的是,这样的捐献作为混合性利他主义,依然具有道德合理性,应该得到支持。其中的理由很充分。只要一个人有利他的动机,想要在去世后通过捐献器官来造福他人,那么即使他同时还有自私的动机(即让家人受益),这在伦理上也没有什么不妥,就像上述有自私动机而谨慎驾驶的司机一样。从本质上讲,通过捐献使家人受益的自私动机对其他人并无任何恶意(如他人得不到器官而丧命),就像谨慎驾驶的自私动机对在道路附近玩耍的孩子并无恶意(如他们最好被其他汽车撞到)一样。

如果反对者断言,只要有家庭主义激励,就只存在使自己家人受益的自私动机,而不会存在通过捐献使其他人受益的利他动机,因而这样的捐献甚至不算混合性利他主义,我认为这种观点很难自圆其说。因为根据捐献和移植的实际情况,首先,家庭成员器官分配的优先权通常只是针对医疗匹配性或紧迫性相似的其他病人而言,而不包括匹配性或紧迫性更高的病人。其次,正如一些受访者所指出,人们其实很清楚,即使在这样的激励下,他们的家人最后可能不会因捐献而得到任何好处,因为器官移植的需求可能永远不会出现。最后,一位受访者建议将家庭享受这种利益的有效期限定在捐献后的 25 年。总之,考虑到所有这些实际情况,很难断言如果采用家庭主义激励措施,遗体捐献者的动机就只会是自私的,而不是利他的。因此,只要在这种捐献中同时存

---

① 亲属选择或生物利他主义(即人类的"利他"更向着近亲而不是远亲和非亲)在许多不同文化中已被众多研究证实,并得到了生物学的辩护(Hamilton, 1964)。由于这种利他主义的动机是为了造福亲属(如直系亲属)而非自己,因此在严格定义下,它可能被视为"纯粹的"利他主义。然而,由于这种利他主义似乎最终是出于基因的自身利益(即基因的传播)(Okasha, 2003),所以这种利他主义是不是"真正"的利他主义,仍是一个有争议的问题。我不想按照这种论证来反驳第一个批评(即这种激励使器官捐献不再是利他主义),因为这样将无法处理此批评所包含的另一意思,即照顾自己亲属的动机也必然是自私的。

在自利和利他的动机,那么,无论在决策过程中哪种动机的作用更大,它仍然是混合性利他主义。

对于家庭主义激励下的捐献属于合理的利他主义,我的第二个理由是看它结果如何。鉴于有 68.2% 的香港人认为家庭主义激励措施对促进遗体捐献有效或非常有效,我们完全可以预期:如果采用这种激励,至少在某种程度上将有助于提高香港社会的捐献率。因此,不管自私和利他哪种动机更强,家庭主义这种混合性激励都将产生积极结果。如果我的上述推理没错的话,即两种动机哪个更强在伦理上并不重要,那么从结果上看,这种捐献可以合理地理解为客观的、广义上的利他主义行为。综上所述,家庭主义激励是促进遗体捐献和造福香港人民的有效途径之一。这其实也符合最近的所谓"有效利他主义"(effective altruism)哲学和社会运动的理念,它敦促我们考虑所有的行为和动机,以确实有效的方式来造福他人(MacAskill, 2017)。

综合考虑动机和结果这两种因素,我认为完全可以得出结论:器官捐献的家庭主义激励是一种混合性利他主义。因此,提倡在香港采用家庭主义激励,在道德上是合理的。

(二) 是否不适当地有利于大家庭

一些受访者说,家庭主义激励更偏向于支持大家庭。在他们看来,这种激励措施具有双重问题。一方面,如果在这种激励下捐献遗体器官,将会使大家庭中的许多直系亲属受益,如父母、兄弟姐妹和子女,因为他们都将享有家庭优先权。在他们看来,这将有失公允,因为这些亲属得到的回报来源于他人的贡献,而不是自己的付出。另一方面,那些没有直系亲属的人,则完全享受不到这种优先权;同时那些兄弟姐妹或子女较少的家庭,获得这种优先权的机会也更小,他们被不适当地置于一种不利地位。因此,在他们看来,这些人没有得到公正对待。简言之,他们认为在涉及移植器官分配时,家庭成员情况不应成为一项影响因素①。

　　在这样的批评声中,一些作者试图权衡公平和效果来论证家庭主义激励机制的道德合理性。在他们看来,公平和有效都是重要的伦理原则,但在现实生活如器官捐献和移植中,两者会发生冲突。他们似乎认为,在器官捐献和移植的情况下,效果应该比公平更重要,所以家庭主义激励在道德上是合理的(Lavee, Ashkenazi and Steinberg, 2010)。我不认为在这里效果比公平更重要。相反,我想借鉴儒家思想的相关伦理资源来作出伦理论证。在香港这样一个受儒家思想影响的社会中,采取家庭主义激励是公平的。我论述的核心包括两个部分。首先,准传统的(quasi-traditional)家庭观在香港依然盛行,体现在人们的生活方式中。此外,这种家庭观有一系列明确的道德观念,这些观念本质上都属于道德意义上的儒家思想(而非形而上学意义上的),具有当代政策参考意义,可以论证香港家庭主义激励的公平性。

　　如同前面章节所示,当今世界至少存在三种不同的家庭观,被不同的人所拥护(Engelhardt, 2007)。自由主义者(liberals)和自由意志主义者(libertarians)认为,家庭没有自然的形式,也没有男人和女人的自然角色,所以家庭结构仅是通过参与者的协定而产生。也就是说,家庭是成年人自愿组成的。相比之下,有些人仍然坚持丈夫、妻子和孩子在

---

① 在以色列,因为2008年的《器官移植法》规定了家庭主义优先权,所以这些问题也一直处于争论之中(Berzon, 2018)。应该注意的是,以色列设定了三种优先权:优先级别最高的是有哪些有直系亲属是遗体捐献者的病人或者自己曾是活体捐献者的病人;接下来的是登记超过三年的登记捐献者;最后是有直系亲属登记为器官捐献者的病人(Ashkenazi, Lavee and Mor, 2015)。然而,在我们为香港提出的家庭主义激励中,我们只建议将优先权给那些有直系亲属是遗体捐献者或自己曾是活体捐献者的病人,这仅相当于以色列激励机制中的最高优先级别。

家庭中的传统角色,认为这些角色是被发现的,而不是自己创造的
(Engelhardt,2013)。例如,虔诚的儒家认为家庭是一种深度的实在,
家庭体现了基本的人际关系,并反映出宇宙的深层结构。即从儒家的
形而上学看,阴阳作为宇宙的终极力量,家庭体现出阴阳的相互作用、
转化和互补(Fan,2010)。

　　当代香港的大多数人不接受自由主义的家庭观,但也不坚持儒家
的形而上学家庭观。然而,他们仍然认真看待儒家对于家庭道德地位
的思想,仍然接受并实践着儒家思想中一系列的家庭规范,成员之间相
互依赖相互照顾,是其生活方式的一部分。因此,我把这种家庭观称为
"准传统"的观点,因为它不再包括传统的儒家形而上学观念。例如,在
香港进行的一项大规模调查发现,尽管人们信仰不同的宗教,但超过
90％的人同意或非常同意家庭非常重要,有 56.7％的人同意或非常同
意已婚夫妇应该有孩子,有 85.7％的人同意或非常同意成年子女有道
德义务照顾他们年迈的父母。参与这项调查的研究人员认为,这样的
调查结果说明,在当代香港社会,人们依然保持着儒家的家庭伦理价
值[①](Zhao,Ding,Huang and Yin,2014)。

　　这种准传统的家庭观可以视为东亚儒家公共理性观念的一部分。
这种观念可以为家庭主义激励的公平性进行辩护(Fan,2021)。然而,
我不会尝试在罗尔斯的重叠共识的意义上建立儒家的公共理性观念。
在罗尔斯的最初想法中,"重叠共识"(overlapping consensus)一词,指
的是持有不同综合学说的人(这些学说包含着明显不可通约的正义或
公平观)能够同意具体的正义原则来指导社会政治制度的基本结构

---

① 文献表明,最近在中国内地的一些城市里进行的一项调查,也发现了类似的结
　果。例如调查发现,有 72.6％的人认为儒家价值观仍然是当代中国社会的基本
　道德价值观(Shao,2018)。

(Rawls，1993)。我怀疑这种方法是否适用于罗尔斯的情况，但确信它不适用于我们的情况。因为在香港，也有少数人持有新的现代意识形态，并不同意准传统的家庭观。然而在我的论述中，这种准传统的家庭观仍然可以作为香港政策讨论的公共理性的一部分，前提是它满足以下三个证明条件：① 超过50％的人明确同意(见上述调查)；② 它反映在人们的道德和政治生活方式中，如日常语言和礼仪互动，包括那些不赞成它的人；③ 在道德上和结果上，有丰富的甚至是深刻的反思和讨论来支持它①。

　　这种儒家的公共理性观念，包括准传统的家庭观及其重视家庭关系的道德规范，具有明显的政策意义。其中一个显著的影响，是在提倡家庭地位的同时，需要应对追求个人的机会平等的挑战。在医疗保健及其他领域，如营养、住房和教育方面，一个家庭优先考虑自己的家人是合理的。这为政府在追求社会个人平等方面设定了道德约束。例如，如果香港政府对其居民实行单一的医疗保健制度，且不允许个人可以为自己及直系亲属购买更好的基本医疗服务，则没有为他们留下合理的空间，来实践儒家所追求的对家人的差等之爱，那么政府就违反了这种公共理性的观念(Fan，2016)。这意味着，鉴于家庭的存在，允许社会中个人之间存在一定的福利不平等，乃是公平的。此外，香港社会广泛支持为成年子女照顾年老的长辈提供激励。例如，政府在两项相关政策下提供免税额，以鼓励成年子女向其父母、祖父母和受抚养的兄

---

① 读者可以在文献中找到这样的反思和讨论，此处不再赘述。我并不期望用这三个证明条件说服所有读者，但应该提醒他们，为一个特定的社会尤其是像香港这样的非自由主义社会建立一个合理的公共理性观念，每一个条件都是必要的。在我看来，最低限度的人权是任何公共理性都必须包含的，再加上这三个条件，对于受儒家影响的香港社会来说，足以形成一种儒家的公共理性观念(Fan，2021)。

弟姐妹提供经济援助(香港税务局,2022)。这种激励是合理的,因为符合儒家的公共理性。同样,我认为对器官捐献的家庭主义激励也是公平的。如果家庭成员优先获得家人资助是公平的,那么家庭成员在一定条件下优先获得家人捐献的器官应该也是公平的。如果来自大家庭的成员有更多的机会获得经济援助是公平的,那么这样的家庭成员有更多的机会获得家人捐献的器官也是公平的,因为他们的家庭本身就是一个更大的潜在捐献群体。

对那些没有直系亲属,或兄弟姐妹或子女较少的人而言,家庭主义的器官捐献激励是否不公平呢?的确,前者根本无法享受优先权,而后者获得这种优先权的机会比大家庭的人要少。反对者认为,这种激励对这些人是不利的。然而,尽管后者获得这种优先权的机会比大家庭要少,但他们的总体机会实际上还是会比没有这种激励更好。捐献者的直系亲属尽管有优先权,但实际上很可能不需要器官移植,我们的受访者也认识到这一点。而且,如果这种激励能够如预期那样有效增加遗体器官捐献,即使那些没有直系亲属捐献的人以及兄弟姐妹或子女较少的人,最终获得移植器官的机会都会增加。换句话说,他们的处境将比以前更有利。最后,尽管在这项政策下,他们的机会要比大家庭少,但这只是实施这种措施所不可避免的结果,而不是此措施的实际目的。其目的是促进遗体器官捐献,以拯救更多的人的生命,包括那些没有直系亲属及兄弟姐妹或子女较少的人。综合这两个理由,人们就无法断言家庭主义的器官捐献激励对那些没有直系亲属或兄弟姐妹或子女较少的人而言具有任何不公平。

(三) 是否违背逝者的意愿而强迫捐献

一些受访者担心,家庭主义激励可能会产生这样的情况:病人的直系亲属可能会给他们施压,敦促他们登记遗体器官捐献,以便为他们自己争取优先权①。他们甚至可能决定捐献已故家庭成员的器官,而不顾逝者生前不愿捐献的意愿。推测后一种情况有可能在香港发生。因为根据香港的捐献政策,在病人生前没有登记捐献的情况下,允许直系亲属代表病人捐献②。也就是说,在家庭主义的激励下,家人即使知道病人不愿意去世后进行遗体器官捐献,也会为了自己的利益而作出这样的决定。

我认为,只要不涉及胁迫或强制操纵,家庭敦促其成员登记并成为遗体捐献者,这在道德上是允许的。例如,如果家庭能够与身患绝症的家人讨论这个话题,并劝说鼓励家人去世后器官捐献,这在伦理上没有任何问题。事实上,这反而应该令人钦佩,因为器官捐献可以拯救其他人的生命。当然我们不排除这样一种可能性,即在家庭主义激励的情况下,家庭成员的部分动机是通过捐献获得优先权而使自己受益。但我认为,在这个过程中,如果家庭成员所做的只是鼓励,家庭主义激励并没有改变捐献的道德性质,因为:① 捐献本身就是一种混合性的利他行为(见上文);② 这个决定只是通过家庭成员的劝说而不是胁迫来实现的。

当然,在家庭主义的激励下一些家庭可能为了自己的利益而完全不顾已故家庭成员原来的明确反对意愿来捐献他们的器官,这种可能性不能完全排除。即使他们知道逝者明确反对捐献,他们也可能有这样的动机。然而在香港的现实中,相反的情况更值得关注:即使逝者已登记为捐献者,家属也会因各种原因而否决捐献,如希望保持逝者的

① 如上一章所述,香港采用的是一种主动同意制度,人们可以在中央器官捐献登记名册上登记死后捐献器官的意愿(中央器官捐献登记名册,2022)。
② 香港的《人体器官移植条例》要求"捐献者在没有被胁迫或利诱的情况下同意拟议的器官切除,并且随后没有撤回其同意"(HOTO,1995,2020)。同时在实践中,即使逝者没有登记为捐献者,家属也有合法的权利作出捐献的代理决策。

身体完整。在香港现实生活中遇到的一个困难是，捐献者与家属之间不去讨论死后捐献的问题。最近在香港进行的有关遗体捐献者的研究结果表明，捐献者不一定与家人直接讨论自己遗体捐献决定。相反，捐献者会考虑家人对遗体捐献的看法，但如果预期家人会反对，就不让家人参与讨论，以避免矛盾。然而，家属认为在家人去世前了解他的捐献决定很重要，他们意识到遗体捐献对葬礼安排和哀悼过程会有所影响（Chan et al., 2020）。这就是说，香港家庭不太可能违背逝者的意愿，决定捐献已故家庭成员的器官。

然而，无论这种可能性有多小，我认为都有必要防止一个家庭因这种激励而可能出现的滥用行为。这种预防相对也容易。为此，如果香港采用家庭主义激励，政府必须让公众清楚地了解以下内容：虽然器官捐献是利他行为，也有利于捐献者的直系亲属，但每个人都有权决定不捐。如果你已经决定去世后不想成为捐献者，你应该向你的每个直系亲属明确说明这一点，以确保他们在你去世后不会违背你的意愿。这种明确的政府公开声明，会提醒那些不想捐献的人向他们的亲属表达自己的意愿很重要。鉴于中国香港是一个受儒家思想影响的东亚社会，捐献的代理决策通常需要所有直系亲属同意，因此，要所有的家人都违背他的意愿而同意捐献，这基本上是不可能的。个人也可以将他们的决定告诉更远的亲戚或朋友。在香港这样的儒家文化氛围中，照顾每个家庭成员的利益，包括已故成员的遗体，对一个家庭的声誉极为重要。因此，这些应该足以防止一个家庭违背逝者的意愿而作出捐献的代理决策。

四、维持家庭主义决策模式的合理性

香港的遗体器官捐献决策具有显著的家庭主义特征，这与香港的一般医疗保健决策模式相似（Chan，2004；Fan and Tao，2004），也可以称之为我本书第一部分所论述的家庭主义决策模式。一方面，在这种模式的实践中，如果个人生前没有登记捐献，家庭则有合法的权利代替逝者决定捐献；另一方面，即使逝者生前曾正式登记捐献，家属也有权否决。如同上一章提到，中国香港政府已明确表示，即使逝者生前曾表达遗体捐献意愿，在为移植目的而摘除器官之前，必须得到家属的同意（香港立法会，2016；香港医务卫生局，2017）。家属可以为未登记的家人决定器官捐献以及否决已故家人的捐献意愿，这两项权利，构成了香港器官捐献的家庭主义决策模式的双翼。

（一）逝者器官捐献的家庭决定权

在上一节中，我结合家庭主义激励措施的实施情况，论述了这一家庭主义模式的第一翼。在这种情况下，所面临的挑战是如何防止权利被滥用，即家庭成员为了自己的利益，违背逝者生前表达的意愿而作出代理捐献的决策。香港的器官捐献，在目前并没有实施家庭主义激励措施，对于家庭有权为其已故家庭成员作出器官捐献的决策，我们还没有听到任何质疑。似乎香港人同意，如果逝者未曾登记捐献，家庭有权代表已故家庭成员作出捐或不捐的决策①。

这种态度的理由不难理解。首先，虽然不少家庭可能从未讨论过这一问题，但与其他人相比，一个人的直系亲属仍然更可能知道逝者生前捐献的愿望。例如，家庭可能知道，逝者真心想要捐献，但生前太忙

---

① 的确，在全世界范围内，家属在逝者器官捐献中都发挥着重要作用。例如，德尔加多（Delgado）等人在2019年最近的论文中总结家属的作用可分为以下几种，包括：告知医护人员病人的捐献意愿；在未知逝者的偏好的情况下，授权器官捐献；在没有证据表明逝者偏好的情况下，反对捐献；推翻逝者的生前意愿，允许或反对捐献（Delgado，2019）。

而没有登记，所以家庭决定尊重逝者之前的愿望而捐献。同样，逝者可能已经明确告诉了其他家庭成员自己不愿意捐献，而家庭随后作出的拒绝捐献的代理决策，也同样是尊重逝者本人的意愿。

其次，正如第三节所讨论的，在当代香港仍然盛行一种准传统的家庭观。其中家庭被视为一个紧密的道德共同体，照顾每个成员的利益，每个成员都应与其家人和谐合作，共同参与重要问题的决策，如器官捐献。这意味着这类决定应该是家庭的共同决定，而不是个人的单独决定（Chen and Fan，2010；Fan，2011）。如果一个家庭成员在生前因为犹豫、疏忽或懒惰，因而未能明确表示遗体捐献，那么家庭就有权代表逝者决定是否器官捐献①，因为这些直系亲属是最合法的代表。

（二）逝者器官捐献的家庭否决权

即便逝者曾正式登记为捐献者，家庭也有权否决逝者的捐献意愿，这构成家庭主义决策模式的另一翼。一些受访者认为这有很大问题，建议废除。事实上，我们并没有找到明确的统计数据，说明有多少家庭真正拒绝了已故成员曾登记过的捐献意愿，特别是当这种捐献符合医学条件时。但毫无疑问，这种情况肯定是存在的，而且减少了捐献的数量。当然在这方面，香港并非孤例。在其他司法管辖区，也有允许直系亲属否决已登记的器官捐献意愿的情况。批评者认为，与这种家庭否决权相关的主要问题包括：可用的器官数量减少；个人自主权被剥夺；对潜在登记者而言损害了其登记的有效性（Bramstedt，2013）。我们是

---

① 最近的一项调查发现，有 31.3％的香港居民愿意在死后捐献器官，但其中只有 34.2％的人真正在器官捐献登记名册上登记。在那些表示愿意死后捐献器官但尚未登记的人中，52.2％表示他们没有足够的决心采取行动，47.8％表示他们太忙，37.8％表示他们太懒，而 20.4％表示他们总是忘记登记（Teoh et al.，2020）。

否应该放弃家庭主义模式的这一翼,从而优化器官捐献呢?

我认为,至少在香港的情况下,这些批评并没有很大说服力。首先,尽管家属不顾逝者生前的登记而否决捐献确实减少了可供移植的器官数量,但这一后果并不足以成为剥夺家属这一权利的理由。如前所述,对于任何一项激励措施,我们不仅要考虑其实际效果,还要考虑它在道德上的合理性以及在政治上的合法性,以决定它是否全面合适、是否应该在香港采用。同样,即使家属的否决权确实会减少捐献的数量,我们也应该考虑剥夺这种权利在道德上是否合理以及政治上是否合法①。

这种家庭权利是否会侵犯已故家庭成员的个人自主性?众所周知,个人的自主行为是有意发起的,不受控制性影响,但也是在充分理解的情况下进行的(Beauchamp and Childress,2013:104)。如同上一章提到,香港的中央器官捐献登记名册是一个非常简单的在线表格,由个人填写而登记为遗体器官捐献者(中央器官捐献登记名册,2022)。它没有提供足够的信息让登记者了解在捐献器官时的基本情况,更没有提供任何咨询。换句话说,对香港大多数登记的捐献者来说,他们在互联网上的登记只表明他们有去世后捐献器官的冲动,但很难证明他们真正了解器官捐献的具体影响从而构成真正的自主行动。直到病人身患绝症,并且在医学上适合去世后捐献器官时,医疗专业人员和器官捐献协调员才会提供相关信息,并回答一些重要问题,例如以何种死亡标准、在何种情况下会从病人身上摘除器官等等。在这个阶段,病人通常已经无法听到任何解释、作出任何决定了,只能由家庭成员去理解所有相关信息,并代表病人对遗体捐献进行知情同意或拒绝的决定(Fan

---

① 关于其政治合法性,我的估计是,鉴于在社会上仍流行准传统的家庭观,大多数香港人会支持家庭拥有这种决定权,如第三节所示。

and Chan，2017）。

因此，如果"充分理解"是自主行动的必要条件，那么香港的个人网络登记就不能被理解为真正同意遗体器官捐献的自主行动。因此，家庭拥有最终决定权就有其正当性：考虑到具体影响，有必要区分单纯的捐献冲动和想明确成为捐献者的愿望（Iltis，2015）。简言之，出于对个人意愿的重视，应当拒绝"硬性"的推定同意，因为不可能确保每个人都能获得充分的知情权而可以在生前决定放弃捐献（Nuffield Council on Bioethics，2014：10）。同样，虽然香港采用的是主动同意策略，但由家属介入来作出最终决定也没有侵犯逝者的个人自主权，因为无法确保逝者了解其登记的意义并且在登记后一直没有改变主意。

对一些潜在登记者而言，给予家庭这种权利，会不会造成登记无效的损害？批评者指责说，这种家庭决定权，使直系亲属否定了潜在捐献者的决定，从而也伤害了受捐者。它创造了这样的社会场景：潜在捐献者的努力变成徒劳，因为他的决定在去世后就被家人推翻了。在他们看来，问题的关键在于，他们本应有权决定死后如何处理自己的身体（Kluge，2016）。

然而，这种批评带有个人主义的文化特征，涉及个人主义的身体形而上学观点，可能不为香港人所认同。在儒家的非个人主义身体形而上学中，身体是来自一个人的祖先（尤其是父母）的礼物。身体和器官并不完全属于个人，它同时属于个人和家庭（Wang and Wang，2010）。虽然很多香港人可能已经不再持有儒家的这种身体形而上学观念，但其影响依然反映在要求有效的家庭知情同意上，以便在死后进行捐献。对于一些潜在的捐献者来说，真正的徒劳是他们在充分知情的情况下作出的死后捐献器官的决定却被家人给否决了。为了防止这种情况发生，我们建议有意登记的人首先与家人讨论他们的愿望，通过讨论充分了解这种愿望意味着什么，并从一开始就获得家人的支持。为了确保在登记为捐献者之前已经进行了适当的讨论,登记表应要求潜在捐献者和家庭代表共同签字。这将成为一个有效的机制,防止家庭成员在潜在捐献者去世后反对捐献,因为他们已经表示过同意了[①](Fan and Wang,2019)。

五、结论

我们的调查和访谈结果揭示了香港人在器官捐献上有许多有趣的和有用的偏好,还解释了这些偏好的理由。篇幅所限,本章对其中的大部分未作讨论,而是重点探讨了两种具体的激励措施,即为已故捐献者立即提供公共骨灰龛位和采用家庭主义激励措施,以促进香港的器官捐献。调查发现,我们认为在香港实施这些措施在实践上将会有效,而且在政治上合法。本章研究了对这些建议的主要反对意见,表明它们在伦理上都没有很强的说服力。如果本章的论证言之有据,那么这些激励措施在道德上也是合理的。也就是说,它们在实际中有效、在政治上合法、在道德上合理,都是完全合适的激励措施,应该在香港采用。

【致谢】:在撰写本章原文的过程中,我与陈浩文、丁春艳、杨廷辉和翁若恩进行了有益的交流,在此一并致谢。特别感谢郑扬在书目检索和调查香港的公共和私人骨灰龛位方面提供的帮助。】

---

① 如前所述,香港只有31.3%的受访者愿意在死后捐献器官,这其中又只有34.2%的人登记了遗体捐献(Teoh et al.,2020)。我们的研究项目假定,缺乏足够的激励措施是阻碍捐献的主要因素之一。此外,我们相信,鉴于香港社会仍然接受准传统的家庭观,鼓励在家庭内部讨论捐献不仅在伦理上是必要的,而且也会有助于促进捐献。这种讨论应该是以美德为基础的,使得个人的捐献意愿赋予美德意义,从而克服"保留全尸"的错误观念,因为后者绝不是儒家真正的美德信念的一部分(Fan and Wang,2019)。

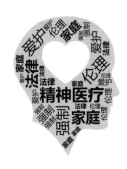

第五部分

精神医疗

第十六章

精神医疗与家庭功能：对《精神卫生法》的儒家回应

一、引言

中国的《精神卫生法》于 2013 年 5 月开始生效（全国人民代表大会常务委员会，2013）。该法是自 1949 年中华人民共和国成立以来中国颁布的第一部关于精神医疗实践的正式法律。该法的第 30 条涉及非自愿住院和治疗，本章基于儒家的家庭主义伦理对此提出批评性评论。我们认为，第 30 条过于个人主义，在当代中国精神病患者的住院和治疗决策方面未能适当重视家庭的功能。我们的结论是，应该对这一条进行修正，以重视家庭在医疗决策中的作用，从而为精神病患者提供合适的医护。

在精神治疗方面，现代西方国家已经摆脱了传统的以追求病人的医疗利益为主的家长式倾向，转而从司法制度上强调保护患者的公民自由（Livermore，Malmquist and Meehl，1968）。考虑到精神治疗可能被滥用以及现代自由主义对个人权利的诉求，如果患者没有伤害自身

或危害他人的风险,西方国家不愿意对其进行非自愿治疗。在 20 世纪
60 年代和 70 年代,美国曾有一系列相关的法令和法院判决,要求对于
精神障碍者的非自愿民事拘禁应具有与刑事诉讼相同的正当程序
(Sales and Shuman, 1996: 3 - 4)。这类法律强调通过个人知情同意的
程序,让病人自愿接受精神病治疗,而没有充分重视病人的家庭在促进
病人治疗和健康方面的适当作用。遗憾的是,尽管长期以来在中国照
顾精神病患者的惯例中,儒家家庭主义文化一直强调家庭本位的医疗
决策模式(Fan, 1997),但 2013 年制定的《中国精神卫生法》却完全转
向了一种非家庭主义的、个人主义的法理观点。

特别是,新颁布法律的第 30 条规定了非自愿精神病患者的住院和
治疗条件,似乎只是照搬了西方法律的个人主义。该法案第 30 条明确
规定,精神障碍的住院治疗实行"自愿"原则。然后,它规定了这一原则
的两种例外情况,即只有在以下两种情形之一时,才可以对精神病患者
实施非自愿住院: ① 患者"已经发生伤害自身的行为,或者有伤害自身
的危险的"; ② 患者"已经发生危害他人安全的行为,或者有危害他人
安全的危险的"。这样的规定,意味着非自愿住院治疗仅限于那些有伤
害自身或危害他人的风险的精神病患者;而所有其他的病人,无论他们
的精神状况恶化得多么严重,他们的家人多么关心他们的健康和幸福
或病人从非自愿住院和治疗中能获得多少益处,都被合法地排除在非
自愿住院或治疗之外。接受住院和治疗的责任,完全落在个体的精神
病患者身上。这其实意味着一种重大的道德转变,因为在传统的儒家
家庭主义生活方式中,病人的健康和幸福主要靠他们的家人来关照和
负责。

在以下各节中,将根据我们对法案生效后精神医学实践现状的调
查来讨论医学界对该法的三种反应。我们认为前两种反应是存在问题

的。因为它们要么符合法规，却因拒绝了家属让患者住院的要求而损害了病人的利益；要么医生虽回应了家属的关切而让患者住院，却又违反了法规。在第三种情况下，精神科医师不当地鼓励家属制造病人伤害自身或危害他人的证据，以便合法地让病人住院。这种做法在道德上是虚伪的，在法律上也有问题。我们的结论是，为了解决上述每一个问题，我们应该在该法案的第 30 条中补充规定：在所有主要家庭成员同意的前提下，对没有伤害自身或危害他人风险的患者，精神科医生也有权进行非自愿住院治疗。对于中国大量由亲属看护的精神病患者而言，这一建议借鉴了儒家深厚的家庭主义文化传统，将有助于他们接受恰当的治疗。

二、法律与现实之间的文化失调

关于非自愿精神治疗，现代西方社会已经建立了一套相当普遍的法律实践（Slovenko，2009）。通常情况下，非自愿住院或治疗需要有法院的裁定（a court order）。例如在美国，这需要经过一个相当烦琐的法律程序。启动程序后的两周内，应安排法庭听证会。病人有权获得法律顾问的协助，而且精神科医生必须出庭作证并证明治疗的必要性。尽管医生通常依靠家属获得病人的行为信息，但家属的意见没有正式的法律效力。法官会听取双方的证词并作出裁决。虽然在处理这种非自愿住院的问题上，美国 50 个州有一定程度的差异，但得克萨斯州的法律比较典型。例如，得克萨斯州的《精神健康拘禁法案》（Mental Health Commitment Laws）规定，当病人对自己或他人有危险或患者临床状况"明显恶化"（clearly deteriorating）时，可以授权非自愿住院治疗或隔离。一个病情"恶化"的病人，在一个州的司法管辖区可能符合非自愿住院的条件,但在另一个州却不符合,因为不同的司法管辖区对法律中的恶化条款可能有不同的解释。此外,如果非自愿住院的病人拒绝治疗,就需要法院的另一个治疗指令才能强制进行治疗。美国有几个州,将法院的"非自愿住院"和"非自愿治疗"的干预明确区分开来①。

中国在 20 世纪末开始认真建立法制,以促进其经济、法律和政治改革的进程。在最近的 30 年里,中国向着法制社会的方向发展,颁布了许多新的法律。尽管迈向法治社会的方向是对的,但这些法律的法理基础有时并不明确。事实上,虽然有必要学习现代西方对法律的理解,但也应该注意到中国传统的伦理价值。例如,儒家家庭主义的基本特征一直体现在中国的社会和医疗保健活动中,对当代社会仍然是合适的和有益的。这种价值应该被得到保留,并可用来指导中国法律和公共政策的制定。遗憾的是,情况并非总是如此。立法者可能在很大程度上采用了现代西方法律。其结果是,新出台的法律要求与中国社会现实中视为理所当然的道德实践之间,出现了严重的文化失调。《精神卫生法》就是一个明显的例子。

在制定有关非自愿住院的规定时,该法并未考虑中国精神治疗和决策的家庭主义伦理,因此自 2013 年颁布以来,该法在中国大陆至少促成了三类反应及其问题②。首先,当精神病院和医生严格遵循该法第 30 条的规定时,却导致不良甚至灾难性后果。如果该法案在制定时考虑到家庭的作用,则可以避免这种情况(见下述案例一)。其次,一些精神科医生决定采取不真诚行为,以他们认为合适的方式治疗病人,同

---

① 感谢约翰·桑德勒(John Z. Sadler)教授和我讨论了精神医疗的伦理问题以及美国的法律和相关精神医疗实践。关于美国现代精神医疗的判例和实践,见 Sales and Shuman, 1996;关于得克萨斯州的相关法律和实践,见 Shuman, 2004。

② 我们是第一个以系统的方式处理这三种反应及其问题的中文作者。有关这类问题的较早文献,见 Liu, 2013。

时根据该法"合法地"进行自我保护（见第三节中案例二）。最后，其他精神科医生只是像以前那样继续他们的医疗实践，把该法晾在一边，好像它从来未被颁布一样。这不仅存在违反法律方面的问题，而且对于该法颁布前可能发生的精神虐待行为，也未能实现有效预防（见第四节中案例三）。

如果我们了解到中国生物医学实践和伦理的家庭主义性质，这些问题就不足为奇了。如前所述，中国的生命伦理学是以家庭为本位、蕴含在儒家的生活方式中的。这种生活方式认为家庭是个人发展和繁荣的核心。在儒家的理解中，家庭的存在不仅是一个生物和社会实在，也是一个形而上学实在，反映了宇宙的深层结构，即阴阳两种终极力量的结合，对人类生活具有深刻的必要性和规范性。家庭由美德、责任和适当的礼仪引导，使得正常的人类关系和繁荣成为可能。所有这些考虑，都说明在儒家思想中家庭必然是非个人主义维度的，在个人真实生活中发挥着关键的功能，包括他们的医疗活动和决策（Fan and Chen，2010）。事实上，这种家庭主义的生活方式几千年来一直是中国医疗保健实践的特点。虽然从 20 世纪早期以来儒家思想就在中国失去了政治和法律主导地位，但儒家道德中的家庭主义元素在日常生活中的礼仪或准礼仪实践中被显著保留了下来。在中国大陆，以家庭为本位的选择和决策，仍然是儒家"中国式"特征（Fan，2002；Wang and Wang，2010）。

这种儒家的家庭主义生命伦理学，与 20 世纪 60 年代和 70 年代在美国出现的个人主义生命伦理学有着明显的区别。对家庭在医疗决策中的作用，它们构成了两种截然不同的进路。如本书第一部分所示，现代西方将医疗决策的道德责任定位在个体，即病人自身上。在这种进路中，家庭只是在"消极"（by default）意义上扮演着代理病人决策的积极角色：如果病人变得无行为能力，但没有准备详细的预先指令或签署持久委任书来指定另一个人作为代理决策者时，那么家庭会被要求来充当代理决策者（Boisaubin，2004；Cherry and Engelhardt，2004）。相比之下，中国的儒家路径将医疗决策的道德责任定位在家庭（Fan，1997，2000，2007；Fan and Tao，2004）。病人通常被视为家庭中的一员，在生死攸关的医疗情境下，家庭始终在病人的决策中起主要作用（Cong，2004；Fan and Li，2004；Qiu，2004；Lee，2007；Fan，2015）。

家庭主义生命伦理学认为家庭是一个整体，有道德责任和权利来为患有精神疾病的家人发起非自愿住院和治疗。这是特别合理的，因为与躯体疾病相比，精神疾病患者在为自己作出有益的医疗决策上存在精神障碍，并且经常拒绝适当的医疗或住院治疗（Fan，Guo and Wong，2014）。而遗憾的是，中国的立法受到现代西方个人主义观点的影响，在制定《精神卫生法》中关于非自愿住院和治疗的规定时，未能将这种家庭主义的关切纳入其中，摒弃了家庭所理应发挥的关键性代理决策作用，转而依赖一种个人主义作为精神健康法的核心假设。结果是，该法第30条不仅没有解决基本的儒家家庭主义伦理问题，也没有尊重中国人的基本的家庭主义道德感，而且还在实际中对精神病患者产生了不利的影响，降低了他们得到适当治疗的机会。下面的案例可以说明该法所造成的一个典型问题。

案例一：

A是一名27岁的男性，三年前获得了硕士学位，但一直找不到工作。这种失败让他感到十分沮丧，基本失去了与外界交流的兴趣。他开始变得懒惰，不爱说话，大部分时间都窝在房间里看电视。虽然和父母住在一起，A却对他们不闻不问。父母建议他继续找一份工作，他也一概拒绝。父母不得不每天督促他保持正常的吃饭、洗澡和睡觉。在过去一年里，他变得非常情绪化，很容易发脾气，还经常自言自语，无缘无故地大笑起来。虽然经常大喊大叫，但他从未试图伤害自己或他人。他已经意识到在冷酷的现实面前，他实在难以找到一份满意的工作。他现在总感到不快乐、缺乏自信。他认为自己找工作的能力很差，不想再找工作。他曾去过几家诊所接受治疗，还试着吃了各种药物，但一直无法遵守医嘱，病情也没有得到明显的改善。

父母曾建议他住院来接受更好的治疗，但他拒绝了。父母要求将他送入精神病院，认为病情已经对儿子的生活和与他人的关系产生了非常消极的影响。父母觉得，儿子如果不住院就无法按医嘱定期服药。精神科医生同意父母的想法，即住院治疗很可能会改善他的病情。但是，医生却拒绝对他进行非自愿住院治疗，因为他似乎没有对自己或他人构成威胁，而这正是第30条要求的非自愿住院的条件。精神科医生进一步解释说，在颁布《精神卫生法》之前，父母可以代表儿子同意非自愿住院，但现在已经不能这样了。医生只能让父母把儿子带回家。仅仅过了六天之后，A从他和父母一起居住的五楼的公寓上跳下来，自杀了①。

在这一案例中，尽管精神科医生的专业判断与A的父母一致，即非自愿住院治疗是有帮助的，但精神科医生也有法律责任遵守《精神卫生法》第30条的规定。结果却酿成惨剧。

中国社会中的不少精神病患者与A非常相似：① 他们拒绝住院治疗；② 他们目前没有表现出对自己或他人造成伤害的风险，因此不符合第30条关于非自愿住院治疗的规定；③ 这种住院治疗对他们的

---

① 该案例得自西安市一家大型公立医院的精神科。

健康非常有帮助①。这就意味着,如果严格遵守第 30 条的规定,中国精神病患者家人对非自愿住院的诉求将被置若罔闻,必定有很大比例的患者将无法得到有效的住院治疗。有趣的是,即使是得克萨斯州的个人主义法案也提到,患者的临床状况"明显恶化"也是法院考虑接受非自愿住院的条件之一。鉴于中国人长期以来的家庭主义文化,我们很难理解如同案例一中的情况,为什么父母对于患病子女的适当医护要求却应该被拒绝。

三、不真诚行为的诱发

有些人可能认为,严重的精神病患者必然有可能对自己或他人造成伤害。如果患者家人看不到这种风险的任何苗头,精神科医生可以随时指导他们找到或创造出这种证据,并适当地记录下来。这样一来,精神科医生就可以在不违反《精神卫生法》第 30 条要求的情况下,根据家属的提议"合法地"将精神病患者收入医院②。下面是一个典型案例。

案例二:

B 是一名 45 岁的已婚男性,十年来一直有强迫洗手的行为,最近

① 精确数字不详。但根据一份报告,有的精神病学专家估计,每五个严重的精神病患者中就有四个属于这种"非自愿"的患者,即他们都符合我们在文中列出的三个条件。见 http://www.ha.xinhuanet.com/wsjk/2012 - 11/29/c_113834771.htm(2015 年 4 月访问)。

② 在我们最近的调查中,几位精神科医生向我们描述了这种"合法"地进行非自愿住院治疗的"策略"。根据他们的理解,在不违反该法第 30 条的前提下,这似乎是他们应家属的要求而采取的最有利于患者的方法和逻辑。

三个月症状加重。大约十年前，B 正面临找工作的压力，他开始比以前更不爱讲话，对别人没什么反应，做事情也更慢慢吞吞。他还怀疑别人在散布对他不当的谣言。他开始频繁洗手，每次都洗半个小时。他害怕人"脏"，不允许别人碰他的东西。他被诊断为"强迫症"，服药后症状有所改善，但一旦停止治疗，症状就会复发。在过去的三个月里，他洗手越来越频繁，每小时洗一次手，每次要洗半小时。在家里洗碗时，他经常花五个小时洗五个碗。在吃饭前，他要花一个小时来检查筷子是否干净。他不会主动与别人交谈，但也没有表现出伤害他人的攻击性冲动。此外，他对自己的生活没有表现出任何悲观的态度，也没有表现出任何像自杀倾向那样的自我伤害的危险。

　　他的妻子将 B 带到一家医院的精神科，要求他住院来得到更好的治疗，但他拒绝了，因为他担心别人会知道他有精神障碍。精神科医生告诉他妻子，住院治疗一段时间肯定会对她丈夫有好处。但精神科医生还说，根据法律规定，除非 B 表现出伤害自身或危害他人的行为或危险，否则他不能被"非自愿"住院。精神科医生暗示他的妻子，在他们下次来到医院复诊的时候，最好带上一份涉及这种行为的报告。三天后，妻子再次带着她的丈夫来见精神科医生，妻子报告说 B 用拳头打了她。实际上妻子故意摸了几次他的剃须刀来激怒他。终于，B 被送进了医院①。

　　据推测，在该法于 2013 年 5 月生效后，一些中国的精神病院及其专业人员开始采用这种策略来治疗精神病患者。这似乎是可以理解的。我们并不怀疑家属和精神科医生使用这一策略来为病人谋福利的良好意图。他们的目的是使患者得到"合法的"非自愿住院，符合该法

---

① 此案例得自西安市一家大型公立医院的精神病科。

第 30 条的规定。

然而,这种策略在道德上是不诚实的,在法律上也是有问题的。一方面,如果与门诊治疗相比,非自愿住院治疗确实能给像 B 这样的病人带来足够的医疗利益,那么就没有良好理由来要求病人有自我伤害或伤害他人的额外证据才能收入,更不应诱导出这种证据。另一方面,如果像 B 这样的病人真的不需要住院治疗(本章作者不具备此判断的专业知识),这样的诱导就更加是一种严重的错误,会损害患者的利益。在任何情况下,这种诱导都是不诚实的,无法在伦理上进行辩护。事实上,为了使非自愿住院合法化而诱导像 B 这样的病人进行自我伤害或伤害他人,是对患者及其家属的极不尊重。这种诱导可能会给患者和家属带来真正的危险,精神科医生可能需要承担法律责任。

四、适当的精神医疗家庭主义

在案例一中,医生严格按照该法而拒绝非自愿住院;在案例二中,医生不当地诱导患者进行自我伤害或伤害他人,以让患者"合法"住院。我们在调查中发现,对该法案除了这两种反应以外,还有许多中国的精神科医生根本忽视该法第 30 条的要求,像过去一样开展工作。这种情况常见于法制不健全的地区,尤其是在中国大陆的农村地区或小城镇地区。这些医生仍然与患者家属合作,进行他们的精神医疗实践,就好像该法从未颁布一样。我们认为这种反应也是有问题的,因为它无视法律法规的存在。此外,尽管这些医生在大多数情况下都做得很好,但也存在着医疗滥用的危险,应该通过明确的法律规则来避免滥用。事实上,在新法律颁布之前,即使在大城市也有医疗滥用的情况发生。下面的案例就说明了这一点。

案例三：

2010 年 3 月 9 日,济南市一位女性来到当地的精神病院,报告她的丈夫 C 患有精神疾病。她为丈夫办理了住院手续,并交了押金 3 000 元人民币。第二天,医院的四名工作人员乘出租车来到 C 的家中,要求正在休息的 C 去医院,但 C 拒绝了。医院工作人员用绑带绑住他的双手,把他从家里抬出来,塞进出租车。在这个过程中,C 进行了剧烈反抗和挣扎。邻居们纷纷围观,目睹了发生的一切。后来,妻子报了警。警察到达后,工作人员解开了捆绑带,让 C 获得了人身自由。

C 在法庭上控告了医院和自己的妻子,控诉他们在没有进行任何诊断或发现任何精神障碍的证据之前就对他使用强制手段,强迫他住院治疗。他要求医院赔偿 5 万元,以补偿因使用强制手段对他造成的巨大心理和精神伤害。法院认为,医院滥用强制手段对 C 进行住院治疗,严重侵犯了 C 的人身自由权。法院判决医院赔偿 C 人身损害赔偿金 5 000 元[①]。

研究表明,在中国的这种虐待行为常常由家庭内部的经济纠纷引起,并且由一些精神病院的利益所驱动(Wang,2013:405 - 406)。这凸显了在中国的精神医疗实践中落实法制的必要性和重要意义。然而,为了有效地防止这种医疗滥用,对于那些没有伤害自身或他人风险的精神病人,如果说法律必须完全禁止他们非自愿住院,正如新法案所要求的那样,那也将是错误的。实际上,这个看似严格的新要求也会被滥用(如案例二);同时它也有可能会损害许多精神病人的利益(如案例

[①] 此案例来自王岳主编的《医事法》教材,在中国医科大学的普通教育课程上正式使用(Wang,2013:405)。在该案例的讨论中,王岳提到这是中国第一起精神医疗纠纷的诉讼,原告获得胜诉,并获得了赔偿。《精神卫生法》法的一个功劳,是它明确禁止了任何精神卫生从业人员强迫任何人住院治疗(除了第 30 条的两个例外条件)。也就是说,案例三中医院工作人员的行为已经被法律所明确禁止。

一）。此外，在我们看来，一些医疗滥用（如案例三）并不意味着要淡化家庭在精神治疗中的作用，从而促使病人的自我决定。在大量的精神疾病案例中，自我决定可能对病人没什么好处。从儒家文化的视角看，我们需要的是重建一个适当的精神医疗家庭主义，既能有效防止医疗滥用，同时也能整合患者家庭的关怀照顾，从而真正使精神病患者受益。

为此，我们建议在第 30 条中加入以下规定：如果患者没有伤害自身或危害他人的风险，必须征得所有主要家庭成员的同意后，精神科医生才可以授权对其进行非自愿住院治疗；如果没有所有主要家庭成员的同意，精神科医生即使根据其专业判断认为住院治疗对病人十分有利，也无权对病人进行非自愿住院治疗。这里所说的"所有主要家庭成员"是指患者的配偶以及与患者有血缘关系的成年近亲属，即他们属于三代家庭，即便不是与患者生活在一起。具体来说包括所有以下人员：病人的配偶、病人的原来父母[1]和所有成年子女（只要他们在医学上和法律上有行为能力）。总而言之，该提议包括以下程序性要求。首先，非自愿住院治疗不能仅由患者的配偶单独提出（如案例二或案例三的情况），也不能仅由任何其他一位主要家庭成员提出（如患者的一位父母或一位子女）。相反，发起一个有效的非自愿住院治疗，必须要有所有主要家庭成员的同意，精神科医生才可以考虑。其次，如果任何主要家庭成员无法到医院来，他们必须签署书面同意书并将其寄给医院备案。最后，如果一个人只有一个主要家庭成员，如配偶、父母或子女，那么这个主要家庭成员和精神病医生都有责任寻求患者的另一名亲属来表示同意。如果这些主要家庭成员或在特殊情况下的近亲，有其中任

---

[1] 这里所说的"原来父母"包括自己的亲生父母或收养父母，但不包括配偶的亲生父母或收养父母。

何一人表示不同意，那么即使医生认为这种治疗对患者有利，也不能授权对患者进行非自愿住院治疗。

这一提议借鉴了儒家家庭主义的规范性特征，即家庭成员照顾彼此的健康和福祉以及在知情同意上采用儒家家庭主义的模式。同时，这一提议考虑到个别家庭成员可能品德不良或者利欲熏心作出损害患者的决定的可能性。总之，利用儒家家庭主义的优点，对《精神卫生法》第 30 条进行补充，将可能有效促进精神障碍患者的治疗。这些患者没有伤害自身或危害他人的紧迫风险，但由于病情严重恶化而需要住院治疗。因此，为了让精神病患者受益，需要对该法进行这种修订。此外，要求所有主要家庭成员同意非自愿住院治疗，可以有效地防止潜在的权力滥用，即单个家庭成员与医院或精神科医生非法勾结，剥夺病人的自由（如案例三中病人妻子的行为）。

可能仍有些人会担心，这个提案无法完全防止潜在的权力滥用。他们可能会担心所有的主要家庭成员串通一气，借由精神治疗之名来陷害某个家人。虽然我们不能绝对排除这种可能性，但必须指出，这种情况极其罕见。首先，在儒家家庭主义的伦理道德下，中国的家庭习俗上是互相照顾的。其次，即使相信个别家庭成员是自利的，其中一个家庭成员可能试图利用另一位家人来满足私欲，但如果一个人的所有主要家庭成员都想一块去谋害他，来让这个人非自愿住院，这种可能性一定很小。例如在案例三中，如果 C 有亲生父母，妻子提出让他非自愿住院的要求时，也明确要求必须他的原来父母同意，那么这种滥用情况大概不会发生。同样在案例二中，根据我们的建议，要求在非自愿住院时必须征求 B 的原来父母的意见。最后，作为一种额外的预防措施，在非自愿住院前，在法律上必须得到两位执业精神科医生的同意，而不是像现在这样只需一位即可。这两位医生必须根据自己的专业知识作出独立的判断,这也将大有助益。总之,虽然所有这些要求都不能做到万无一失,但要求万无一失是不合理的,因为其代价是让许多可以得到有益治疗的患者失去治疗的机会,或者迫使医生去诱发人们去做不诚实的举动。

五、结论

我们的提议,旨在使那些由家庭看护的精神病患者受益。对于那些没有任何主要家庭成员的患者,或者在患者的精神健康护理方面家庭主要成员之间产生难以解决的分歧的案例,情况则超出了本章的讨论范围。然而值得注意的是,我们的提议对于适当改善该法案依然非常重要,并将有益于大量的中国精神病患者,因为大多数中国人仍然生活在完整的、正常的家庭中。鉴于儒家的家庭主义文化,罹患精神疾病者的家人不会也不应该任其自生自灭。

中国的《精神卫生法》不应要求所有非自愿住院的案件都由法院系统或法官来裁定。尽管中国应该借鉴西方的法律,但我们也需要认真考量,国家对民众生活的干预在多大程度上是合理的。司法能动主义(judicial activism)可能并不合适,也没有益处。最好是利用和改善中国家庭和精神医疗专业人员的日常运作模式,以符合中国文化的方式促进精神健康。

对于中国《精神卫生法》第 30 条中并不完善的个人主义规定,应基于儒家文化中的家庭主义进行修正。即使在西方,自 20 世纪 70 年代末以来,也一直在努力改革法律,对精神医疗实践中的过于个人化倾向进行纠正。例如,美国一些州已修订其非自愿拘禁法案(involuntary commitment laws),使精神疾病患者更容易接受住院治疗(La Fond,

1996：232－233)。又例如，当代美国精神医疗领域的挑战之一，是家庭在医疗决策中的边缘地位。然而，美国刑法、犯罪学、法律哲学和精神健康领域的一些学者也在关注着家庭参与和家庭权威，并期望家庭在相关决策中发挥更大作用(Sadler，2005；Cherry，2010；Engelhardt，2013)。因此，我们也希望这一提议能引发中西方读者浓厚的兴趣。

【致谢：感谢马克·切里教授和约翰·桑德勒教授对本章初稿的有益评论。】

第十七章

精神病伦理学问题

一、儒家伦理的当代命运

儒家伦理传统在东亚地区有着悠久的历史和无与伦比的影响，塑造了大多数东亚人的文化品格。近几个世纪以来，东亚人移民到西方国家甚至到世界各地，儒家依然是他们主要的文化价值负荷。本章讨论儒家文化中一种与精神病伦理学密切相关的显著特征，即以家庭为本位的生活方式。这种家庭主义的生活方式充分发挥着家庭在精神病伦理学实践中的功能，但在世界上的不同地区——特别是在东西两地——已经形成了不同的特点。

以家庭为本位的生活方式需要尊重个人的基本自由，但它更重视家庭主义的伦理价值，如家庭的正直性、延续性和繁荣兴旺。如本书第一部分所示，对家庭成员个人的重要问题（包括医疗保健问题）进行家庭共同决策，构成了儒家生活方式的一大特点，深深影响着儒家的一般日常活动。值得重复指出的是，儒家道德不是一种原则主义，即以一系列的一般性原则作为生物医学伦理的适宜出发点，从而制定更具体的规则来指导生命伦理实践（Beauchamp and Childress，2013：13）。相反，儒家生活实践首先是以礼仪为引导的，体现着一系列具体的构成性的意义规则。而一般性的或抽象的伦理原则必须要与具体的礼仪实践相结合来发挥指导作用（Fan，2010）。在儒家看来，若要成为一个有德之人，必须从"克己复礼"开始（《论语·颜渊》）。例如，为了善待自己的父母，必须遵守相关的礼仪，"生，事之以礼；死，葬之以礼，祭之以礼"（《论语·为政》）。换句话说，儒家思想认为道德生活是以具体的方式习得和呈现的，其中适宜的礼仪实践发挥着重要作用（Fan，2012）。同样，在治疗精神病患者时，在儒家家庭中也存在着一系列类似于礼仪实践的做法，包括在医疗保健上作出家庭共同决策。的确，在中国几千年绵延不断的历史中，精神病患者一直在家庭中得到照料。

显然，原则主义生命伦理学在当代西方占据主导地位，其中的道德责任定位在个人的自主性上。这种个人自主的原则声称，个人对自己的健康问题拥有专属决定权，不受家庭成员的影响。相反，儒家伦理的道德责任则定位在家庭，并在生物医学实践中支持以家庭为本位的知情同意模式。这种模式否认了个人绝对的自主决定权，强调家庭成员参与病人的生物医学决策过程具有自然性、适当性和合理性。也就是说，认可病人及其家属拥有共同决策权。在儒家背景下，决策的重点不是将患者视为孤立的、自主的决策者，而是邀请患者和家人一起，在礼仪的引导下，由家庭共同作出决策。的确，在东亚地区这种以家庭为本位的模式中，医生需要将家庭看作是病人作出医疗决策的基本单位（Fan，2014）。例如，在这种模式下决定强制收治精神病患者时，如上一章所示，不会将问题的焦点完全集中在"每个人同等的自主权威或不可剥夺的个人权利"上，以便确定所涉及的个人是否真正具有自主能力以及真正具有危害性。相反，儒家模式所关注的是家庭的义务和患者的需求，以礼仪或类似礼仪的实践方式，追求人生的美德、患者的福祉，而不是个人的自主。

的确，儒家对家庭丰富而深厚的理解，依然体现在以家庭为本位的决策模式中（Fan，1999；Tao，2002；Qiu，2004；Lee，2007；Tao，2008）。对于教育和职业选择、婚姻伴侣的选择，等等，与其说是个人的选择，不如说是家庭整体的智慧和判断。医疗保健决策上也是如此，家庭代表通常成为医生和病人之间的媒介。例如，对于任何严重的疾病，医生会首先与病人的近亲属讨论，然后再和家属一起与病人讨论。一方面，如果病人和家属对医生推荐的治疗方法有分歧，他们会和更多的亲属讨论，在决定接受或拒绝之前达成一致意见。另一方面，如果家属坚持要医生对病人隐瞒真相来保护病人，只要有证据表明家属真正关心病人而且家属的决定与医生对病人的最佳医疗利益的判断没有明显的冲突，医生通常会照做（Cong，2004；Fan and Li，2004）。对于精神病患者来说，如上一章所述，家庭作为一个整体有权为了患者的利益而发起非自愿住院和治疗。

当代西方社会主流的生命伦理学和政治学，则大力强调和保护个人的自主性、独立性和自我决定权。面对这种情形，要肯定和保持这种儒家的理解和实践并非易事——需要在家庭本位与个人自由之间适当地平衡并且讲出令人信服的道理来。在当代如中国大陆这样的儒家文化社会中，在新的立法中保护个人的权利时，面临着适当区分国家角色和家庭角色的巨大挑战。尤其在决定强制收治精神病患者时，国家应该扮演什么样的角色？在中国，国家应该在什么时候否定家庭的治疗决策？中国不少学者认为，中国政府应该像西方国家一样，除非证明患者有伤害自身或危害他人的危险，否则不能进行任何非自愿的治疗。这一观点已被接受，并体现在中国历史上第一部《精神卫生法》第30条的规定中。该法于 2012 年 10 月颁布，并于 2013 年 5 月开始生效（全国人民代表大会常务委员会，2013），如同我们在上一章所讨论的。同时，当中国人移民西方时，他们生活在西方的个人主义文化及法律环境中。接下来，我们将提供两个真实的案例，一个来自当代中国大陆，另一个来自澳大利亚，看看它们之间的不同。然后我们将考虑如何从儒家伦理的角度探讨它们的意义以及我们能够通过进一步的反思来提供何种评价和建议。

二、两个不同的精神病案例

（一）一个来自中国大陆的案例①

25 年前，刘女士毕业于中国的一所大学，此后一直在其家乡华北地区的一所中学任教。她既可靠又努力工作，同事也都觉得她非常能干。在她 2003 年 40 岁生病之前，学校一直指派她负责尖子生班的教学。中国大陆的大多数中学都设立了这种优秀生班级，以提高学校的大学录取率。然而从 2000 年开始，她逐渐感到有压力，对自己的工作感到焦虑，晚上睡眠质量很差，经常在凌晨就早早醒来。有几个星期，她每天晚上只能睡三四个小时。但她不觉得自己有什么严重的问题，也不想咨询任何心理医生或精神科医生。她买了一些市场上的常规保健药物来服用，如一些中药和维生素。虽然吃了这些药，但她的状况并没有任何好转。

后来她的症状越发严重。2003 年初，她开始怀疑学校里的同事不尊重自己，觉得他们在背地里诋毁她，在有些事情上故意针对她，甚至

---

① 该案例由郭峥嵘医生提供。

在她面前吐口水。她也无法将注意力集中在工作上，甚至无法按要求完成工作。她很容易被激怒，经常发脾气，总是听到有人叫她的名字，或者有鸟在她耳边叫。她甚至怀疑有一些同事正在密谋伤害她。

另一方面，刘女士似乎大致保持了自己的认知能力。丈夫建议她去精神病院接受治疗，但她坚决反对。她害怕一旦被送进精神病院接受治疗，就会被贴上一个"精神病"的标签，同事和邻居就会看不起她，整个生活和未来就毁了。她觉得自己的病只是"失眠"，其他所有问题都是由"失眠"引起的。她不承认自己有任何心理疾病。她的父母和兄长和她都住在同一个城市，丈夫张先生也曾多次与他们讨论妻子的情况。他们都觉得刘女士应该接受精神治疗，但也都说服不了她承认自己的心理疾病并同意治疗。2003 年 4 月，这些家庭成员决定采取强制措施将她送到当地的精神病院。她一开始抵抗和挣扎，但最终被丈夫、父亲和兄长一起带到医院，双手被绑起来。

她一到医院就大哭大闹，但没有拒绝与医生交流。在和主治医生交流中，她说了自己的症状，比如听到鸟在耳边叫，也承认了丈夫所描述的那些精神问题。主治医生和会诊医生都诊断她可能患有精神分裂症，建议她住院接受适当治疗。在她对这个建议犹豫不决时，她的父亲说："她的丈夫、母亲、哥哥和我，家里所有人的想法都一样，那就是她应该住院接受治疗，恢复健康。请医生不要为这个决定担心，我们这些家人应该为这个决定负责。请医生用专业的治疗来救她。"在医院的入院同意书上，她的丈夫代表所有近亲属签了字。

经过几天的药物治疗和咨询服务，刘女士完全平静下来，睡眠良好。她在两周后出院，恢复得非常好。她认识到强制住院和治疗效果良好。在医院期间，她说："经过治疗，我的大脑清醒多了。之前睡眠不好、思路混乱，损害了我的健康、干扰了我的工作，在学校里和我的同事相处也很困难。当他们打算帮我时,我总觉得他们是想害我。实际上,这种情况让我成了一个不称职的教师,我会把我的学生引入歧途。"

不幸的是,她类似的精神疾病症状在过去十年中反复发作了五次,通常是在春天或秋天。由于服用抗精神分裂症的药物让她感觉不舒服,她不能坚持在家服药。每次她都不肯来医院,总认为她需要更多的时间来自行恢复,而不用再次住院。虽然每次她都不是被绑着送到医院的,但很明显,也没有一次是完全自愿的。幸运的是,每次两周的医院治疗效果都很好。她一直能够在中学当老师。

显然,这些非自愿住院和治疗,都违背了刘女士的意愿。她的丈夫张先生这样思考这个问题:"这是一种特殊的疾病,患有这种疾病的人可能会毫不讲理或无理取闹。我非常努力想说服她,但她根本不可能同意接受治疗,而治疗的好处又是很明显的。在这种情况下,我们家人必须承担起责任,保护她的健康。"刘女士的父母亲完全同意这个想法,并赞扬女婿尽心尽力为女儿治病。她的哥哥补充说:"如果没有这种强制治疗,我妹妹就没有办法成为一个正常人,没办法继续在学校教书。她会很早就会失去工作,而且大部分时间都会是一个'神经兮兮的'人。"

(二) 一个来自澳大利亚的案例[①]

陈先生是一名27岁的中国单身律师,在澳大利亚生活和工作。他出生在中国的一个大都市,父母经营着家族企业,他则是父母的独子。父母从小在农村大家庭中长大,但他们搬到城市后,已不再和家乡的亲戚保持密切联系。他们相遇并结婚生子,开办了自己的企业。陈先生

---

① 该案例由 Dr. Michael Wong 提供。

小时候是一个容易相处的孩子,身体健康,在中学阶段就读于一所国际学校,在学业上表现出色,后来成功报考了澳大利亚一所著名大学的法学院,以优异成绩毕业后,返回中国继续他的法律职业生涯。他显然无法应对作为律师的压力,24岁时在中国首次精神病发作。他在工作中变得不稳定,情绪极度波动,易怒,不得不请假。后来他变得暴力,破坏家里的家具,还威胁要伤害他的父母。父母别无选择,只能安排他到精神病院接受治疗。由于他不相信自己有精神问题,被强制住院治疗了三个月。他接受了抗精神病药物治疗,但效果缓慢。出院后,他回到父母身边住,父母非常担心他的健康和未来。他虽然很反感,但也"忍受"了父母的监管,因为他没能重新回到工作岗位,只能依靠父母的经济支持。

两年后,26岁的陈先生和他母亲移民到了澳大利亚,而他父亲则留在中国经营他们的家族企业。陈先生在一家主要服务于中国客户的小型律师事务所找到了一个职位,表现出色。不久,他决定不再需要药物治疗,停止服用药物。他的父母起初很担心,但由于他在工作和社交方面表现很好,他们也同意让儿子停止服药。陈先生很快变得越来越有活力,开始攻读兼职会计学位,并说服上司为他分配更多客户。当他的母亲鼓励他重新用药时,他变得非常多疑,并产生了被害妄想(persecuory delusions),认为母亲想在他的食物里下毒。他不再吃母亲做的饭菜。有几次他甚至威胁要打母亲,并说"如果她不停止下毒害我的话"。虽然这种暴力没有实际发生,但他的母亲感到自己人身安全受到了威胁。当雇主得知陈先生开始向慈善机构捐献成千成万澳元并购买豪华手表和珠宝时,他们也开始担心。在他入院前三个月,他辞去了工作,把自己锁在房间里。他也不时会溜到外面去,一直到凌晨才回家。他的母亲最后决定打电话给他们当地的心理健康服务机构。当危机评估和治疗团队来到家里时，发现他非常具有攻击性，他对母亲大喊大叫，说她"毁了我的生活"，要对她进行报复。他们不得不打电话给警察，把他带到精神病院强制收治。警方建议陈先生的母亲申请对陈先生发出干预令(an intervention order)来保护她自己，但她拒绝了。她告诉治疗团队，她和在中国的丈夫一直保持联系，他们都同意将儿子强制送入精神病院，就像他们两年前在中国所做的那样。她解释说，儿子上次在中国发病时也不是自愿接受治疗的，尽管她和丈夫尝试了各种劝说、鼓励甚至胁迫的手段，包括威胁说让警察逮捕和拘留他。

在医院里，他非常偏执，拒绝一切检查和药物治疗。医生开始给他注射抗精神病药物，在三周内慢慢有了效果。尽管他承认自己误以为是母亲给他下毒，但他继续对母亲很反感，不和她说话。在整个住院过程中，陈先生拒绝与母亲进行任何交流，并坚持不让治疗团队与他父母进行任何接触。然而，澳大利亚《精神卫生法》规定，治疗团队必须与非自愿患者的家属联系，以获得最佳治疗效果。此外，精神健康服务的护理模式是一种多学科的协作，包括社会工作者、看护顾问要与家人密切合作，支持家庭成员并支持他们的观点与优先选择。此外，《精神卫生法》还要求有独立的法律顾问来代表非自愿患者。在他入院四周后，一个中立的精神健康审查委员会对他的非自愿状态进行了审查。一名法律援助律师做他的代理，支持继续对他的精神分裂症进行强制治疗。他拒绝律师与他的母亲交流，也不同意让母亲参加他的听证会。

在社会工作者的帮助下，他成功申请到了疾病津贴，并与一个非政府组织建立了联系。该组织有一个提供住宿、康复和复原的项目，他参加了。社会工作者最初试图促进陈先生和他母亲之间和解，但陈先生再次拒绝。他被社区治疗令(a community treatment order)允许出院，但该令要求精神卫生服务机构在社区中继续对他进行强制治疗，因为他缺乏洞察力和合作性，而且在病情恶化时还有暴力倾向和判断力丧失的风险。在撰写本章时，陈先生已经出院一年。他作为社区的强制治疗病人，继续定期与社区精神卫生诊所的工作人员见面，接受支持性心理治疗，每两周注射一次抗精神病药物。虽然他已经不再有精神病症状，但他仍然拒绝和家人联系。他决定独立生活，并拒绝工作人员提供家庭治疗或会谈。

三、对两个案例的伦理反思

正如本章引言所强调的，儒家的精神病伦理学涉及一系列人们习以为常的礼仪实践，其中就包括全家如何为患有精神障碍的家庭成员共同作出治疗决策。但上述两个案例表明，国内的礼仪实践与国外的有很大不同，生活在国内的人与移居到国外的人有的境遇和思想也有很大不同，它们为我们反思儒家以家庭为本位的精神病伦理学及其与法律或公共政策的关系提供了一个很好的机会。我们在上一章中分析了儒家精神病伦理学是如何在中国大陆的现实生活中发挥作用，探讨为什么新的《精神卫生法》对非自愿住院的限制会面对复杂的临床问题而成为不现实的、有误导性的。在本章这一节中我们将反思儒家精神病伦理学在当代应该如何发展，儒家以家庭本位的伦理实践是否有改善的必要，这种儒家思想资源是否能够用来优化当代西方的有关政策制定。

案例一报告了一位生活在中国内地的女性精神分裂症患者，她的认知和判断能力受损，但她不愿接受住院治疗。她的丈夫为她寻求非自愿治疗，得到了她的父母和哥哥的一致同意，也符合当地医院的精神科医生的专业判断，结果可以说是皆大欢喜。虽然病情有些反复，但她每次都恢复得较好，能够保住工作机会，而且本人明确感谢家庭的判断和决定（让她能够及时得到非自愿治疗）。这一案例生动表明以家庭为本位的儒家精神病伦理学是如何在中国内地发挥正常作用的：在为患有精神障碍的家人寻求治疗的决策过程中，每个主要家庭成员都应该涉入，都应该关心和照顾病人，并就是否应该对于病人实施非自愿治疗表达同意还是不同意。

这个案例发生在 2013 年中国的《精神卫生法》颁布之前。对西方人而言，他们会敏感地察觉到，这个案例中的病人没有伤害自身或危害他人的危险也不愿意入院治疗，但家属的判断却胜过了病人的判断。美国的法官和临床医生不愿对这样的病人进行非自愿治疗，是出于接受西方历史中对精神病医疗权力滥用的教训以及宪法对公民自由的持久承诺，如言论自由、个人不被非法拘禁的权利等等（见美国的《权利法案》，尤其是第四修正案）。事实上，如上一章所述，中国现行的《精神卫生法》在提出非自愿治疗的条件时，只是简单地照搬了西方国家的做法。简言之，当今中国的《精神卫生法》与当代西方法律一样，将非自愿住院的范围限制在那些有可能伤害自己或他人的精神病人上。所有其他情况，如案例一中的刘女士，因为没有伤害自己或其他人的危险，都被排除在合法的非自愿住院和治疗之外。然而，撇开法律问题不谈，我们更关注的伦理问题是：本案例中她的家人在提出对她进行非自愿住院和治疗时是否做错了，精神科医生在批准对她进行非自愿住院和治疗时，是否也做错了。

针对这些问题，笔者曾于 2014 年 2 月在北京采访了十几位学者，包括精神科医生、法律学者和医学伦理学者。其中大多数人认为，案例一中的非自愿住院和治疗在伦理上是合理的。对于案例一中刘女士的这种情况，他们同意作者在上一章中的提议，即应该对《精神卫生法》第

30 条进行修改,以便在满足以下两种情形下,可以合法地对于像刘女士这样的严重精神病患者进行非自愿住院和治疗: ① 所有的近亲属都同意;② 两名正式执业的精神科医生一致认为,即使病人没有对自身或他人造成伤害的紧迫危险,但如果不对其进行非自愿治疗,病人会有严重的精神障碍且生活无法自理。

从本章原作者之一郭峥嵘医生的临床经验来看,提议中所推荐的做法在中国内地仍在进行,尽管该法案似乎已经将其定为非法。在中国人看来,这种做法是一种礼仪习俗,显然对病人有益,符合道德。如果所提的两个条件都满足,人们会认为在这种情况下为了保护病人的"公民自由"而试图阻止非自愿治疗,没有真正的道德意义。尽管对家庭或精神医疗的权力滥用的担忧是合理的,但人们仍然坚信,一方面要求所有近亲属同意,另一方面保持家庭与精神医疗权力的相互制衡,这就会有效地防止滥用的可能性。从过去公开报道的一些非自愿住院的滥用情况而言,有时甚至没有征求任何一位近亲属的同意,更不用说得到所有近亲属的同意了(Liu, 2013)。

在依然受到儒家以家庭本位影响的当代中国社会,一个人的近亲属一般包括其配偶、成年子女和亲生父母。就刘女士的情况而言,她没有成年子女,她的配偶其实不能(当然也不应该)在没有咨询她的亲生父母的情况下作出重要的代理决策。那样做在文化伦理上是很不合适的。这就是为什么刘女士的丈夫实际上必须征求岳父母的意见(在本案中还征求了刘女士的哥哥的意见),以便作出非自愿治疗决定的缘故。如果既没有成年子女,也没有亲生父母,则应征求其亲生兄弟姐妹的同意。也就是说,尽管在民法中配偶被排在"监护人"序列的第一位,但从伦理和实践上讲,像非自愿住院这样的事情,要作出合理医疗决定必须征求所有主要亲属的同意。

如果近亲属对医疗决定产生分歧怎么办？对于这个问题，儒家方法仍有待发展完善。郭峥嵘医生及其同事有以下几点基于过去的临床实践观察所做的总结。首先，在像刘女士这样的病例中，如果家人们有分歧的话，分歧总是在"为病人优先使用哪种治疗方案"，而非"是否寻求任何治疗方案"上。在这种情况下，很少有中国家庭成员仅仅因为"尊重"病人自己的意愿或自由而认为不应该为病人提供任何非自愿治疗。对于一个典型的中国家庭成员来说，这种情况几乎与病人的自主或自由无关，因为病人在追求自己的利益上已有严重的认知或能力障碍。其次，在决定把病人带到正规医院治疗之前，家庭可能先尝试"民间"治疗。即使在"民间"治疗失败后，有些家庭也不会把病人带到正规的精神病院。但这主要是由于他们的经济条件限制，而不是出于尊重病人的"自我决定"。事实上，他们的"民间"治疗往往也是违背了病人的意愿而进行的。最后，当家属把病人带到医院时，他们通常已经对治疗达成一致，就像刘女士的情况一样。在极少数情况下，他们仍然有分歧，这时医生就会发挥关键作用。在正常情况下，当医生根据其专业判断向家属解释了病人的最佳医疗利益后，那些原本持反对意见的家属通常会被说服，与其他家属一起达成家庭共识。

假设咨询了医生后，家庭分歧仍然存在（即使是极少数情况），这时应该如何处理？我们与一些学者讨论了这个问题，发现有两种不同的观点。大多数人似乎倾向于接受病人最佳利益标准，支持应该遵从大多数近亲属的最终决定，只要该决定根据精神科医生的专业判断符合病人的最佳医疗利益即可。然而，也有少数人认为，这种关于非自愿治疗的家庭分歧必须诉诸正式的法律途径来解决。从这种观点出发，他们认为为了防止家属或精神科医生（或两者合谋）滥用权力，在中国的每个地区都应该建立一个正式的政府审查委员会，这个委员会不仅要有精神科医生,还要有法官和伦理学者来组成。委员会对所有非自愿住院和治疗的案件进行审议,并作出最终决定。

从儒家伦理学的视角来看,我们认为,对于当代中国大陆来说,第一种观点可能比第二种观点更合理。首先,当大量的中国家庭在经济上无力负担其精神病患者的治疗费用时,将资源用于建立和维持这种专门评估和审议极少数案件的政府机构可能是不明智的。其次,在为精神病患者作出合乎道德符合利益的决定上,我们不知道这种政府机构是否会比家庭和医务人员更有效。这一点值得怀疑,至少是不明确的。最后,我们面临着一个基本的儒家选择。即在照顾精神障碍患者方面,在中国家庭和医务人员的决策过程中,需要国家进行多大程度的干预? 儒家提倡礼治,尊重和珍惜家庭权威、家人互相照顾,以保护每个人的精神健康,这也是新兴的中国法制社会所应提倡的。更有效、更符合道德的方式可能是坚持两位精神科医生的独立判断,同时本着有利于病人的目的,家人们也应当放弃"家丑不可外扬"的观点,尝试将分歧作适当的公开、透明处理,接受更多远亲乃至朋友的监督和建议,帮助那种真正符合病人最佳利益的决定得到执行。

案例二描述了一位移民澳大利亚的中国母亲如何向当地的精神健康服务机构寻求帮助,对她患有精神分裂症的律师儿子陈先生进行评估和治疗。最后结果是精神卫生团队建议对该患者实行非自愿治疗,根据当地精神卫生法的规定,将其强制入院。随后独立的精神健康审查委员会进行听证会,并维持了强制治疗的决定。这个独生子和母亲生活在澳大利亚,但父亲还在中国工作,完整家庭的支援有限,同时经历澳大利亚较为优越的精神病医疗及个人主义司法环境。这个例子显示了中国非传统家庭如何在西方社会为患有精神障碍的家人寻求帮助。他们特殊的家庭情况及生活环境,难以完全实现家庭本位的生活方式,而家庭关系演变成儿子与母亲之间一对一的对抗:儿子患上精神分裂症,具有攻击性、失去认知和判断力;母亲成为儿子厌恶、怀疑乃至憎恨的对象,可能受到暴力攻击,而父亲相距万里之遥,无法提供有效的帮助。虽然儿子最终康复了,但却坚决不要和母亲有任何联系。除了其他方面之外,这个案例也给儒家伦理带来需要认真反思的地方。

陈先生和他的父母,代表了一个典型的当代中国家庭。他们都出生在中国,然后从中国大陆移民到澳大利亚,说着流利的普通话,对西方文化也有很好的了解。尤其是陈先生,他在国际学校和澳大利亚的大学学习多年,能说流利的英语。此外,虽然他们在中国长大,但他们不得不分居在不同的国家。这些事实,为目前儒家精神病伦理学的进一步讨论提供了不同的背景。

儒家的精神医疗模式重视家庭的正直性、延续性和繁荣兴旺,以及通过共同的家庭决策来解决家庭成员之间对精神治疗的分歧,而不是诉诸法律手段。然而在这一案例所示的当代西方背景下,澳大利亚的《精神卫生法》当然主要是个人主义的决策模式。一旦病人被评估为没有同意或拒绝能力而成为一个非自愿病人,那么法律就将同意或拒绝的权威赋予医疗专业人员而不是家人。在这个意义上,西方的精神医疗环境与中国基本不同,缺少直接的途径来应用儒家的家庭伦理。当然,家属的同意适用于未成年人,如果家属和未成年人都拒绝同意,那么精神科医生经过澳大利亚精神医疗法案的授权,也可以在临床上为未成年人表示同意。然而,当成年病人没有同意或拒绝的能力时,情况就很不一样了:在西方精神病伦理学中表示同意或拒绝的是精神科医生;而在儒家精神病伦理学中表示同意或拒绝的是家属。当然,在非胁迫的情况下,当一个有能力的成年人自愿将行使同意的权利交给家属时,家属可以表示同意,这在儒家和非儒家的精神病伦理学是一样的。

当代西方认为精神医疗很容易被滥用为一种社会或政治控制的方式(Bloch and Reddaway，1977)。此外，加上西方对个人自主权而不是家庭共同体的强调，这解释了为什么西方伦理学不主张以家庭为本位的决策。这并不意味着西方伦理学一定反对儒家伦理学。正如案例二中所说，联系家属以获取临床信息，让家人参与到临床决策中来，并促进病人与家人之间的和解，是精神健康服务的重要部分。事实上，许多南欧或南亚文化中的非儒家伦理学，也都重视以家庭为中心的生活方式。但其中的区别是，以家庭为中心并不意味着由家庭来做决策。在西方人看来，由家庭决策可能而且确实与个人自主相冲突，而且家庭决策并不必然保证对病人有利而无害。在西方，即使非常重视家庭，也会主张病人应有拒绝的权利，不管他的家人观点如何，而家庭也可能并没有能力来代表病人表示同意。重视家庭的儒家精神病伦理学的恰当实践，无法脱离于具体的文化、法律和临床背景来进行。

上述两个案例研究，可以说代表了家庭结构的两个极端。事实上，当代西方社会的家庭结构呈现越来越大的多元性和多样性，从传统的大家庭到现代的核心家庭，从独生子女家庭、无子女家庭、单亲家庭、继亲家庭或重组家庭到收养子女的同性夫妇，产生了后代与"父母"没有遗传关系的家庭，也产生了许多新的伦理问题，儒家精神病伦理学必须要面对和解决。加之还有来自其他跨文化背景的挑战，其中涉及的问题可能超出了本章的范围，例如儒家伦理是否适用于跨民族、跨文化的婚姻和家庭？个人本位与家庭本位如何协调？

如案例二所示，在西方精神病治疗体系中，以家庭为本位的决策已改由政府接管。这种伦理和法律实践反映了对家庭的潜在不信任，也反映了由政府主导的对个人实行的潜在家长制。它还可能间接地强化了个人主义与家庭主义或社群主义之间的对立。相比之下，儒家精神病伦理学明确地、有意识地倡导家庭参与知情同意，并对家庭能够达成积极的临床结果持乐观态度。在儒家伦理中，个人主义与家庭主义或社群主义之间的潜在对立关系，可能将被重新表述为一种互补关系。但这种关系如何在西方社会实施呢？

在西方社会，许多中国家庭和有中国文化背景的病人并没有明确实践儒家伦理学。同时，也有许多中国和非中国文化背景的家庭依然保留着以家庭为本位的生活方式，当他们将精神障碍的家人送去接受非自愿治疗时，他们会感到非常痛苦和无能为力，因为精神健康的立法剥夺了家属的决策权，而这种剥夺是以保护无行为能力病人的权利的名义进行的。在这个意义上，即使家庭中没有明确实行家庭主义或社群主义伦理，也隐含着家庭主义或社群主义伦理，但无法在社会上实现。事实上，西方立法已经开始承认家庭参与临床决策的相关性和重要性。最新的例子之一是澳大利亚维多利亚州2014年的《精神卫生法案》。该法规定，"为接受精神健康服务的人提供照顾的人（包括孩子），只要有可能就应该参与评估、治疗和康复的决定"；而且，"应该承认、尊重和支持照顾者（包括孩子）的角色"（维多利亚州卫生部，2014）。这类立法可能有助于以家庭为本位的儒家精神病伦理学的发展，协助家庭以明确的、协调一致的方式参与病人的知情同意决策，并为西方社会提供一个超越文化和种族的伦理范式，从而使西方的精神健康立法对家庭更加友好、给家庭更多赋权。

案例二也应促使我们反思儒家以家庭为本位的生活方式：这种生活方式的现实表现同它的理想状况有无差距？理想的方式是家人之间互相尊重，交流协商，共同决策，但谁也不应强迫谁。陈先生为什么那么怀疑和厌恨自己的母亲呢？为什么在病愈后仍然坚决不同母亲发生联系呢？案例没有交代，我们无法定论。但我们联系一般家庭的情况可以估计，有可能与母亲以前对待他的"家长主义"方式有关：母亲可能"一切为了他好"，百般呵护，但在做决策时没有好好跟他商量，得到他的同意，而是自作主张，包办代替，给他留下了伤痕。我们甚至可以怀疑，案例一中的家人是否也在这方面有改善的空间呢？尽管他们都已做得很好，但在平时是否可以作更多的交流、理解，以至在病人情况恶化时病人可以同意入院而不需要捆上他的双手来强制呢？这一方面，儒家家庭伦理学在当代的实践——不论是在中国还是西方，都一定会有进一步改善的空间。

四、结语

"入乡随俗"是儒家以礼仪为引导的伦理特色教导。这提示我们，在国际上的不同地区，当儒家伦理不是主流伦理时，不能也不应要求当地的法律和政策完全符合儒家伦理的要求。同样，在深受儒家伦理影响的东方地区，也不应遵照当代西方个人主义伦理来改变自身的特色，实行全盘西化。但无论在西方还是东方，儒家的家人礼仪实践会有改善的空间：家人需要互相尊重，共同商讨，达成一致。本章所讨论的两个不同的案例，可以给予我们更多的启示。

【致谢：感谢本书编辑约翰·桑德勒教授对本章提出了具体且富有洞察力的建议。感谢一批中国学者接受访问，表达他们对中国《精神卫生法》的看法，特别是丛亚丽、胡林英、唐宏宇、刘昕和王岳教授。】

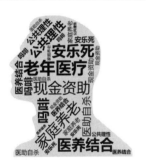

第六部分

老年医疗

第十八章
可持续性医养结合模式

一、中国的老龄化及医疗服务需求

随着生育率的下降和预期寿命的延长,许多国家的老年人口比例都在急剧上升。中国的情况尤其突出。由于独生子女政策导致出生率大幅下降,65 岁及以上人口的数量和比例都经历了爆炸性增长。2016 年,中国老年人口已达 1.5 亿,占中国总人口的 10.8%。社会的赡养比则从 2000 年的 9.9% 上升到 2016 年的 15%。随着老年人口的持续增长,劳动年龄人口承担的负担越来越大。图 18-1 中的相关信息,就是根据国家统计局 2017 年提供的统计信息而绘制的。据预测,到 2035 年,65 岁及以上的居民将占中国总人口的 20.9%(联合国,2017)。无疑,与年轻人或中年人相比,老年人的健康状况通常要差得多。因此,除了日常照料之外,社会还面临着为老年人提供适当的医疗服务的巨大压力。事实上,尽管其他国家的老龄化趋势可能没有中国那么严重,但也都面临着老年医疗服务的严峻挑战。因此,研究中国的情况和解决方案,也可以为其他国家提供启发。

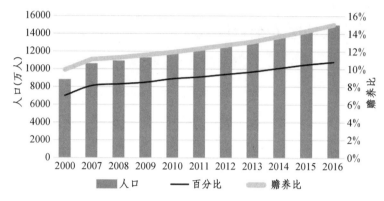

图 18 - 1　65 岁以上人口、占总人口的百分比以及赡养比

数据来自国家统计局《中国统计年鉴 2017》。

根据中国原国家卫生和计划生育委员会(NHFPC)进行的第五次国家卫生服务调查分析报告,中国 65 岁以上人群的两周患病率高达 62.2％,是青少年群体的 13 倍。同时,老年人的慢性病患病率为 71.8％,其中 16.2％患有两种以上的慢性病(国家卫生计生委统计信息中心,2016)。预计到 2030 年,受到老龄化的影响,中国的非传染性疾病的患病人口将增加 40％(见图 18 - 2)。

显然,如何为急剧增加的老年人口提供可持续的医护,这已成为中国当下所面临的一个巨大挑战。本章将首先考察老年医疗服务的现状,然后总结和分析最近的政策所推出的三种医疗形式:机构合作形式、机构医疗形式和家庭医生形式。本章强调,除非中国重视家庭医生形式,即注重家庭医生和基本医疗服务,否则将无法实现可持续的老年医护。本章借鉴历史悠久的儒家伦理资源,基于孝道和家庭本位的伦理思想,为该政策建议提供论证。

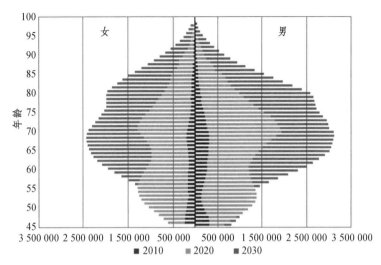

图 18 - 2　在 2010 年、2020 年和 2030 年，老龄化对患病人口
（至少患一种非传染性疾病）的影响

数据来自 Wang et al.，2011。

二、老年医疗服务的不足

我们还未能妥善地利用医疗服务资源为老年人提供日常医疗。最重要的是，中国缺乏足够的基本医疗服务。在很多情况下，人们不得不去大医院看基本医疗问题。即使老人住在老年护理机构，他们仍要去大医院接受基本医疗服务。以北京和上海这两个相对发达的中国城市为例：北京 55% 的养老机构和上海 81% 的养老机构都没有自己的医务室（北京市民政局，2018；东方网，2013）。这些养老机构跟当地社区的全科医生也没有密切的合作。

在新冠疫情发生前的十年左右，医院和社区医疗机构的就诊量显著增长。2005 年,就诊总量为 41 亿,而十年后,这个数字几乎翻了一倍,在 2015 年达到了 79.3 亿。然而在医院与基层医疗单位之间,这种就诊量的增长并不成比例。2005 年,就诊于社区医疗机构占总数的63.3%,医院占 33.8%。然而到 2016 年,就诊于社区医疗机构的比例下降到 55.1%,而医院的比例上升到 41.2%。自 20 世纪 70 年代开始市场化改革以来,已将重心转向了二三级医院,远离了基本医疗服务(Wang et al.,2011a, b)。虽然政府在 2009 年重新强调了基本医疗服务,但情况并没有太大改变,基本医疗服务的使用趋势持续收缩(见图18-3)。

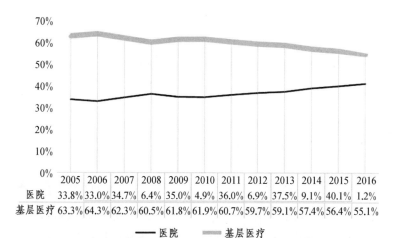

	2005	2006	2007	2008	2009	2010	2011	2012	2013	2014	2015	2016
医院	33.8%	33.0%	34.7%	6.4%	35.0%	4.9%	36.0%	6.9%	37.5%	9.1%	40.1%	1.2%
基层医疗	63.3%	64.3%	62.3%	60.5%	61.8%	61.9%	60.7%	59.7%	59.1%	57.4%	56.4%	55.1%

—— 医院   ━━ 基层医疗

图 18-3　就诊总人数与社区医疗机构的百分比(2005—2016 年)
数据来自《中国卫生健康统计年鉴(2006—2017)》,中国国家卫生健康委员会。

本来大多数病人应该先去看全科医生(或称家庭医生),但他们往往跳过了社区的全科医生,直接找医院的专家进行咨询和治疗。这种现象背后有多种因素,最重要的原因可能是政府未能制定适当的全科医生政策。而且,全科医生的薪资水平和职业发展激励机制设计不当,因此合格的全科医生在社会上极度短缺(Li et al., 2017；Wu et al., 2016)。从表 18-1 可以看到,在全科医生的数量以及全科医生占所有医生的比例上,中国和英国形成鲜明对比。

表 18-1　中英全科医生数量及全科医生占医生总数的百分比

国　　别	全科医生数量/人	全科医生占比/%
中　　国	252 717	7.45
英　　国	68 917	42.5

数据来自《中国卫生统计年鉴 2018》；英国医学委员会,执业医生关键统计数据①。

三、老年医疗护理的新政策

政府于 2013 年提出了"医养结合"的养老模式(国务院办公厅,2013)。2015 年,国务院办公厅又发布了新的《关于推进医疗卫生与养老服务相结合的指导意见》(以下简称《指导意见》),以促进各种形式的医养结合。根据我们的推理,可以合理地将其分为三种形式:机构合作形式、机构医疗形式和家庭医生形式。

机构合作形式鼓励养老机构与其周边的医疗卫生机构合作。根据《指导意见》,医疗机构通常是二级和三级医院,应为合作的养老机构开通"就诊绿色通道",以便老年人可以轻松获得医院的医疗服务。合作

---

① 在英国,"全科医生百分比"是根据执业的全科医生数量占执业的专科医生和全科医生总数的比例来计算的,不包括正在受训的医生。在中国,百分比是按照在执业医生和助理医生中注册的受训全科医生以及获得资质的全科医生人数来计算。

医院应安排医生进行医疗巡诊，向入住养老机构的老年人提供健康管理、保健咨询、预约就诊、急诊急救和其他服务。

机构医疗形式则强调在养老机构内建立医务室或护理站等医疗设施，旨在为入住养老机构的老年人直接提供机构内的基本医疗服务。在《指导意见》中，政府鼓励养老机构建立自己的老年医院，为其入住者提供全面的内部医疗服务。

对于社区里的居家老人，则通过家庭医生的形式为他们提供基本医疗服务。在这种形式中，基层医疗卫生机构发挥重要作用，比如家庭医生所属的社区卫生中心。《指导意见》要求社区卫生中心为老年居民建立健康档案，并为 65 岁及以上的老年人提供健康管理服务，基层医疗卫生机构和医务人员与老年人家庭建立签约服务关系。《指导意见》提出的目标是，到 2020 年，65 岁以上老年人健康管理率达到 70%以上。

毫无疑问，这三种形式都将有助于中国的老年医疗服务，而且它们在功能上可能并不相互排斥。然而，它们并非同等重要。我们认为，为了有效照顾大多数老人，应该把重点放在家庭医生的形式上。与其他两种形式相比，家庭医生形式在减少医疗资源的浪费方面可以发挥至关重要的作用，为大多数居家或入住养老机构的老年人提供必要的、有效的基本医疗服务。下面，我们将提出三种论证，说明政府为什么要更加重视家庭医生形式，以建立可持续的老年医疗服务体系。

四、为何应该更加重视家庭医生形式

（一）儒家的家庭主义伦理

老年医护是在具体的文化背景下进行的。正如许多学者所述，在东亚地区尤其是在中国的内地、香港和台湾地区,深厚的孝道伦理仍然具有很大影响力(Li,1997;Fan,1999;Cheung and Chow,2006;Yu,2007;Nie,2015;Yung,2015)。大多数中国人认可并仍然遵循孝这一儒家传统美德。在照顾老人问题上,以孝为中心的家庭主义仍是核心价值观,家庭是照顾老人的主要单位。孝是儒家伦理和文化传统中最基本、最重要的美德之一,因为儒家认为它是人类发展其他美德的基础。孔门弟子在《论语·学而》中强调,"孝弟也者,其为仁之本与"。孟子是仅次于孔子的儒家代表人物,根据孟子的说法,每一个人都被上天赋予了仁、义、礼、智这四种美德的萌芽,即"四端"(《孟子·公孙丑上》),并解释,"仁之实,事亲是也"(《孟子·离娄上》)。事亲就是孝,孝是仁的根源,因此"弟子入则孝,出则悌"(《论语·学而》)。在实践中,孝敬父母是子女表达爱和尊重的德行方式,父母需要从孝敬的行为中感受到子女的爱和尊重(Fan,2007)。从伦理实践上说,照顾父母是子女的基本责任之一,子女可以通过践行孝道义务来培养自己的美德。对子女来说,重要的还是要以孝敬的态度来照顾年迈的父母。正如孔子所说:"今之孝者,是谓能养。至于犬马,皆能有养。不敬,何以别乎?"(《论语·为政》)

在这种文化背景下,照顾老人的最理想之处便是他们自己的家中。在当今时代,即使无法和父母生活在一个屋檐之下,子女也应常来探望。如果子女和父母不在同一个城市,他们应该在父母有需要时向他们提供经济支持、安排家政服务,并尽可能地雇人帮助父母(Fan,2006;Yu,2007;Yung,2015)。

无疑,由于独生子女政策在中国实施了三十多年,许多家庭面临着独生子女的养老困境。这些独生子女可能与父母生活在不同的城市甚至是不同的国家,与父母分隔遥远。即使他们住在同一个城市,由于繁忙的工作,也难以亲自照顾年迈的父母。在这种情况下,有人说孝道美德已经被侵蚀,不应该再被视为当代中国养老的文化规范(Aboderin,2004;Whyte,2003)。我们认为这个观点是错误的。对于独生子女来说,每天都在生活上照顾年迈的父母,当然是非常困难的。这就是说,已经不太可能使用传统的方式(即有一个子女留在父母身边作为照顾者)来行孝道,但这并不意味着独生子女不能或不应该行使孝的美德。独生子女的行孝角色,可能已经从直接照顾者变成了经济支持者和管理者。这种支持和照顾包括例如支付全职或兼职雇工、定期探望父母、帮他们管理一般事务等等。重要的是,尽管在当代社会照顾的形式已经改变,但通过新的方式使得孝道的核心价值仍然存在。

这些文化礼俗很重要,因为它们关系到老年人及其家人的精神与心理健康。在孝的伦理文化中,父母获得子女的爱和尊重,通常也期望得到成年子女的关爱照顾(Fan,2007)。人们认为年老的父母应该理所当然住在自己家里,而不是搬到养老机构里。因为这样的家庭生活,才被认为是人类生活的正常方式。老人喜欢和子女住在一起或离开不远,并愿意尽可能地帮助他们,如接送孙子孙女放学。这种帮助增强了他们的价值感,对他们的心理健康有积极的影响(Brown et al.,2003;Chen and Silverstein,2000;Zhang and Chen,2014)。作为回报,成年子女应该全面照顾他们年迈的父母,帮助他们满足社会、心理和精神需求,过上充实、愉快的老年生活。在大多数情况下,将年迈的父母送到养老机构,是无法实现这样的孝道价值和义务的,尤其是当老人仍然喜欢住在自己家里时。根据中国老龄化研究中心的一项调查,喜欢在自己家中接受照护的老人比例从 2000 年的 84.6% 上升到 2010 年的 88%(Wu,2014)。中国的一项比较研究表明,那些接受家庭照护的老人的心理健康状况明显好于住在养老机构中的老人(Wu et al.,2003)。

这就是说,即使养老机构可以成功地实现机构合作形式或机构医疗形式,这可能只对入住老人的身体健康有帮助,但对他们的整体心理健康帮助不大。鉴于老年人的幸福不仅包括生理健康,还包括心理健康,即使它们在社区和养老机构都运行良好的话,这两种形式的效果可能还是不如家庭医生的形式来得好。家庭医生不仅可以照顾这些老年居民,也可以照顾他们的家人,即他们的子女和孙辈。当子女可以带老人去看家庭医生时,或者当家庭医生到养老机构出诊时,老人和子女及孙辈在一起,对家庭医生也很熟悉,老人则会得到更多的心理支持和安慰。家庭医生了解老人的病史以及其他重要的细节,比如他们的生活习惯可能对其健康状况产生的影响。这也会让老人感到安心,尤其是当老人逐渐适应与自己的家庭截然不同的养老机构时。当子女或孙辈带老人去看家庭医生时,老人有更多的时间与家人相处,这也会进一步改善他们的心理健康状况。这些都是家庭医生形式的显著优点,因此在三种形式中可能对老年健康最为有利。

最后,即使我们不能绝对肯定家庭医生比其他两种形式更适合住在机构里的老人,我们也不得不承认,住在机构里的老人仅占所有老人的一小部分。我们仍然需要家庭医生来照顾自己居家或与子女一同生活的老人。香港是世界上机构养老占比最高的地区,大约6.8%的老人住在养老院或其他养老机构(Chui et al., 2009)。这个数字虽然比其他社会高,但仍然很小。这意味着即使中国大陆的养老机构化率达到这个数字,即使机构合作形式和机构医疗形式得以成功实施,它们仍然只能服务于社会上一小部分老年人口,而家庭医生形式将满足大多数居家养老的需求。《指导意见》中设定的一个目标是,到2020年,65岁以上老年人健康管理率达到70%以上。如果不能在实践中强化家庭医生形式,这个目标即使实现了,管理和照护质量也是不会高的。

(二) 可持续性医疗专业照护

大多数老年人的健康问题,如慢性病等,不需要在二级或三级医院就诊或咨询。在正常情况下应由全科医生来承担,并在需要时才转诊给医疗专家,这在医学上和经济上都有益。尽管在社区工作的家庭医生团队需要提高他们的业务能力,但在大多数情况下他们都可以照顾到普通的医疗需求。随着社会越来越认识到正规全科医生的重要性,过去几年中国的全科医生总数和每万人口的全科医生数量稳步增长(见图 18 - 4)。然而,如表 18 - 1 所示,全科医生的比例仍然很低,2018年为 7.45%,但其增长趋势表明,基层医疗服务的前景广阔。因此,社会应该重视家庭医生形式,以发展充分和可持续的老年医疗服务。

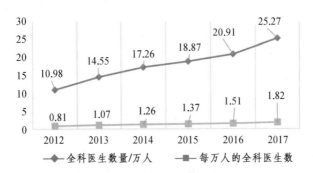

图 18 - 4 中国全科医生数量增长 (2012—2017)

数据来自《中国卫生健康统计年鉴(2013—2018)》。

与家庭医生形式相比,其他两种以机构为导向的形式需要更多的医疗资源,但不一定能真正有利于老年人的健康。机构合作和机构医疗形式都有一个明显的缺陷,那就是不必要地调用了大医院的专家资源。机构合作形式让居民通过"绿色通道"直接去医院,而他们首先应该由家庭医生来照顾。这种做法会导致医院门诊病人大量增加,医院的床位也会饱和。我们有理由推测,其中许多情况在医学上并无必要。一方面,机构医疗形式需要在养老机构内建立医疗设施,比如医务室甚至医院。如果一个机构雇用了一个没有经验的全科医生来建立一个低质量的医务室,那就不会对老年居民真正有利。另一方面,由于缺乏合格人员和其他必要资源,政府期望通过招聘至少一名有五年以上经验的注册医师,并为每百名居民分配至少一名注册的护士来建立高质量的诊所,这一目标将很难实现(国家卫生和计划生育委员会,2014)。《指导意见》中建立综合医院的愿望似乎只是乌托邦,对大多数养老机构来说是不可能的。很明显,对于入住机构的老人而言,在需要医疗服务的时候,可以去城里现有的医院。无论哪种情况,如果养老机构能与当地社区的家庭医生合作,为居民提供整体的日常医疗服务,将会更切实际和更有益处。

相比之下,家庭医生形式鼓励老人先去社区医疗机构就诊,这对老人及其家人而言方便有益,有助于减少在医疗时间和费用上的不必要浪费。在这种形式下,即使是养老机构,也可以不建立自己的医疗中心或与大医院建立合作,而是与社区卫生中心签约,为其居民提供基本医疗服务。在《指导意见》中,家庭医生形式被看作是专门为社区的居家老人提供医疗服务。但是我们认为,这种形式也应该扩展到养老机构。这样一来,社区内的社区医疗机构中的家庭医生团队也可以为各自社区内的养老机构提供基本医疗服务。他们也可以与老人的家庭成员合作,有效开展很多工作来满足老年居民的基本医疗需求,如一般性检查、慢性病的药物处方、建立健康档案,等等。简言之,如有需要,老年患者可以由全科医生转诊给医疗专家。即使老人入住老年医护机构,家庭医生形式也更适合他们,因为老人不必花时间和金钱去大医院接受基本的医疗治理。

（三）医疗资金的可持续性

在经济上，由正规全科医生和其他医疗专业人员组成的家庭医生团队，其收费比医院低得多。例如在北京社区卫生中心的家庭医生团队提供的服务中，只需要支付一次 10 元的健康档案费和每年 30 元的签约费，就可获得每年两次基本体检和咨询服务（北京市发展和改革委员会，2017）。相比之下，在公立二级或三级医院就诊的费用则要高得多（见表 18-2）。中国其他城市的情况也类似。

表 18-2　2017 年北京市公立三级、二级医院与社区卫生服务中心患者人均门诊和住院治疗费用对比

公立医疗卫生机构类型	三级医院	二级医院	社区卫生服务中心
平均门诊费用（元/人）	545.7	368.9	279.9
平均住院费用（元/人）	22 480.1	17 849.8	9 370.7

数据来自北京市卫生计生委政策研究中心（2017）。

社区医疗机构的就诊费用只有二级医院的五分之二或三级医院的四分之一（国家卫生和计划生育委员会，2017）。而且，这类门诊次数的增加或者门诊报销费用的增加，都能显著引起住院费用的减少（Zhang et al.，2016）。根据中国的基本医疗保险体系，患者在社区医疗机构而不是医院就诊时享受更高的报销率。例如在上海，到一级、二级和三级医疗机构看病的报销比例分别为 70%、60% 和 50%（上海市人民政府，2015）。此外，由家庭医生转诊到医院的病人也可享受更高的报销率。例如在广州，如果由家庭医生转诊到医院，可以报销 55% 的住院费用。相比之下，如果跳过全科医生，直接到二级或三级医院就诊，报销率只有 10%（新华社新闻，2018）。

同样,如果养老机构通过在其内部设立正规的医务室或医院来实现机构医疗化,那么老年人及其家属将不得不支付更多的费用。例如,在 2015 年北京市政府指定的第一家试点养老院中,精神科医生、外科医生和其他类型的医生都居住在院内,以便于及时为患者提供专业的医疗服务。然而,这些服务却收费高昂。虽然 2016 年北京市民的人均可支配收入为每年 52 530 元人民币(北京市统计局,2018),但这家试点养老院每年收费 151 800 元(《中国青年报》,2015)。更重要的是,在养老机构内提供这样一个高水平的医院,并没有真正的医疗效益,因为老年患者可以去现有的医院就诊。

简言之,对于大多数在社区的居家老人及其家人而言,接受家庭护理和享受基本医疗机构的医疗服务,要比入住养老机构和接受这些机构或医院的医疗服务更有效、更有益。如果制度得以改革,入住养老机构的老人也可以享受社区卫生中心提供的家庭医生医疗服务。以上这些考量,均导向一个令人信服的观点,即在中国医养结合的养老模式下,家庭医生形式在经济上和医疗上都比其他两种形式更易负担,也更具可持续性。

五、结论

对于中国的新型医养结合养老模式,本章探讨其是否具有可持续性。在这个模式中的机构合作形式、机构医疗形式和家庭医生形式中,我们认为必须重点发展和强化家庭医生形式,以更符合中国的伦理道德传统,也使中国的老年医疗更具可持续性。为实现这一目标,需要进一步研究具体的政策和措施。例如,与在二级和三级医院工作的医生相比,中国全科医生的薪资水平明显较低,职业发展的机会也不乐观。

另外,中国不少在社区医疗机构工作的家庭医生,尚未接受足够的正规医学培训,也并没有正式获得全科医生资质。因此,在提供基本医疗服务方面,民众对医生的专业素养存在着信任问题。然而总体方向是清晰的,中国需要不断借鉴其他国家的经验和政策,以改善其老年医护体系。其他国家可能也需要借鉴中国的经验,探索长期可持续的医养结合模式来更好地服务于老年人。

第十九章

家庭养老的现金资助：香港案例

一、引言

新冠疫情给每个社会中的老年医护的正常运作都带来了巨大挑战。根据美国疾控中心的报告，在患新冠后老年人的重症率和死亡风险最高，因为冠状病毒导致的重症风险会随着年龄的增长而增加。"在美国报告的新冠死亡病例中，有八成是 65 岁以上的老年人"(CDC，2021)。另外，养老院的情况变得很危险，在美国报告的新冠死亡病例中超过三分之一的死亡病例与养老院有关(《纽约时报》，2021)。事实上自疫情发生以来，几乎所有发达地区的老年医护机构的安全保障都受到严峻挑战。例如在瑞典，截至 2020 年 11 月，在 6 400 多例新冠死亡病例中，近一半是养老院的老人(路透社，2020)。在西班牙，截至 2021 年 2 月，有 29 408 名住在养老院的老人因新冠死亡(El Pais，2021)。显然，居住在养老院和其他老年医护机构中的老人，最容易受到新冠病毒的伤害。

中国香港开始时似乎是个例外。在 2022 年初的第五波疫情发生之前,香港的养老院没有发生过任何大规模的新冠疫情,其居民中也没有很多确诊病例。这是通过在每个养老院实施严格的防疫措施而实现的,包括禁止任何非工作人员(如家庭成员)的探访(Chow,2021)。然而,这些防疫措施给住在机构的老年人带来其他严重的不良后果,如抑郁症、社会隔离、孤独感、身体和认知功能下降以及依赖性增加等,因为除了直接护理外,其他许多的服务都被中止了(Woo,2020)。尽管这些机构努力通过智能技术替代方案来解决这些问题,如通过使用Whats App 视频通话和传输图像来与家庭成员互动,但结果并不令人满意。据报道,一种"孤独症"在老年人中流行开来,其中一些人因为几个月没有机会与家人见面而出现了严重的精神问题(Sun,2021)。

相比之下,居家老人的情况会好很多。虽然也受到防疫措施的限制,如戴口罩和保持社交距离,但他们有家人陪伴,能够大致保持他们原来的生活习惯。因此,在新冠疫情期间香港的家庭护理并没有遇到机构养老所面对的两难问题:一方面,如果允许家人探视,则会增加感染概率,使住院老人的安全受到影响;另一方面,如果不允许家人探视,虽会加强老人的安全防护,但会造成老人的孤独和忧郁。

也许有人会说,严格的管理措施是值得的,因为我们遇到了彼此矛盾的两难选择,必须作出权衡取舍以保护老人的生命。不幸的是,由于奥密克戎变种毒株具有高度传染性,即使为了防止新冠疫情发生采取了严格的防疫措施,最后也还是落败。香港的第五波新冠疫情发生在2022 年初。截至 2022 年 3 月 28 日,它已经在香港夺走了 7 207 条生命,60 岁或以上的死亡病例高达 96%,其中 56% 与养老机构有关(中国香港特别行政区政府,2022)。撇开细节不谈,最后一个数字表明,在新冠疫情中虽然香港的养老机构采取了十分严格的控制措施,但在保护老年人的生命方面仍然没有比家庭护理做得更好。

这种情况表明，在新冠疫情下保护老人的生命这一点上，居家养老绝不比机构护理差。的确，香港的防疫情况给了我们一个新的机会来反思机构护理与家庭护理的养老政策。事实上，香港特别行政区政府长期以来一直宣称对老年居民实行"居家养老"（ageing in place）政策，并公布以"居家安老为主，院舍照顾为后援"（ageing in place as the core，institutional care as back-up）作为其基本原则（香港安老事务委员会，2017）。然而，政府似乎只是在口头上支持这一原则，但没有采取必要的财政和社会措施来落实它。表现在政府对社区养老服务上投入的资源很少，也没有为家庭照顾者提供支持，从而帮助老年人居家养老。相反，香港特别行政区政府为养老机构投入了大量资金，导致香港成为全球养老机构化的比率最高的地区之一。2020 年，约有 7％ 的 65 岁及以上的香港老人长期接受机构护理，为全世界的最高比率（详见第二节）（香港政府统计处，2022；社会福利署，2022；Woo，2020）。

在本章中，我们将论证香港特别行政区政府应该向家庭照顾者提供现金资助，如果老人愿意，则可以继续居家养老。我们认为这种资助是非常必要的，其中至少有三个理由：① 它符合政府支持居家养老的政策原则；② 这种资助政策已在一些西方国家实施，可以向西方借鉴；③ 香港的防疫情况使这种资助更有吸引力。在防疫情况下，住在养老院的老人不仅遭受更多的心理压力，而且死亡风险也比在居家养老的老人要高。就最后一点而言，我们并不是说机构护理只是在疫情期间存在问题，相反，即使在一般情况下，家庭护理也有可能在总体上优于机构护理，虽然我们在本章的论证并不需要假定或作出这个一般性的结论①。

---

① 在香港，大部分入住养老机构的老人由政府提供财政支持，但他们大都住在私营养老机构，详见第二节所述。这些机构的护理质量参差不齐。据报道，一些机构管理不善、护理质量低下，甚至出现了虐待事件。如 2020 年 12 月 2 日（转下页）

在继续讨论之前，有必要澄清两个相关问题。首先，我们并不假定家庭护理的老人必然比机构护理的老人过得更好。有些老人需要机构护理，也更喜欢这种护理，我们完全理解，而且政府支持机构养老也没有错。香港的养老机构化率（elderly institutionalization rate）很高，我们也不认为这有什么问题。但我们认为有问题的是，政府没有为家庭护理和家庭照顾者提供足够的支持，而只是为机构护理投入了大量的资金。这种不平衡的配置投入是有问题的。因为在香港，许多接受机构护理的老人如果有选择的话，实际上更喜欢家庭护理。例如2009年进行的一项调查发现，在香港接受长期护理服务的435名受访者中，有73.5%的人同意或非常同意他们更愿意在家中接受护理，而不是生活在养老机构中（香港安老事务委员会，2009）。我们不认为对每个老人来说，家庭护理总是比机构护理好，但我们认为政府应为老人的家庭护理提供财政支持，这样可以更合理地尊重和满足老人的偏好。向家庭照顾者（family caregivers）提供现金资助，就是其中一种方式。

其次，从一开始就需要注意，虽然我们的讨论只关注于香港的制度背景和道德传统，但对其他社会也有广泛影响[1]，就像许多讨论西方制度背景和道德传统的论文对其他社会有广泛影响一样。就香港而言，我们认为向家庭照顾者提供现金资助，可以帮助那些喜欢家庭护理而非机构护理的老年人，使他们能居家安度晚年。我们还将论证，在照顾老人的儒家道德义务和接受政府财政资助之间，并不必然有冲突。相

（接上页）的报纸报道，http://www.takungpao.com.hk/news/232109/2020/1202/527155.html。总体来说，在机构中的老人比居家养老的老人生活得更好还是更差？由于缺乏足够的比较研究，本章对此不作一般性的谁好谁差的结论，而是更多地基于老人本身的愿望以及政府"居家养老"的原则来进行论证。

[1] 正如本章草稿的一位匿名审稿人所指出，我们的大部分结论和论据适用于更广泛的受众。虽有人认为接受经济资助来照顾老人与儒家的孝道不相容，但我们在下面将会有力反驳这一点，这对改善香港的老年护理状况具有特殊意义。

反,这种资助可以有效地帮助低收入家庭承担照顾老人的义务。

二、香港安老事务委员会的意见

十几年前,在香港特别行政区政府成立的安老事务委员会的讨论中有人曾提议向家庭照顾者提供现金资助,但提议最终被否决了。具体来说,在 2011 年,安老事务委员会发表了一份正式报告(以下简称报告),全面探讨了香港所面临的老年照护问题。该报告披露了香港老年照护的几个关键特征,而在我们看来,这些特征直到现在依然没有改变。简言之,我们认为自报告发表以来,香港的老年照护政策并没有任何本质性改变,也没有对报告的结论或论证提出任何严重的挑战,例如否决给予家庭照顾者现金资助的论证。

正如报告所表明的,在 2008 年,与其他国家或地区相比,中国香港的养老机构化率达到 6.8%,已经属于世界上最高:例如韩国 1.1%,中国大陆 1.73%,中国台湾地区 1.9%,日本 2.9%,新加坡 2.9%,德国 3.7%,美国 3.9%,爱尔兰 4.0%,英国 4.2%,挪威 5.5%,瑞典 5.9%,瑞士 6.4%,荷兰 6.7%(香港安老事务委员会,2011:94)。在香港,难以承受的高房价导致住房空间狭小,可能使老年人难以居家养老,但这并不是形成较高的养老机构化率的主要因素。正如报告所述,推高机构化率的主要因素包括对社区护理服务(community care services,即帮助老人居家养老)的资助不足,而对机构护理服务(residential care services,即帮助老人在养老院养老)的大量资助(见下文)。机构护理服务主要由非政府组织或私人经营。相比之下,社区护理服务是由政府和社会机构提供的,包括家庭护理、日间护理中心和老年活动中心,但不提供住宿服务。

最重要的是,香港的老年机构护理服务得到了政府的高额资助。例如,在 2010—2011 财政年度,政府用于资助机构护理服务的支出达 2 549 万港元(提供了 24 746 个床位),而用于社区护理服务的支出仅为 3.81 亿港元(仅涵盖 7 089 个名额)(香港安老事务委员会,2011: 5;76)。政府通过以下两种方式为机构护理提供财政支持。首先,它向非政府组织提供直接补贴,其作为经营者为老人提供住宿服务。其次,政府还通过其主要的福利计划"综合社会保障援助计划"(Comprehensive Social Security Assistance, CSSA),向选择私营机构养老的老人提供社会保障金,使他们可以用于支付在养老院中的生活。这样一来,政府就间接地给老人提供了住宿服务。结果正如报告所说,"老人或其家人将会倾向于选择机构护理而不是社区护理,因为没有多少可用的社区护理资源,而且还有政府为他们入住院舍提供的资助使得后者成为优选"(香港安老事务委员会,2011: 43)。事实上,私营养老机构提供了约 70% 的院舍床位,而其使用者中很大一部分是领取综合援助的人(香港安老事务委员会,2011: 44)。因此,较高的养老机构化率以及机构护理服务务和社区护理服务的开支和名额的失衡,主要是由于政府对机构护理的巨大财政支持造成的。

具有讽刺意味的是,早在 1977 年,政府就已经制定了"居家养老"的政策原则(香港安老事务委员会,2011: 50‑51)。安老事务委员会宣称,为了避免过早或不必要地入住养老机构,应该坚持这个原则(香港安老事务委员会,2011: 41)。事实上,这个原则符合香港老年人的意愿。如前所述,如果有选择的话,许多住在养老院的老年人更愿意住在自己家里(香港安老事务委员会,2009: 24)。事实上,所有社会中的大多数老人都有这样的偏好。例如,2004 年在美国进行的一项调查发现,超过 90% 的 65 岁及以上的美国人都希望尽可能长时间地留在家中

（AARP，2012：48）。这样的发现也符合基本的人性，即老年人通常更愿意与家人生活在一起，或继续生活在自己熟悉的环境中，而不是搬到一个陌生的养老机构。鉴于香港政府对机构护理的高额财政援助和对社区护理的较少支持，我们有理由怀疑确实存在严重的"过早或不必要地入住机构"的情况，即低收入老人在政府财政资助的推动下，违背自己对护理的偏好而入住机构。

该报告旨在向政府提出建议，为社区护理服务引入更灵活的资助模式。报告特别就长期护理服务的三个方面提出建议，以改善香港的社区护理服务，即：① 改善现行资助小区护理服务及提高服务数量；② 改善资助模式；③ 推动小区护理服务的进一步发展（香港安老事务委员会，2011：11 - 38）。为了改善资助模式，报告建议根据使用者不同的负担能力、共同承担责任及坚持公平分配资源的原则，引入小区护理服务资助券。报告还考虑了"向家庭照顾者提供现金资助，补偿他们因照顾老人而放弃工作收入"的建议，使家庭护理在经济上成为可行，帮助老人实现居家养老的愿望。在我们看来最后一条建议是应该采纳的，也是可以论证的。但不幸的是，该建议在报告中被否决了。

报告列举了否决该建议的三个理由（香港安老事务委员会，2011：277 - 278）。第一个理由是所谓"社会和道德基础是否成立"："我们需要了解香港仍然受传统中国文化规范所影响，中国文化讲究家庭照顾老人的责任，因此有人或会觉得为体弱老人的照顾者提供现金资助，就是在金钱化（monetizing）并因而败坏传统美德。"

第二个理由与对宏观经济的影响有关，特别是劳动力市场。报告提到了美国的经验来支持它的担忧，"此举会令人们失去工作动力，影响劳动市场"（香港安老事务委员会，2011：277）。

第三，报告指出，"为此举而设立的监察机制，无疑会导致财政及人力成本增加,最终令公共服务的财政负担加重"。因此,报告的结论是,"既然社会对应否引入家庭照顾者资助这个提议仍有争议,我们需要审慎考虑这一提议的各种问题"(香港安老事务委员会,2011：277)。

三、资助是否有悖于传统道德规范

所谓"审慎考虑"已经进行了 11 年,但没有任何行动。在本章的其余部分,我们将反驳报告中提出的上述三个理由。我们认为,家庭确实有道德义务来照顾老人,不应该以具有市场竞争性的工资来支付对于这种义务的履行。但我们的建议是,即便如此,香港特别行政区政府也应该向家庭照顾者提供现金资助,作为对老人护理的适当激励。在我们看来,向家庭照顾者提供这样的现金资助,不会对香港的就业市场产生重大影响,而且监管家庭护理的财政和人力成本是可控的。

拒绝向家庭照顾者提供现金资助,其社会和道德理由似乎包括两个:① 中国儒家文化传统中强调家庭照顾老人的责任,这在当代香港社会仍然存在并发挥作用;② 向老人的家庭照顾者提供现金资助,可能被理解为"是在金钱化(monetizing)并因而败坏传统美德",即孝的美德。

对第一个理由,我们认为不足以否决向家庭照顾者提供现金资助。诚然,大多数香港人仍然秉持儒家传统的孝道,在身体、心理和经济上照顾年长的父母和祖父母。他们仍然认为这是自己的道德责任。然而,我们认为正是出于这种责任在香港社会的活力,恰恰需要向低收入家庭的老人照顾者提供经济资助,因为他们需要这种资助来履行责任。无疑,这种责任对照顾者角色的要求很高,照顾老人可能要付出很大的代价,即失去收入和就业机会。当然,高收入和中等收入的家庭有资源来雇家庭佣工照顾老人。根据香港政府的统计数据，雇用家庭佣工的家庭数量从 2000 年的 212 500 个（约占所有家庭的 10.1%）增加到 2020 年的 355 700 个（约占所有家庭的 13.4%）（香港特别行政区政府统计处，2021）。然而，低收入家庭无力雇用家庭佣工。这并不是说他们拒绝孝道的文化规范、不愿照顾希望居家而非入住养老机构的长辈，而是他们缺乏必要的经济资助而无法做到。此外，他们也不可能像中高收入家庭那样享受税收减免（见第四节）。

事实上，在澳大利亚、加拿大、爱尔兰、瑞典、英国和美国等国家，都有各种形式的对家庭照顾者的收入支持。如在加拿大，纽芬兰与拉布拉多省的带薪家庭护理计划于 2014 年开始试点，并经过评估后被批准为一个永久性方案。这个计划向符合条件的老人提供资金补助，老人则可以向家人支付家庭护理服务（纽芬兰与拉布拉多省卫生和社区服务部，2015）。在澳大利亚，一项名为"照顾者补助"（Carer Payment）的收入资助，为符合条件的照顾者提供经济援助。由于需要每天照顾患有残疾、严重疾病或年老体弱的人，这些照顾者无法自食其力（澳大利亚政府，2021）。这种援助需要经过收入和资产审核。如果照顾者有工作且达到一定的收入水平，将会减少补助。如果照顾者的收入超过了标准上限，则将停止补助。照顾者补助还涵盖了非亲属照顾者，和不与老人同住的照顾者。此外，一项名为"看护者津贴"（Carer Allowance）的补充资助，为居家老人的日常照顾者提供收入支持。看护津贴不需要纳税，也不需要接受收入和资产审核。2007 年，有 116 614 人领取了照顾者补助，其中三分之二是女性，超过三分之一的人年龄在 50—59 岁之间。只有 13% 的领取者因其就业收入达到规定的收入水平而被减少资助。2007 年，共有 393 263 人领取了看护津贴。半数以上的领取者还领取了其他的收入支持，如照顾者补助或养老金（Age Pension）、赡养津贴（Parenting Payment）或伤残福利金（Disability Support Pension）（澳大利亚政府，2008）。

在英国，现金奖励计划允许符合条件的老人选择现金支付，而非购买护理服务，这样就可以支付其家人来进行居家照顾（Carers UK，2014）。看护津贴涵盖了非亲属照顾者和不与老人同住的照顾者。该津贴通常低于缴纳所得税的最低额度，但领取该津贴的照顾者如果有其他应征税收入来源，则必须缴税。在美国，接受护理的人可以雇用家人（包括配偶）作为护理者，根据资助和咨询计划（Cash and Counseling Program）来支付所接受的护理服务①。

在这些西方国家，一定有些人仍信仰并实践着他们的传统规范，如犹太教和基督教的"孝敬父母"的诚命，而且也承担着照顾老人的家庭责任。但即使存在这些传统的西方规范，西方国家也并没有反对其政府设立家庭照顾者资助。因此，这些西方政策对中国香港来说富有启发。夸大西方国家与中国香港在这方面的"差异"是不合理的。即使与西方国家相比中国香港有更多人仍然秉持家庭责任的传统规范，这也不能成为应该反对向家庭照顾者提供资助的理由。因为其中关键的问题是，提供这种资助与传统规范并不矛盾。即使家庭有照顾老人的道德责任，香港也应该提供这样的资助，才能符合其"以居家养老为核心"的政策原则。当低收入家庭在没有补助的情况下无法履行这种责任时，只要没有其他充分的理由，社会就应该提供这种资助。

① 美国的资助和咨询计划，由国家参与者指导服务资源中心（NRCPDS）管理。该计划开始于 15 个州，后来扩展到至少 43 个州。它也被称为消费指导（Consumer Direction）、参与者指导（Participant Direction）和自我护理指导（Self Direction Care）。见 http://www.payingforseniorcare.com/longtermcare/resources/cash-and-counseling-program.html。此外，最近的研究表明，美国的无偿家庭照顾者将变得匮乏，需要有偿护理来填补空缺（Osterman，2018）。

四、资助是否会把孝道美德金钱化

有些人可能认为报告中的第二个理由令人信服。其中心思想似乎是，提供资助和照顾老人的孝道美德是互不相容的。这意味着，为家庭护理人员提供资助，会使儒家的孝道美德金钱化，从而败坏甚至毁灭香港社会的道德基础。因此其结论是，尽管西方国家可以提供这种现金资助，但儒家文化背景下的中国香港却不应该。

的确，当代自由主义伦理文化认为，成年子女没有照顾年长父母的道德义务，因为他们之间并不存在产生这种义务的契约（因为孩子从未同意被生到这个世界上来并履行这种义务）（English，1992；Daniels，1988）。然而，儒家文化长期以来一直强调孝之美德，坚持认为这种义务是天经地义（即一种天命、天理或天道），自然赋成，不需要通过任何契约的订立。的确，儒家的孝道并不以任何人为的契约为基础，而是源于天道，即体现为一种世俗正义的自然原则，可正确指导人类生活和人际关系（Legge，2010）。在儒家看来，最普遍、最完整的儒家美德是"仁"，而孝则是仁的基础。孔子弟子在《论语》中强调，"君子务本，本立而道生。孝弟也者，其为仁之本与"（《论语·学而》）。在儒家传统中，仁主要指"爱人"（《论语·颜渊》）。然而，作为爱的"仁"并不主张绝对的平等主义的爱，而是爱有等差。也就是说，一个人应该爱自己的父母和直系亲属多于其他人。正如孟子所指出，"信以为人之亲其兄之子，为若亲其邻之赤子乎？彼有取尔也"（《孟子·滕文公上》）。因此孟子有时会强调，"仁"就是"亲亲"，就是爱自己的父母（《孟子·尽心上》）。在《孝经》中，儒家明确指出"不爱其亲而爱他人者，谓之悖德；不敬其亲而敬他人者，谓之悖礼"（《孝经·圣德》）。

在儒家看来，由于每个人都在家庭中出生和成长，爱作为"仁"的基本功能，必须从家庭中开始学习和实践。如果不能爱家人，特别是父母，那就无法爱其他人。因此孔子强调，爱应该从家庭开始、在家庭中培养，然后扩展到家庭外的其他人。诚如孟子所言，"老吾老以及人之老；幼吾幼以及人之幼"（《孟子·梁惠王上》）；"仁者，以其所爱及其所不爱"（《孟子·尽心下》）。

人们普遍认为，儒家对父母的孝道包括三个方面的内容：照顾他们的身体，照顾他们的精神生活并使其快乐以及在父母去世后照顾他们的灵魂。当然，这种照顾应该以儒家的礼仪来引导。正如孔子所要求的，"生，事之以礼；死，葬之以礼，祭之以礼"（《论语·为政》）。最后，在行使礼仪和进行这种照顾工作的过程中，成年子女必须对他们的父母采取敬的态度："今之孝者，是谓能养。至于犬马，皆能有养。不敬，何以别乎？"（《论语·为政》）

在受儒家影响的东亚社会中（当然包括香港），这种悠久的孝道伦理仍然充满活力（Cheung and Chow, 2006；Li, 1997；Nie, 2015；Qiu, 2004；Yu, 2007；Yung, 2015）。这种道德观具有重大的政策指导意义。学者们认为，应该遵循儒家的孝道美德，为这些社会中的老人制定适当的长期护理政策。而这种政策应该可以鼓励、促进和帮助成年子女行使这种孝道美德，以照顾他们年迈的父母（Wang, 1999；Chong et al., 2006；Chong and Liu, 2016；Engelhardt, 2007；Fan, 2006, 2007；Tao, 2007；Chow and Ho, 2014）。如上所述，报告承认，香港的老年人更愿意住在自己的家里，而非入住养老机构（香港安老事务委员会，2011：43）。而根据儒家的孝道美德，如果老人愿意住在自己的家里的话，则要求成年子女为老年人提供帮助。当低收入家庭没有资金或资源雇用家庭佣工来满足这一需求时，唯一的选择就是让成年子女或其他亲戚陪伴老人，为其提供照顾。但是，子女或亲戚需要有资助支持才能做到这一点。那么政府应该提供这种资助吗？如果提供的话，是否会像第二个理由所指控的那样，将孝道美德金钱化？

我们认为这种指控是不成立的。适当地提供给家庭照顾者的现金资助，不会改变孝道美德的道德性质。毫无疑问，"金钱化"往往是一个贬义词。当人们说"将某件事物金钱化"时，通常是指人们想从中赚钱，或者说人们想用金钱或货币来表达某种本非如此的事物性质。然而，如果现金资助的数额适当地设置为低于市场价格（如同我们的提议那样），让一个成年子女或亲戚在家里照顾父母或老人时，他们很难出于"赚钱"的动机而在这种资助下承担照顾工作，因为赚钱可以通过在市场上的其他途径来更好地实现。而且，照顾老人绝不是一项轻松有趣的任务，它涉及烦琐的日常工作，需要爱、关怀和奉献精神以及热情和持续的努力。为家庭照顾者提供少量的现金资助，不可能将这种工作的道德性质转变成赚钱的功利性动机。

虽然香港目前没有提供这种资助，但政府在赡养父母和祖父母政策下提供免税额，以鼓励成年子女向其父母或祖父母提供经济援助。根据这项政策，符合条件的纳税人可以为每个受赡养的父母或祖父母申请基本的赡养免税额（香港税务局，2022）。此外，与受赡养的父母或祖父母同住的成年子女，可以申请额外的赡养免税额，其金额与基本赡养免税额相同。因此，成年子女只要与受赡养的父母或祖父母一起生活，就可以申请两倍的免税额。2018 年，香港的总劳动力为 398 万，只有 47% 的工作者需要缴纳薪俸税（香港税务局，2019）。所以，这样的免税额仅有利于香港的中产阶层和高收入人士。虽然我们找不到具体有多少纳税人正式申请这种免税额的信息，但我们相信这个数字是很大的。很明显，这种免税额并没有惠及 200 万低收入职工或其他失业者。这种税务减免政策使得中产阶层和高收入人士的子女的孝道美德（通过向他们的父母或祖父母提供经济援助来体现）金钱化了吗？我们认为没有，因为如果他们不向其父母或祖父母提供这类经济援助的话，他们能保留的金钱收入就会更多。因此免税额不应被理解为损害他们的孝道，而是激励了他们的德行。显然，我们对于给予低收入群体的家庭照顾者以现金资助，也应该作同样的理解。

事实上，教师、社会工作者和公务员，包括警察和消防员，都因其工作而获得报酬。金钱上的回报并不改变他们的工作所承担的道德义务的性质。尽管家庭义务是一种特殊的道德义务，并不源自盈利性契约，但社会应该为家庭照顾者提供资助，作为对低收入家庭履行义务的适当支持和激励。这可以理解为与上述中高收入家庭赡养父母和祖父母的免税额具有相同的功能。只要这种资助的标准低于市场上相关工作的工资，就可以确保家庭照顾者的主要动机是对长辈的孝敬、爱护和尊重，而不是为了赚钱，因而就不存在"金钱化"的危险。

有些人可能会争辩，正如报告中所述，即使现金资助没有使孝道美德金钱化，它仍然可能在其他方面败坏了这种美德。首先，他们可能会争辩说，提供现金资助难道不会产生"搭便车"（free riders）的人，从而腐蚀了这种美德吗？也就是说，一些成年子女可能会申请现金资助来获得"可用"的钱，但他们实际上不会去做照顾老人的工作，就像他们也没有兴趣在市场上做任何工作来支持自己一样。这样一来，反对者可能会得出结论，社会将为这些人白白付出经济代价，而孝道的美德也被败坏了。当然，我们不能排除香港社会有这样"搭便车"的人，无论其数量多少，就像任何公共财政计划都可能面对这个问题一样。但是，可以通过对资助规定进行适当的设计、管理和监督，来预防或减少这种"搭便车"问题。在这方面，香港应借鉴其他国家的经验，在提供照顾者资助方面采取一些制衡措施。例如在澳大利亚，可以向警方报告欺诈性的照顾者资助，这会被当作福利欺诈进行调查（澳大利亚政府，2021）。在爱尔兰，欺诈性的照顾者资助将会被调查，如果被起诉，将导致判刑和向国家赔偿（Heylin，2021）。

其次，在反对者眼中，可能有另一种会侵蚀孝道美德的方式。在中国社会，为年老的父母和祖父母提供良好的照顾而不寻求任何经济利益，是光荣而令人钦佩的。有人声称，在传统社会中，只有荣誉而非经济奖赏才能激励孝道美德。因此，反对者可能会得出结论，如果向家庭照顾者提供某些现金资助，照顾工作的荣誉性价值就将大打折扣，甚至可能认为家庭照顾者出于金钱而不是出于爱或美德来照顾老人。因此，照顾者可能会害怕受到指责，从而不会申请这种资助。如此一来，补贴政策将无法鼓励合适的子女或亲属成为家庭照顾者，从而传统美德无法得以践行，甚至受到破坏。

我们认为这种情况不太可能发生。认为传统儒家社会只提供荣誉性而不是经济或财政奖励来鼓励孝道，这是一种误解。诚然，儒家传统在常规的礼仪活动中尊敬老人，并赞扬那些照顾家中老人的子女。但是，政府为有老年人的家庭提供经济便利也是不争的事实。例如儒家经典《礼记》记载，儒家圣人不仅利用礼仪来养护和善待老人，而且还制定法规帮助家庭照顾老人。例如，家有 80 岁老人的，可以有一人被豁免徭役之征；家有 90 岁老人的，豁免其全家的徭役之征（《礼记·王制》）。在整个中国传统朝代中，一直有相关的法规条例为有老人的家庭提供税收或徭役减免（Tang and Chan，2014：68 - 94）。简言之，传统儒家社会的人们从不认为对照顾老人的家庭给予一定的经济或政策支持，会削弱其照顾工作的荣誉性，从而败坏了孝道美德。

在老年护理上，当代社会与传统农业社会已有显著不同。在传统社会中，家庭在附近农场从事农业劳作。如果政府免除年轻人的税役，他们就可以在进行工作的同时照顾长辈，而不会出现工作和照顾长辈无法兼顾的情况。因此，政府减免家庭的税役，对传统社会来说是一个巨大的帮助。相比之下，当代社会的就业环境对雇员的要求更高，他们通常必须按照固定的时间来工作，加班也是司空见惯的事。因此，工作和家庭义务难以兼顾，成为许多社会问题的根源，包括对父母疏于照顾或形成不良的亲子关系①。因此，在当代社会，向低收入家庭提供现金资助用于照顾老人，在某种意义上类似于传统社会中政府减免家庭的税役负担，从而使得一些家人能够留在家中照顾老人。有了这样的资助，一些低收入家庭的人就不必非得工作来获得收入。他们仍然会受到尊敬，而不是为人所诟病，因为他们会被看作是放弃了更好的薪水来照顾家里的长辈。所以，他们家庭护理工作的荣誉价值不会被贬低。

五、资助对劳动力和公共财政的影响

除了担心孝道受到侵蚀外，报告还提到了提供资助可能产生的另外两个负面影响，一个是对劳动力市场的影响，另一个是对公共财政的影响。本节将简要讨论这些问题，指出这些反对意见的不合理之处。

报告指出，提供现金资助可能会鼓励人们成为家庭照顾者，从而放弃或退出劳动力市场。因此，报告认为，这样的政策会使人们失去参加

---

① 香港在 1997 年通过了《家庭岗位歧视条例》，以保护人们免受基于家庭地位的歧视。该条例适用于七个不同的领域：就业、教育、提供货品、设施或服务、处置或管理处所、咨询团体的投票资格和被选举或委任的资格、参与社团以及政府的活动。见 https://www.elegislation.gov.hk/hk/cap527!en。我们认为这个条例很有必要，但对于适当的老年护理来说仍然不够。向家庭照顾者提供现金资助是非常有必要的。

工作的积极性，从而对劳动力市场产生负面影响。我们认为这种担心缺乏依据。首先，资助应该只给那些来自低收入家庭的照顾者，而不是给任何来自中高收入家庭的照顾者。有些人可能想说，这种资助应该公平地扩展到中等收入家庭，以激励更多的人留在家里，为他们的老人提供照顾。我们认为公平考虑并不支持把这种资助扩展到中高收入家庭。即使免税资助的数额不足以让中等收入者提供家庭护理，他们中的大多数人也已经有资源雇用家庭佣工在家中提供老人护理。为低收入家庭提供资助，显然更为必要和迫切，也更为公平。

其次，对于许多来自低收入家庭的人而言，不太可能主要为了这种资助而选择成为全职家庭照顾者，因为这种资助低于市场上的工资。此外，全职的、密集地照顾老人是一项非常耗费时间和感情的工作。这样的资助只会吸引那些为了最低的收入支持而愿意在家里照顾老年亲属的人。再次，向低收入家庭照顾者提供资助，不会对就业市场产生重大影响，因为不断增加的自动化和机器人已经开始取代越来越多的低技能工人。当个人不能从低技能的工作转移到中等技能或高技能的工作时，失业率将必然增加。虽然政府应该为这些人提供失业援助、技能培训和再就业计划，但通过资助让他们有机会成为家庭照顾者，也是帮助他们积极生活的一个重要途径，同时也能改善社会对老人的护理①。

① 报告指出，根据美国在家庭护理方面的经验，这具有宏观经济影响，特别是对劳动力市场的影响（香港安老事务委员会，2011：277）。然而，美国最近基于一项系统的国家研究项目得出结论，这种影响一般是中性的："近三分之一的家庭照顾者以及近一半独自提供密集护理的家庭照顾者的年龄都在 65 岁及以上。即使他们不提供家庭护理服务，也不太可能去找工作。因此，如果他们不作为家庭照顾者，也不可能会工作。现有的经验证据表明，即使年轻人不进行家庭照顾，也很难增加劳动力的供应。"同时，这份文件强调，"家庭照顾者为残疾老人提供了宝贵的帮助，改善了他们的生活质量，使许多人能够独立生活、延迟或避免昂贵的机构护理"。（美国卫生和人类服务部，2020）

最后，报告还担心，提供现金资助会产生财政和人力成本，最终会增加公共服务的财政负担。我们认为这将取决于如何设计和监督资助规定。先必须强制执行经济状况调查机制。作为获得资助的必要条件，合格的受资助者必须来自低收入家庭。此外，这种资助的金额不应超过老年人已经或将要申请的福利基金，即香港的综援金。在 2017—2018 财政年度，政府用于支付老人机构护理的综援金额高达 2.576 亿港元（香港特别行政区政府，2019）。如果采用对家庭照顾者的资助措施，可以大大减少这种巨额综援金的支付。这些钱将被节省下来，转而用于家庭护理，而不会增加政府的总体开支。因此，从长远来看，提供这种资助不会对公共资源造成很大的消耗，因为更多的老年人会与家人同住，由家庭照顾，所以由政府直接或间接资助的机构护理服务的需求不会大大增加。加之对于监管居家老人的护理状况所需的机构和人力的担忧，虽然我们不能说不会产生这样的费用，但我们相信这些费用是相对可控的。由于政府已经在现行制度中监管和运行综援金，福利部门的现有公务员和社会工作者也可以监管家庭照顾者资助的运作。归根结底，即使社会运作这种家庭护理资助要比现在增加一些管理成本（但不会很大），来确保经济状况调查的问责制以及监管家庭护理的质量，这仍然是值得做的，因为它可以帮助满足老人的偏好、避免不必要或过早地入住养老机构，从而实现政府的"居家养老"政策原则。

如果有人说，家庭照顾者大多来自香港的低收入群体，指责我们对他们的负担、风险和困境缺乏理解和关注，那是一种误解。我们当然主张为香港的家庭照顾者提供更多的援助，包括设立政府项目，为他们提供教育和技能培训、环境改善、护理管理、咨询和临时护理，正如许多其他社会所提供的一样。尽管由于本章篇幅所限，无法详细讨论这些措施，但这与我们提出的首先向他们提供现金资助的建议并不矛盾。现实情况是，他们中的许多人已经在为他们家中的老人提供照顾，同时也面临着经济困难，但根本没有得到任何资助。这就是为什么许多人不得不申请特殊的福利基金，如用于机构护理的综援金，而违背老人的意愿将他们送入机构安置的缘由。

　　建议的资助是否会导致穷人被剥削而使富人不当获益呢？有些人可能会担心，在这种资助下，穷人将不得不在家里照顾老人，而他们的工作报酬却低于市场水平。同时，这也剥夺了他们竞争更多高薪职位的机会，从而剥夺了他们缓解贫困的机会。反对者可能还会补充说，这种政策有助于富裕的人雇用家庭佣工照顾老人，不需承担在家照顾老人的负担，并继续有机会参与外面的经济活动而得到更高经济报偿。我们认为这也是一种误解。无论是否向穷人提供这样的资助，富人都会以他们的方式来工作和生活。因此，认为提供这样的资助会使富人不当获益，是毫无依据的。此外，我们建议政府继续为机构护理提供综合社会保障援助。这意味着如果低收入家庭愿意的话，他们可以继续申请而将老人送入养老机构。因此，我们所建议的资助，是为那些希望在家里照顾老人的人提供了一个额外的经济选择。这种额外选择，不构成对他们的不公正剥削，因为他们有拒绝的自由。事实上，通过提供这样的资助，低收入家庭的人不可能被迫接受家庭老人护理工作，因为他们还会像以前一样，可以决定自由选择工作来尝试改善其经济状况。

六、结论

　　香港已是一个老龄化社会。在 2020 年，其 65 岁及以上的老年人占 750 万人口的 19.1％（香港特别行政区政府统计处，2022）。新冠疫情给我们提供了一个额外的机会来反思香港的老年医护政策。为了促进居家养老,对那些因为照顾老人而无法自食其力的家庭照顾者,政府应该提供某种形式的资助。本章认为,为促进居家养老,政府向家庭照顾者提供现金资助以支付他们的生活费用,这种政策选项具有道德合理性。因为大多数老人更愿意住在自己家中,这种政策可避免不必要或过早地将老人送入机构安置。西方国家对运行这种资助的经验,值得我们学习借鉴。

有人提出社会和道德上的理由反对在香港引入这种资助,我们则对此资助进行辩护。儒家思想认为,成年子女有道德义务照顾年迈的父母,帮助老人实现居家安享晚年的愿望。为家庭照顾者提供现金资助,并没有将这一道德义务金钱化或加以败坏。相反,它可以允许低收入家庭的成年子女按照自己的意愿在家照顾老人。同时,我们认为这种资助不会对香港的就业市场产生重大影响,而且监管家庭护理的财政和人力成本是可控的。当然我们并不是说,在改善香港的老年护理方面,不需要其他的社会或社区服务,只需要为家庭照顾者提供资助。我们也没有探讨具体的政策措施,诸如哪些亲属有资格成为家庭照顾者、应该提供多少资助以及如何提供资助,等等。这些都有待进一步的研究。

第二十章

舒缓还是终结

一、引言

2015 年 5 月 4 日,北京军区医院肿瘤科收治了一名 66 岁的胃癌晚期伴有肿瘤转移的患者。该患者处于生命的最后阶段,饱受疼痛和呼吸困难的折磨。家属请求主治医生设法减轻病人的痛苦,他们签署了一份知情同意书,允许按照医生的要求使用吗啡。医生随后开了一个标准剂量的吗啡:每天分三次、每次间隔五小时以上给患者注射 10 毫克吗啡。十天后,患者死于呼吸衰竭。

时隔半年,家属以过量摄入吗啡为由将主治医师告上法庭。他们认为不应该开具吗啡,因为它加重了病人的呼吸困难,最终导致病人死亡。法院成立了一个专家组来调查此案。专家组指出,在本案中吗啡不仅可以用来缓解病人的疼痛,也可以用来缓解病人的呼吸困难,医生开出的吗啡剂量也是适当的。专家组认为,病人的死亡原因是病人严重的癌症病情,而并非由于使用了吗啡。因此,最终医院赢得了这场官司(Wu, 2017)。

这也成为当代中国第一起吗啡医疗案,并激发了网上的热烈讨论(NetEase,2017)。显然,家属起诉医院是因为他们怀疑医生使用吗啡不是为了缓解病人的疼痛,而是为了进行安乐死①。事实上,虽然主动安乐死在中国是非法的,但在非正式调查中,有人怀疑某些医生可能在晚期癌症患者及其家属的要求下,秘密地对一些患者实施吗啡安乐死。虽然我们无法证实这种事,但很明显,一些病人和家属可能对这种事有所期待,而另一些病人和家属则可能会对医院和医生产生不信任。后一点在上述吗啡案件中就有体现。因此,姑且不论法律问题,我们首先有必要在道德上阐明,是否应该允许使用吗啡对晚期癌症患者进行主动安乐死。

在本章的第二节,我们简要介绍鸦片和吗啡在现代中国使用的心理历史,以便为相关的道德探索提供背景。我们指出,这段历史可能构成一个典型的中国心理案例,即在使用吗啡的过程中,从一个极端(即吗啡恐惧心理)跳向另一个极端(即吗啡安乐死心理)。第三节将基于儒家道德来论述儒家如何看待人的尊严。然后在第四节,我们将分析为何儒家尊严观会支持使用吗啡进行镇痛,但反对使用吗啡进行主动安乐死。最后一节是结语。

二、从吗啡恐惧到吗啡安乐死

早在魏晋南北朝时期(公元 220—589 年),罂粟就已从西亚传入中国,并被长期使用。然而,在 19 世纪中叶的鸦片战争之后,吸食鸦片成

---

① 吗啡安乐死(morphine euthanasia),指的是一种主动安乐死(active euthanasia),即通过使用吗啡来有意抑制病人的呼吸和终止病人的生命。在没有医学指征的情况下使用吗啡或对有医学指征的病人使用过量吗啡,都可以造成这种结果。

为中国社会的一个突出问题[①]。相应地,对滥用鸦片类药物的担忧也在增加,使得人们不愿意使用吗啡等鸦片类药物,即便是为了缓解疼痛。由于吗啡是从鸦片中提取的[②],中国人常常把它和鸦片联系起来。在临床医疗上,人们对吗啡的使用也存在很多误解。许多人认为一旦使用吗啡就会上瘾,甚至有些医生也这样认为。因此,直到最近几年,中国一直被视为止痛效果最不令人满意的国家之一(吴琪,2017)。

近年来,中国病人摆脱了对鸦片成瘾的恐惧,中国的医疗服务也从吗啡恐惧症的阴影中走了出来。一方面,正如《金融时报》所报道,中国癌症发病率的上升对慢性疼痛的治疗产生了巨大的需求。另一方面,中国与吗啡相关的医疗政策和指导规范的发展,也帮助人们逐渐克服吗啡成瘾的迷思[③]。

然而,另一个极端似乎已经发生,即吗啡安乐死:尽管主动安乐死在中国是非法的,医生有可能秘密使用过量吗啡来对病人进行安乐死,有些病人和家属也确实可能怀有这样的期待和要求。由于目前中国的医疗实践中没有明确区分吗啡镇痛与吗啡安乐死,因此这起"吗啡案"

[①] 据报道,在1949年中华人民共和国成立之前,中国有超过2 000万的吸食鸦片成瘾者。尽管在20世纪50年代,吸毒现象已基本消除,但对吸毒成瘾的恐惧却深深扎根于社会之中(Liu, 2017)。

[②] "在1805—1816年间,一位名叫弗里德里希·塞特纳(Friedrich Serturner)的药剂师助手将粗制鸦片浸泡在氨化热水中后,成功地从粗制鸦片中分离出一种黄白色的结晶化合物。后来他在几次实验中发现,这种化合物可以有效地缓解疼痛。他将这种化合物命名为吗啡"(Mandal, 2013)。

[③] 自1991年世界卫生组织的三阶梯止痛原则在中国推广以来,国家有关部门制定了新的政策,如1998年的《吗啡控缓制剂每张处方15天量的通知》,将每张处方中的吗啡剂量从3—5天增加到15天(Wu, 2017)。2011年的《癌症疼痛诊疗规范》指出,吗啡即释片是一种有效的鸦片类药物,可以在短时间内缓解病人的疼痛(Feng, 2017)。2017年中国版《NCCN临床实践指南:成人癌痛》,明确指出吗啡是缓解临终患者癌痛的主要鸦片类药物,吗啡的适宜剂量因人而异(NCCN, 2017)。

中的家属怀疑,虽然家属只要求利用吗啡缓解疼痛,而医生却可能对病人进行了吗啡安乐死。因此,我们需要在伦理学上迫切探讨的问题是,吗啡镇痛与吗啡安乐死在医疗实践中是否应该明确区分开来以及吗啡安乐死是否应该得到道德上的支持。下面,我们将诉诸儒家美德伦理的资源构建一个儒家的人的尊严观,包括内在性尊严(intrinsic dignity)和获得性尊严(acquired dignity),来分析当前中国使用吗啡的情况。我们认为,在使用吗啡的医学实践中,应明确区分缓解疼痛与主动安乐死。无论出于儒家的内在性尊严还是获得性尊严的观念,都应支持使用吗啡来缓解病人疼痛,但不应支持吗啡安乐死。

三、儒家的人类尊严观

从人的尊严的角度来看待这个问题是一个合理途径。事实上,一种基于自由主义伦理的人的尊严观在当代中国颇具影响。首先,这种理解通常将人的尊严与个人自主性关联起来,即一个有尊严的个体有权使用吗啡来结束自己的生命,以维护自己的尊严(Delmar,2011;Liu,2018;Zhai,2018)。其次,不伤害原则和有利原则要求医疗行为的动机和结果应尽可能不造成伤害或造成最低程度的伤害和最大限度的受益(Kinsinger,2009)。鉴于吗啡安乐死可以帮助晚期癌症患者根据自己的意愿来完全避免疼痛,它可以保护患者的最大利益并实现其尊严。最后,患有慢性病或有生命危险的病人常常担心自己成为家庭的负担(Gorvin and Brown,2012),选择吗啡安乐死可以减少家庭的负担,从而保持病人的独立和尊严(Yang,2018;Shi,2016;Sina,2003)。

对人的尊严的这种理解,我们并不赞同。相反,我们将构建一个儒家的尊严观来研究吗啡安乐死问题。儒家一直是中国人的主导伦理传统,儒家美德观念在当代中国仍然影响巨大。借鉴儒家的美德观来建立人的尊严观念,进而分析中国文化背景下使用吗啡的伦理问题,乃是有效且合理的。当然,这并不意味着儒家思想是处理该问题的唯一合理的出发点。我们只是把儒家观点作为中国社会的一个基本道德立场,在应对相关道德挑战时既能拓展我们的想象力,又有现实的应用力度。

李亚明和李建会提出了一个儒家人类尊严的观念,即普遍尊严和人格尊严。他们将普遍尊严定义为人类所有成员都平等拥有的内在道德潜力,"人天生具有道德潜力,并有能力把这种潜能发展为完全的美德",而人格尊严则和个人的外在行为有关,需要努力把道德潜力发展为美德(Li and Li, 2016)。本节将尝试改进他们所提出的观念框架,并说明我们为何不接受他们得出的特定生命伦理学结论(见第四节)。

和他们一样,我们认为儒家对人类尊严的正确解释包括两个维度。第一个维度是与生俱来的,但最好称之为内在性尊严,而不是普遍性尊严,以强调它作为上天赋予人类的内在品质因而不会丧失的特征。第二个维度是,每个人具有不同的尊严品质,这取决于一个人的美德修养和道德成就。与内在性尊严相比,这个维度的尊严可以更准确地称之为获得性尊严,而非人格尊严,以强调这种道德品质在通过不同的个人努力和相互影响下的不相同特征。在构建儒家对人类尊严的恰当说明及处理相关生命伦理问题时,这两个维度都是必需的。

(一) 内在性尊严

孔子(公元前551—公元前479年)及其著名追随者孟子(公元前372—公元前289年)和荀子(公元前313—公元前238年),提供了儒家关于人性和美德的经典视角,并确定了人的内在性尊严的基本含义。

在我们看来,他们首先将人的尊严与每个人的道德潜能联系起来,而这种潜能是由上天赋予的。在孔子看来,"性相近也,习相远也"(《论语·阳货》)。这在儒家传统中被理解为每个人天生就有相似的道德潜力,并且周围的环境和个人的学习会影响他们将这种潜力发展为不同层次的实际美德。在孔子看来,"天地之性人为贵"(《孝经·圣治》),这是因为"天生德于予"(《论语·述而》)的缘故——这里所说的"德"应该理解为作为潜能的每个人都有的德性,可以发展为实际的美德,即德行。

根据这一观点,荀子进一步解释:

> 水火有气而无生,草木有生而无知,禽兽有知而无义。人有气、有生、有知,亦且有义,故最为天下贵也。(《荀子·王制》)

这也可以根据德的潜能来理解:人与其他事物的本质区别在于,人有内在的道德和正义感,而动物和其他事物却没有。它们是"内在的",因为它们是由潜能发展而成的。因此,这种内在品质,才使人具有其他事物或生命所没有的高贵和尊严。

孟子提出了一个著名的学说,即人有四心:恻隐之心、羞恶之心、辞让之心和是非之心。它们也就是人的德性潜能。四心与四德相对应,即仁、义、礼、智,后者为每个人都要发展出来的美德(即德行),也可以说是"内在的",只是我们没有意识到而已。正如孟子所指出:

> 恻隐之心,仁也;羞恶之心,义也;恭敬之心,礼也;是非之心,智也。仁义礼智,非由外铄我也,我固有之也,弗思耳矣。(《孟子·告子上》)

孟子也把它们称作"良知"(《孟子·尽心上》)。也就是说,孟子认为这四种美德也是每个人与生俱来的,从而使人高贵,使每个人都有内在性尊严。简言之,儒家经典中所阐述的这种道德潜力或先天能力,为儒家伦理观点奠定了坚实的基础,即每个人都具有内在性尊严,不应受到侵犯。

(二) 获得性尊严

儒家鼓励个人通过礼仪实践来发展他们的道德潜能,以实现真正的美德。也就是说,除了固有的内在性尊严外,每个人还应有获得性尊严,它将取决于一个人如何努力践行美德,具备德行,并与他人形成良好的人际关系。因而,尊严的这一维度因人而异:一个人实际中越有德行,就越有尊严①。此外,由于人类与重要的他人(如直系亲属)密切相关,一个人的获得性尊严可能不仅取决于他如何对待自己和他人,还取决于他如何被他人对待。即在其他条件相同的情况下,一个人越被其他人以德行的方式对待,就在获得性维度上越有尊严。在这个意义上,如果其他条件相等,一个没有被子女照顾的年迈母亲,就可以被认为是较没有尊严的。

具体来说,孔子认为礼是一种实际的行为准则。每个人都应该学习和遵守礼仪来践行美德,从而通过自己的能力在后天获得的意义上成为有尊严的人。正如孔子所说:

> 克己复礼为仁。一日克己复礼,天下归仁焉。(《论语·颜渊》)

---

① 有的儒家学者甚至强调,"儒家的任务与其说是知道我们有尊严,不如说是如何成为有尊严的人。我们有尊严不是因为我们拥有大家共同的东西,而是因为追求自己能够成为什么样的人"(Ni, 2014)。

如前章所述，仁是儒家传统中的一种基本美德。要实现这种美德以获得尊严，孔子认为一个人必须"克己"和"复礼"，即必须努力克服自私的欲望来按照礼仪实践来追求仁。荀子同样强调，在教育过程中，礼可以约束人性中固有的邪恶部分，从而帮助个人实现美德。在他看来，君子和小人在内在人性上没有区别（Zhao，2014）。君子之所以不同于小人，是因为君子注重通过学习和遵循儒家礼仪来修身养德①。对于孟子来说，理想人格的实现可以使一个人在死后仍然拥有尊严，而这种理想人格不仅可以通过自我修养保持内在的良善，还可以通过在挫折和逆境中磨砺意志来实现。

的确，儒家传统强调即使为了拯救生命，也不应该牺牲"仁"的美德。在《论语》的一段著名篇章中，孔子认为：

> 志士仁人，无求生以害仁，有杀身以成仁。（《论语·卫灵公》）

这意味着，"仁"被赋予了超过生命的优先地位。为了维护人的尊严，我们应该始终履行和保持"仁"。孟子也表达了类似的观点：

> 鱼，我所欲也；熊掌，亦我所欲也，二者不可得兼，舍鱼而取熊掌者也。生，亦我所欲也；义，亦我所欲也，二者不可得兼，舍生而取义者也。（《孟子·告子上》）

义，是儒家传统中另一种基本美德。孟子在这里说，为了坚守道

---

① 这里应该注意到，儒家伦理确实认为恶人缺乏美德，甚至是与美德相反的，因此他们的获得性尊严很少，甚至是负面的。然而，如何对待他们却是一个不同的问题。如果认为应对其进行吗啡安乐死作为一种惩罚，那将是一种错误观点。无论法律认为应该怎样惩罚他们，医院都不应该成为惩罚恶人的地方。

德,人应该不惜去冒生命的风险。这将是一种有尊严的死亡,因为无法按照仁义生活比死亡更为可怕。生活中若不去履行仁义,则无法具有获得性尊严。

最后,众所周知,儒家传统强调正当的人际关系。具体美德深刻体现在人际关系和相互交往中。正如孔子所述:

> 能行五者于天下为仁矣。恭、宽、信、敏、惠。恭则不侮,宽则得众,信则人任焉,敏则有功,惠则足以使人。(《论语·阳货》)

这就意味着,人们应相互尊重,并遵循适当的礼仪以人道的方式来对待彼此。恭、宽、信、敏、惠等美德,要求我们只有以德行的方式对待他人,才能尊重和珍视他人的尊严。而这反过来又会让他人以德行来对待自己,而获得和提高自己的获得性尊严。此外,在这方面最重要的不是一个人说了什么,而是他怎么做。"君子不以言举人,不以人废言"(《论语·卫灵公》)。反之,不人道的行为则会伤害和降低人的获得性尊严。

类似地,对社会应如何促进适当的人际关系以使人们获得尊严,荀子提供了很多指导。在他看来,"礼也者,贵者敬焉,老者孝焉,长者弟焉,幼者慈焉,贱者惠焉"(《荀子·大略篇》)。此外,"善生养人者,人亲之……不能生养人者,人不亲也"(《荀子·君道篇》)。

简言之,儒家的获得性尊严涉及人类行为的三个方面:一个人如何有德地对待自己的生命、如何有德地对待其他人以及其他人如何有德地对待自己。也就是说,人的获得性尊严不仅要通过自己的德行表现来获取,而且还取决于自己与他人的关系以及他人如何对待自己。在我们考虑对晚期癌症患者使用吗啡时,这种道德特征具有重要意义。

四、在使用吗啡时尊重病人尊严

从儒家内在性尊严的视角来看,吗啡安乐死在道德上是不可接受的。病人的内在性尊严意味着病人具有与生俱来的价值,不应被破坏;而故意使用吗啡来终止其生命,即使是为了减轻其痛苦,也必然是在破坏这种与生俱来的价值。相比而言,在儒家的获得性尊严考虑上,情况则会具有一些争议。吗啡安乐死是否违反儒家的获得性尊严呢? 有人可能会认为并非如此。例如在李亚明和李建会看来,如果父母自主选择主动安乐死,子女应该听从。这种对父母意愿的遵循,体现了子女对父母的孝顺,并没有侵犯父母的个人尊严。但在我们看来,不论是根据儒家的内在性尊严还是获得性尊严,都不会在道德上支持主动安乐死,包括吗啡安乐死。如上节所述,一个人的获得性尊严取决于其如何努力践行美德并与他人形成良好的人际关系以及德行成就。在本节中,我们将重点探讨为何即使根据儒家的获得性尊严我们也不应该支持吗啡安乐死。由于获得性尊严不仅涉及一个人应该如何对待自己和他人,还涉及他人(尤其是病人的家人和医生)应该如何对待自己,我们将分别从病人、家人和医生的视角出发来探究这个问题。

(一) 病人

对于一个晚期癌症患者而言,如果出于对获得性尊严的尊重,病人应该要求吗啡安乐死吗? 为了回应这个问题,我们将基于儒家思想提供以下四点论述。

第一,在某些情况下,一个人的获得性尊严确实比生命更重要,所以他可以直接或间接地牺牲自己的生命来维护其获得性尊严。然而,罗秉祥认为,在儒家传统中,这种有损个人尊严的情况必须是由一些外部不可避免的因素造成的。例如,当被迫遭受敌对势力、皇权或朝廷的极端羞辱或攻击时,个人确实毫无办法去避免或对付,在这种情况下一个人可以自杀来维护自己的尊严。这种自杀行为被认为是符合儒家的仁义美德(Luo, 1999)。的确,在这些极端情况下,个人除了经受残忍的折磨痛苦之外,根本没有机会表现德行。然而,在罗氏看来,疾病对人的侵害则不属于这类来自敌对力量或外部因素的极端情况,而是一个人身体的内部因素造成的,后者可以通过适当的医疗手段来处理。所以,通过自杀来对付疾病不符合儒家的仁义美德。

有些读者可能对罗氏的外部因素与内部因素的区别不以为然:在他们看来,疾病也可能是外部因素(如细菌、病毒、污染)侵害身体所造成的。然而,他们无法否认病人不是像罗氏所举的其他情况那样无助,这的确是一个很大的区别。特别是,病人可以寻求医学的帮助(这也正是医学的目的和功能所在)。即使病人处于痛苦的临终状态,也可以通过舒缓治疗,包括适当使用吗啡,来得到有效的帮助,能够减轻身体痛苦,也能减少精神和心理痛苦。事实上,儒家道德传统绝不会认为病人一定要接受任何徒劳无益的激进治疗。对病人进行复杂或特殊的医学治疗而没什么实际益处,其实是不道德的。不给或放弃任何无益的维持生命的医疗措施,不会与儒家的获得性尊严相矛盾。换句话说,儒家势必区分主动安乐死与被动安乐死(passive euthanasia),后者在道德上是完全可以接受的(Luo, 1998)。然而,故意不适宜地或过量地使用吗啡来使自己呼吸衰竭而死亡,则是完全不同的主动安乐死。它损害一个人的获得性尊严(特别是仁义德行),因为这是故意用吗啡来终结自己的生命而不是减轻自己的痛苦。吗啡本来是在医学应该用来帮助病人获益(即舒缓疼痛),而不是用来杀死病人(不再能够践行美德)。

第二,儒家伦理一般不支持为了消除痛苦而自杀,除了上面提到的极端情况外。儒家强调追求有尊严的美好生活,而不是追求快速死亡。当然,美好生活无法避免死亡,临终过程也无法总是迅速平静而没有痛苦。但是,理想的儒家有尊严的生活是履行自己的责任,忍受生活中的失败、挫折和痛苦,从而践行仁义,达到更大的获得性尊严。正如孟子所言:

> 故天将降大任于是人也,必先苦其心志,劳其筋骨,饿其体肤,空乏其身,行拂乱其所为,所以动心忍性,曾益其所不能。人恒过然后能改;困于心衡于虑而后作;征于色发于声而后喻。(《孟子·告子》)

儒家认为,这种在艰苦和患难中坚持不懈的精神是生命的重要意义之一。一个人如果追求道德的完善,那么即使他要承受各种精神或身体的痛苦,也不应该放弃道德责任。个人应该经受挫折和磨炼,坚持道德实践。孔子的学生曾子(公元前 505—公元前 435 年)对这种精神有一段经典的论述:

> 士不可以不弘毅,任重而道远。仁以为己任,不亦重乎? 死而后已,不亦远乎?(《论语·泰伯》)

这些美德,如正义、坚韧、毅力,会使人在艰难困苦中磨炼意志。一方面,在困境中践行这种美德,是一种尊严。因此,当晚期癌症病人面临着痛苦和死亡时,较理想的方式是能经受痛苦而坚持不懈,在治疗中沉着冷静。这是以有尊严的方式正确面对死亡。另一方面,为了消除痛苦而使用吗啡安乐死,不符合儒家坦荡的胸襟、顽强的毅力和追求仁义的精神。因此,在这种情况下主动要求安乐死有伤自己的获得性尊严,而并非尊重它。

第三,儒家的孝道美德,要求人在大多数情况下要保护自己的身体不受伤害。儒家经典认为,"身体发肤,受之父母,不敢毁伤,孝之始也"(《孝经·开宗明义》)。除非在非常特殊的情况下,为了仁义而牺牲自己的生命和身体,否则应出于对父母和祖先的尊重来保护自己的生命和身体。如果病人要求用吗啡安乐死来终止自己的生命,这不仅是对自己的生命缺乏尊重,也可能是对父母和祖先的不尊重,是一种既违背内在性尊严又违背获得性尊严的不孝行为。

第四,儒家伦理学认为每个人都与其家人形成特殊的关系,与家人密不可分,在医疗上推崇道德自主、家庭自主而不是个人自主的观念。如同第四章论述,家庭自主可以由儒家的道德自主概念来支持。儒家的道德自主并不是个人可以任意终止自己的生命,而是建立在儒家信念基础上的一种"源于天道意志的表达",即在礼仪中蕴含的仁义德行的表达(Fan, 2011)。因此,家庭自主和道德自主是相辅相成的,一个人的自主选择应该与它们一致。儒家对死亡的自主性,同样必须借由美德和礼仪,反映出儒家的道德立场和道德选择。而使用吗啡来终止自己的生命,显然不符合这类德行。因此,对于一个有尊严的病人而言,它不可能被看作是真正的自主行为。

(二)家人

在中国的医疗实践中,病人作为家庭成员之一通常与整个家庭一起作出医疗决定。如前所述,家庭关系非常重要,儒家认为家庭是一个独立于社会其他部分的基本单位，家庭作为一个整体同甘共苦。因此，家庭成员的疾病、受伤或残疾，必须被视为整个家庭的问题（Fan，1997；Wang，2015）。

如果进一步治疗对病人没有真正的益处，儒家伦理会支持放弃进取性治疗，包括维持生命的医疗措施（诸如心肺复苏、手术、化疗等等），只提供舒缓性治疗，包括利用吗啡来止痛。然而，主动安乐死是不同的东西，是直接杀死病人（尽管是以无痛的方式）。家属不应该要求医生使用过量吗啡来对病人实施安乐死，因为这种要求不是德行，不是以有德的方式来对待生病的家人。儒家的道德理想是"老者安之，朋友信之，少者怀之"（《论语·公冶长》）。如果一个家庭成员要求用过量的吗啡将病人杀死，不论病人是其父母、孩子还是配偶，都伤害了病人的获得性尊严，从而违背了这一理想。

如果病人是自己的父母，儒家的孝道要求子女绝不能抛弃父母，更不应该用吗啡将其"无痛"致死。在儒家看来，"孝子之至，莫大乎尊亲"（《孟子·万章》）。孝，通常被视为家庭主义的根本、一种基础性美德以及仁爱的主要体现（Fan，2006；Wang，2016）。为了让病弱的老人能在舒适和安宁的环境中度过生命的最后阶段，子女们必须照顾他们的身体、情感和精神需求（Fan，2011）。即使有些父母因为疾病而自愿要求安乐死，但有证据表明，在中国社会文化的背景下，他们真正想要的是减轻痛苦或减少子女的负担，而不是立即终止自己的生命（Liu and Yang，2015）。这时真正的孝道可能并非遵从父母的安乐死要求，而是试图用更好的、更有效的方式来照顾他们（包括找到更好的镇痛方式）。在儒家传统中，一个老人的尊严不仅来自自身的行为，也取决于子女对她的孝顺和照顾（吴静娴，范瑞平，2017）。通过吗啡安乐死来加速老年人的死亡，则是子女对父母的不孝和不义。

在儒家美德中,无论是一般的仁行还是具体的孝行,都不仅要求子女照顾年老父母,而且要求父母善待自己的孩子,强调父母和子女之间的感情和相互联系。因此,父母在对待子女时必须履行适当的父母角色。正如荀子所言,"请问为人父? 曰:宽惠而有礼"(《荀子·君道篇》)。父母与子女之间的这种相互联系和情感纽带,使父母有义务尊重子女的获得性尊严,并推动亲子关系的和谐发展。当然,在其他条件相同的情况下,由于年龄的限制,未成年子女的获得性尊严不可能像成年人那样多。然而,只要孩子学会了礼仪和美德,他就拥有了某些获得性尊严。当孩子身患绝症时,父母应该想尽一切办法减少其痛苦,但不应该用药物剥夺其生命,加速其死亡。他们应该践行儒家的美德,为不幸的孩子提供生理护理、精神鼓励、安慰和陪伴,从而维护孩子的获得性尊严。

夫妻关系在儒家传统中尤其重要。正如《中庸》指出,"君子之道,造端乎夫妇;及其至也,察乎天地"(《中庸》)。儒家君子首先要处理好夫妻之间的关系。夫妻关系产生了家庭,夫妻须践行美德、履行各自的义务。他们应该在行为上保持正直,在家庭事务上互相关心,更重要的是,以适当的礼仪尊重对方。因此,如果夫妻一方遭受身体的痛苦,另一方应尽到自己的义务,陪伴和照顾对方。抛弃患病的配偶、通过简单直接的医疗手段终止对方的生命,是极不道德的。吗啡安乐死不仅会破坏家庭和谐,而且还会损害患病配偶的获得性尊严,因为它损害了病人由过去的德行获得的道德价值。

可以用孔子的一句话简要总结,"仁者,人也,亲亲为大"(《中庸》)。因此,为了尊重患病家人的获得性尊严,应尽可能与他们保持密切联系,并给予他们最恰当、最舒适的照顾。如果家属要求医生用吗啡对患病的家人实施安乐死,这就违反了儒家家庭主义的核心原则,并伤害了病人的获得性尊严。

（三）医生

如果病人或家属要求进行吗啡安乐死，医生应该怎么做？在儒家美德伦理的影响下，中国传统医学被认为是"仁术"。医生在实践这门艺术时，需要爱护和关心病人，拯救他们的生命、减轻他们的痛苦。在践行"仁术"的职业实践中，医生也是在完善自己的医德：医生"能够更好地践行美德，对父母孝敬、对君王忠诚、对长者敬重、对幼者关怀、对众生满怀慈爱"（Fan，2009）。因此，如果医生故意使用医疗手段来终止生命，即使是为了消除病人的痛苦，也损害了儒家的医疗专业精神和病人的获得性尊严。

如上节所述，恻隐之心由上天赐予，是儒家仁爱的基础。恻隐之心奠定了儒家医学"仁术"的基石，要求医生对病人保持善良和同情的态度。在这方面，医生要把病人当作亲人对待。唐代名医孙思邈（公元541或581—682年）总结了医生的美德：

> 凡大医治病，必当安神定志，无欲无求，先发大慈恻隐之心，誓愿普救含灵之苦。若有疾厄来求救者，不得问其贵贱贫富，长幼妍媸，怨亲善友，华夷愚智，普同一等，皆如至亲之想……见彼苦恼，若己有之，深心凄怆。（《大医精诚论》）

在李亚明和李建会看来，如果终止病人的生命是消除病人痛苦的唯一有效的方法，那么儒家的恻隐之心就会支持医生对病人施行安乐死（Li and Li，2016）。对他们而言，主动安乐死与儒家的仁爱观念并不矛盾。我们认为这是个严重的误解。儒家伦理确实不支持通过激进的治疗来延长病人的生命,如果这种治疗不能真正帮助病人康复而只是徒增病人的痛苦的话。出于儒家的恻隐之心,拒绝或放弃维持生命的医疗措施有时是合理的,因为这种干预对病人徒劳无益。但是,"终止病人的生命是消除病人痛苦的唯一有效的方法"很可能是误入歧途的想法,可能既不符合医学的本性,也不符合当代舒缓医疗的实际,只要我们不去要求病人完全没有任何痛苦(因为人生必然伴随痛苦,健康人也常有各种痛苦)。如果认为儒家的恻隐之心会支持故意让病人死亡,以彻底消除其痛苦,那就大有问题了。这种意图违背了"医乃仁术"的观念,伤害了病人的获得性尊严。

医生应当如何表达对于病人的同情呢?儒家有间接和直接的两种方式。第一种是间接的:医生必须努力提高自己的理论知识和实践技能,来善待病人。例如医生能够熟练地开出正确类型和合适剂量的止痛药物,包括合适剂量的吗啡,帮助病人缓解疼痛。另一种方式则更为直接:医生应该对舒缓治疗投入更多的时间和精力,让病人得到临终关怀。这种同情则是"仁术"的具体体现。事实上,基于儒家对同情和仁爱的理解,医生应以美德的方式对待病人,通过医学手段来有效地预防疾病、缓解病痛以及挽救生命。

在吗啡的使用上,医生应该重新理解病人的获得性尊严,在使用药物时不仅要照顾病人的身体,还要关注病人的心理需求。医生应该在病人生命的最后阶段给予更多的关怀、支持和陪伴。这些都是为了帮助病人尽可能心态平和、安宁舒适地走完最后一程。医生和病人都不应盲目相信吗啡安乐死是解决医疗问题的最有效方法。虽然死亡后就不再承受痛苦,但吗啡安乐死却损害了病人的尊严,因为它不符合病人的德行(当然也不符合医生的德行)。反之,医生对待病人越有美德,病人就越有尊严。"仁术"则致力于提高医生的专业知识和实践技能,维护和增加病人的获得性尊严。而且最重要的是，病人的临终时期是维护其获得性尊严最困难的时刻，此时对其生命的关注和尊重，是一种高尚的奉献精神。

五、结论

吗啡通常是缓解晚期癌症患者中度或重度疼痛的首选药物。然而，不适当地或过量地使用吗啡可能导致病人呼吸抑制和死亡。本章主张在吗啡使用上应当明确区分缓解疼痛和主动安乐死。本章认为，儒家关于人的尊严的论述颇具洞察力，它不支持使用吗啡来对病人进行主动安乐死，因为违背人的尊严。病人或家属不应要求进行主动安乐死，即使他们提出此类要求，医生也不应执行。

最后，有必要对本章开头所报道的吗啡案进行一点补充论述。尽管医生没有意图使用吗啡来对病人进行安乐死，而且所用吗啡实际上也没有导致病人死亡，但所有的医院本来都应该明确说明并强调：开具吗啡处方仅用于缓解疼痛，不是用于安乐死。只要主动安乐死在中国仍是非法的，就应该在吗啡使用上将缓解疼痛与安乐死明确区别开来，以避免在临床实践中可能发生滥用。这也是本章儒家美德伦理学反思的一个结论。

第二十一章
公共理性与医助自杀

一、引言

当代人类生活的一个突出特征是既有道德上的一致性，也有极大的分歧性。一方面，正如恩格尔哈特指出，道德多样性是真实存在的。人们不仅对具体道德问题众说纷纭，而且在基本原则上也存在分歧。这种多样性在生命伦理学领域尤为明显。对堕胎、商业代孕、基因编辑、基因增强、医疗资源分配、器官移植、器官买卖、同性婚姻、性爱机器人、换头或换身手术、安乐死、医助自杀等问题的道德判断上，个体之间的看法大相径庭，不同文化之间也存在各种分歧。对于采用何种规范性伦理学理论来探讨这类问题，人们同样莫衷一是，无论是目的论的、义务论的还是美德论的伦理学理论（Engelhardt，1996）。

然而，另一方面，我们也不能否认道德一致性的存在。我们常常听到相同的意见、看到一致的观点，并在各种人类群体（如社群、国家甚至国际组织）中，发现一些共同的道德价值观。困难在于，我们如何适当地表征和利用这种一致性，并将其合理地整合成一种共同的价值观，进而将其运用于现实的政治关系中，从而证明所制定和实行的公共政策的合理性，而非漠然忽视相关的分歧。

为了在当代西方民主国家中实现这一目标，罗尔斯提出了著名的"公共理性"（public reason）这一观念。用他的话说，"公共理性的观念，在最深的层次上确定基本的道德和政治价值观，它们决定宪政民主政府与其公民之间的关系以及公民之间的关系"（《政治自由主义》，441-442）。罗尔斯的道德和政治价值观是自由主义的。反观东亚国家和地区，包括民主的和非民主的，都受到儒家道德和政治价值观的影响。那么，我们的问题是，是否可以同样建构一个具体的东亚公共理性观念，从而应用于东亚国家和地区呢？的确，重要的是，作为一个自由主义学者，罗尔斯为西方自由民主国家提供了一个自由主义的公共理性观念①。儒家学者有可能为东亚国家或社会提供一个儒家的公共理性观念吗？在其著作《万民法》（2002）中，罗尔斯承认世界上存在着不是自由主义的、但是合宜的（decent）人民，因此，罗尔斯探讨了自由主义者和非自由主义者都能接受的一般性原则，以规范他们彼此间的行为。罗尔斯承认，这些一般性原则不能是像专为自由主义者提供指导的那种"全方位的"（full-fledged）自由主义原则。按照这一思路，构建一种非自由主义的公共理性观念，供非自由主义的人们来采用，乃是合理的想法。

---

① 我把公共理性概念（concept）与特定的公共理性观念（conception, idea）区分开来，正如罗尔斯呼吁区分正义的概念与正义的观念一样（《正义论》，5-6）。粗略地说，按照罗尔斯的区分，概念具有一般性或抽象性，而一种观念则包含对于一个概念的具体或详细的理解和看法。

儒家理性在本质上是一种社群主义理性，由儒家人群所秉持。对罗尔斯而言，则不能称其为"公共"理性。的确，罗尔斯并不接受"社群主义"公共理性的说法，"并非所有的理性都是公共理性，正如教会、大学和诸多其他市民联合体所持有的理性是非公共理性一样"（《政治自由主义》，213）。他也不把这类理性称为私人理性，因为"不存在任何私人理性这回事"，而是将其归为"文化背景"，与"公共政治文化"形成对比（《政治自由主义》，220）。然而，本章认为，一个理性是否"公共"只是一个程度问题。例如，探讨宗教的公共理性是有意义的，如佛教或基督教的公共理性。如果属于各自宗教团体中的不同教派或子团体的佛教徒或基督徒都合理地认同一种"相同"理性，用来指导他们之间的相互关系和行为，那么这种理性就有助于解决他们之间的争端。事实上，现今世界上的任何一个成熟的大型宗教都不仅存在于不同的国家，而且其内部也存在着不同的教派和教团。在这样的宗教团体中，即使所有成员都有一些共同的宗教信仰，也存在着利益冲突以及不同的教义和道德观念上的分歧（即使在一个家庭或大学这样的小团体中，也会存在利益冲突）。因此，在一个大规模的宗教团体中，即使在外人看来他们有巨大的相似性，其内部也并没有一个统一的、单一的、全面的教义被所有的子团体共同秉持。他们的内部争议、冲突甚至战争，其严重和激烈程度有时并不逊于不同宗教或国家之间的战争。我们不妨回顾历史上天主教徒与新教徒之间的残酷战争经历以及现在仍会发生的不同教派之间的血腥战争。此外，这种大规模的、非地域性的宗教团体所制定的政策，也会对社会上其他团体的成员产生巨大影响。因此，即使一个小教堂或寺庙的信仰者持有的理性算不上是公共理性，我们也可以把佛教或基督教所共享的理性看作公共理性，当然前提是这些理性由各自社群合理地制定，对其各自子团

体所持的不同教义是中立的①。在罗尔斯的术语中,这种中立被称为
"目的中立"(见下节)。

　　强调这种社群类的公共理性,是为了说明一个有意义的公共理性
观念必然具有某种文化相关性以及超越国界的国际化特征。正如佛教
或基督教的公共理性必须基于各自的宗教文化一样,罗尔斯的自由主
义公共理性也扎根于当代西方的自由主义文化。此外,正如佛教或基
督教的公共理性为其各自的国际人士所共享一样,罗尔斯的自由主义
公共理性也由不同西方国家的自由主义者所共持。这也就是说,公共
理性不可能凭空产生,而必然有其源头;公共理性也不应该局限于特定
国家,而应该具有国际性。

　　尽管如此,相对于一个大型国际社群而言,一个大型政治国家的公
共理性观念,其实质内容还会要少很多。前者需要容纳一种文化或宗
教下的不同派别的理性,而后者则需要容纳多种文化或宗教的理性。
例如,要建立一个国际儒家协会,可以预期其成员共同秉持一系列儒家
的公共理性。这种公共理性深刻地蕴含在儒家信仰中,如天命、天道、
天理、德、礼、仁、义、孝、和,等等。相比之下,如果要为中国大陆的公民
提出一个儒家的公共理性观念,可能需要放弃天命信念,因为它带有儒
家的宗教信仰元素,而许多当代中国公民可能难以接受,因为他们虽然
在道德和政治上仍是儒家的,但在宗教上已不是儒家的。这种公共理
性适用于东亚国家和地区中不同宗教信仰的公民,而非适用于一个国

---

① 任何公共理性都不可能是无限宽泛的。如果我们追求的是宇宙中所有理性存在
　者所共享的公共理性,就像康德所探索的那样,那么这个概念在为具体的公共政
　策提供参考方面肯定是不够充分的。这也许就是为什么罗尔斯要把他的公共理
　性限制在现代西方国家的自由民主人士所共享的那些理性而不是其他人士所共
　享的那些理性的主要缘故(见下一节)。本章将论证,只要满足某些条件,谈论非
　发达国家人民的公共理性是有意义的。

际协会中的儒家信奉者;适用于他们共同的儒家道德和政治思想,而非适用于他们的宗教争议①。在某种程度上,这类似于罗尔斯对自由主义的论证态度:在试图为西方民主国家建立一个自由主义的公共理性观念时,罗尔斯无法借鉴整全的自由主义观点,如至善论自由主义(perfectionist liberalism),而是认为,只有政治自由主义才适合于为现代西方国家建立公共理性,从而必须扔掉整全自由主义所携带的形而上学包袱(《政治自由主义》)。

公共理性的一个重要功能,是为公民提供一个有效的概念框架,用以制定和论证他们认为合适的公共政策。因此,一个可供国家使用的公共理性观念可能是最重要的。在当今世界,只有主权国家才是制定有效公共政策和法律的真正权威。当然必须承认,可能在很大程度上,一些不同的主权国家共享一种公共理性观念。我的同事金圣文(Sungmoon Kim)提出,儒家的公共理性观念被东亚国家和地区的人民所共有,如韩国,中国的内地、香港和台湾地区②。最后,为东亚社会提出一个公共理性观念,绝不是肯定道德相对主义,不相信存在普遍性道德真理。相反,这只是说建立公共理性的主要目的不是为了追求普遍性道德真理。其目的在于,在面对一个国家中的人民持有不同的道德观点和利益时,如何找到一个适宜的价值概念框架来公平地制定和辩护公共政策(诸如我们在第六节将要探讨的医助自杀问题)。

诚然,为国家建立一个公共理性的理念,尤其有助于通过适当的政

---

① 即使在儒家学者中,对儒家是不是严格意义上的宗教也是有争议的。我理解儒家是一种宗教,因为它不仅包括道德和政治指导,还包括对"天"这一终极实在的信念。在正统的儒家生活方式中,有着与超自然的生命进行沟通和互动的礼仪实践,如已故的祖先、圣人和神灵。这就是说,即使学术界对儒家的宗教地位仍有争议,但在中国和韩国等国家中,从儒家信奉者在其生活中真正秉持的综合教义来看,将儒家视为一种宗教是合理的。

② 然而我并不同意他对儒家公共理性所持的一些具体观点,第四节中将会详述。

策和法律途径来处理有争议的生命伦理问题。在探讨生命伦理问题的
道德一致性和分歧性上,凯文·维尔德(Kevin Wildes)明确提出了三个
层次的范畴。第一个层次是"对象层面"的判断,涉及在具体情况下什
么是应该做的或不应该做的,或者法律是否应该允许某种特定行为,如
医助自杀。第二个层次是"辩护性"判断,它涉及具体道德争议或政策
制定的理由、道德情感、道德意识和价值观。第三个层次是"基础性"观
点,它提供辩护性判断的基础和可接受性(Kevin Wildes,2000)。本章
认为,我们应该基于"可辩护性"(justifiability)层面思想来探究公共理
性。因为我们为国家建立一个公共理性观念的主要目的,就是用来论
证一般公共政策和法律的可辩护性,包括生命伦理学相关的政策和法
律。停留在"对象层面"的判断过于狭窄而无法从事这一任务,而人们
在"基础"(foundational)观点上的共享理性又太少,也不足以完成这项
任务。当然,"可辩护性"理由不可能完全脱离"基础性"理由,但认可这
种"可辩护性"理由的人也不必然要接受一套完整的"基础"观点,即某
个道德传统中一套完整的理论、原则或规则,如儒家传统。也就是说,
"可辩护性"可能会涉及一些"基础"观点,所以不能完全脱离一套完整
的教义,但它们并不需要涵盖所有的"基础"观点。这一切都取决于人
们在其实际的生活方式中所具体接受和实践的相关内容。

　　在提供了这些背景信息之后,我将在下一节阐述罗尔斯的自由主
义公共理性观念,并解释为什么它不适用于像中国这样的东亚国家。
然后在接下来的章节中,我将介绍陈祖为和金圣文分别提出的两种儒
家公共理性观念,并指明每种观念会面临怎样的困境。在第五节中,我
根据本人在《重构主义儒学》(Fan, 2007)中提出的观点,将概述一种不
同的儒家公共理性观念,我认为它克服了陈氏和金氏所面临的困难。
接下来,我将从这个公共理性观念出发,探讨医助自杀问题,并论证为

何在当代中国不应将其合法化。最后一节是结语。

二、罗尔斯的自由主义公共理性观念

罗尔斯的自由主义公共理性观念，在当代学界最具影响力。他对公共理性的定义如下：

> 公共理性是民主民众的特征：是那些共享平等公民地位的公民的理性……公共理性在三个方面是公共的：是作为公民自身的理性，即公众的理性；其主题是公众之善与基本正义问题；其性质和内容是公共的，是由社会的政治正义观念所表达的理想和原则来给定的，并在此基础上公开进行的。（《政治自由主义》，213）

既然公共理性的理念有这三个特点，那么是否有必要将"公共理性"这一概念仅仅局限于民主社会呢？显然，不是每个民主国家都能构建一个合乎道德的公共理性观念。例如，在古希腊的民主政体中，妇女不能算作公民，甚至还主张奴隶制的合法性（Ernest Barker，1958）。这个例子表明，单纯的民主制并不足以保证适当的公共理性。尽管许多人不认为当代中国的政治制度是民主的，但一些中国学者声称，它仍然是一种民主，甚至比西方国家更民主，因为根据其观点，它代表了大多数中国人的真正利益（张维为，2012）。因此，我们可能仍然有理由根据罗尔斯所限定的这一概念的三个特征，提出一种公共理性观念，以供中国社会合理采用。

事实上，正如罗尔斯所指出的，他的公共理性观念在以下三个方面是自由主义的：

第一，它具体规定了一些基本的权利、自由和机会……第二，它对这些权利、自由和机会赋予一种特殊的优先性，尤其是相对于公共利益（general good）和至善论价值观（perfectionist values）的优先性；第三，它肯定了各种措施，以确保所有公民都有适当的万能手段（all-purpose means）来有效利用其基本的自由和机会。（《政治自由主义》，223）

罗尔斯解释说，除了正义原则，他的公共理性观念还包括探究指导（guidelines of inquiry）来确定推理规则和证据规则，以便指导公民运用正义原则来正确制定法律和政策。因此，他的公共理性观念所坚持的自由主义政治价值有两种：① 政治正义价值（如平等的政治和公民自由）；② 公共理性价值［如公共探究的指导、合理性（reasonableness）的政治美德、文明性（civility）道德义务］（《政治自由主义》，224）。

在本章中，我不去判断罗尔斯的自由主义公共理性观念是否适用于当代西方社会，但我认为它确实不适用于中国社会。一个理由是，现代中国的社会和历史条件与西方国家有着本质的不同。正如罗尔斯所承认，他的自由主义正义观就是在西方国家的社会和历史背景下构建的。

宗教改革后发生的宗教战争和随后的宽容原则的产生以及宪政和大型工业市场经济体制的发展，形成了西方国家的社会和历史条件。这些条件深远地影响了可行的政治正义观念的要求：这种观念必须允许多种多样的学说以及现有民主社会成员所肯定的、相互冲突的、事实上无法兼容的多种良好生活观（Rawls, 1985：225）。

相比之下，中国的社会和历史背景与西方的宗教和历史因素截然不同。首先，中国的主要文化或宗教是儒家，而非基督教。尽管儒家有其关于天、魂魄和死后的宗教或形而上学信念(Fan,2019),但它从未形成像西方罗马天主教那样强大的宗教组织。毋庸置疑,儒家最重要的群体是家族或家庭而非教会,而且儒家也没有像罗马天主教会对基督教信仰那样,成立一个权威的家庭协会组织。因此,在中国不可能也没有必要产生宗教改革。像在现代西方被极度强调的政教分离之类的情况,在中国就不是一个重要问题。

此外,在中国历史上数以百计的战争中,没有哪种像西方的天主教徒与新教徒之间的宗教战争。尽管中国各宗教之间肯定有社会、伦理和政治方面的冲突,尤其是在所谓三教(即儒释道)之间的冲突,但从未发展成一场血腥的宗教战争。长期以来,儒家对其他不同的宗教或形而上学信仰一直采取宽容的态度,只要这些信仰不违反公认的儒家道德或政治要求即可。换句话说,与基督教相比,儒家强调一个人的德行而不要求专一的宗教忠诚,也不强调宗教教义的正统性。很明显,中国过去的皇帝或统治者,并非总是遵循这种宽容。但中国历史上发生的政治迫害和政治清洗,很少是真正出于宗教教义争论,而是出于实际的社会和经济利益冲突①。在这个意义上,可以合理地得出结论,儒家的宗教宽容原则在传统中国已然存在,而且这一原则与西方现代宗教改革和宗教战争后形成的宗教自由原则是相一致的。

当然,近代以来东方与西方相遇,中国人的社会政治已发生了巨变。在 20 世纪,经过一系列革命和政治运动,包括 1911 年的辛亥革命、1919 年的五四运动、1949 年的社会主义革命和 1966—1976 年的"文化大革命",中国的儒家传统逐渐被打破和瓦解。中国政治和经济

---

① 在中国明清与罗马教廷出现的所谓"中国礼仪之争"可能是个真正的例外,触及东西宗教文化之间的信念冲突,而不是经济政治冲突。参见李天纲,1998。感谢方旭东同我讨论这一问题。

的上层建筑已不再是儒家的,政府所提倡的主流道德也已经不是儒家的,而是一种更为平等主义的现代道德。然而,儒家道德仍然广泛支配着当代中国人的生活,实质上的"儒家人格"依然影响着中国社会的基本德行和价值。四十多年来中国的经济改革取得很大成效,其策略也在很大程度上有赖于儒家思想的驱动力。在中国大陆,尽管儒家道德已经受到破坏,但官方推崇的主导道德和实际运作的儒家道德之间的脱节也很明显。如果在当代中国公共理性观念下,对中国人的道德生活方式进行描述,那么称之为儒家还是比较准确的,而不是其他任何方式的①。这便是罗尔斯的自由主义公共理性观念不适合中国的第二个理由。

最后,罗尔斯处理中立问题的方式以及他对堕胎问题的讨论表明,像他所提出的自由主义公共理性观念,都无法脱离于当代西方社会下各种整全学说(comprehensive doctrines)的个人主义特征。可以肯定的是,在其自由主义观念下,虽然罗尔斯主张中立性(neutrality),但他只主张目的中立性(而不是程序或效果的中立性):基本制度和公共政策的设计"不是为了支持任何具体的整全学说"(《政治自由主义》,194),而是为了"确保所有公民都有平等的机会去促进他们自由认可的良好生活观念"(《政治自由主义》,192)。他承认,这种目的中立性不是程序的中立性,因为它所呼吁的政治价值远远超出了程序价值。他继续说,这也不是效果或影响的中立性,因为"它仍然可以肯定某些形式的道德品质的优越性,并鼓励某些美德……如文明和宽容的美德"(《政治自由主义》,194)。罗尔斯加了一个长长的脚注,探讨在制定有关堕胎问题的相关法律时如何去应用目的中立性(《政治自由主义》,243)。

---

① 关于当代中国状况的更详细说明,见《当代中国儒家的共同善》一文(Fan,2014)。

他认为,我们需要"根据这三个重要的政治价值来考虑这个问题:一,对人的生命的适当尊重;二,政治社会长期的有序繁衍,包括某种形式的家庭;三,作为平等公民的女性平等"。他的结论是,"这三种价值的任何合理的平衡,都将使妇女有正当的权利去决定是否在前三个月内结束妊娠"。他认为,"理由是在怀孕的早期阶段,妇女平等的政治价值高于一切"(《政治自由主义》,243)。

在我看来,罗尔斯所提出的三种价值以及他所进行的平衡方式都明显是个人主义道德特征的表现,这种特征在西方的大多数整全学说中都有体现,无论是宗教的还是世俗的整全学说。它们通常假定并强调个人的独立性、权威性和自主性,而不像东方的整全学说如儒家那样,强调在堕胎决定中的社群主义或关系主义特征。虽然罗尔斯强调妇女在这个问题上的平等地位,但它忽略了东方的非个人主义道德观(如儒家道德观),后者更加强调父母关系的价值、父亲在堕胎决定中的地位以及孕妇的父母应该介入这类决策①。

这就是说,即使罗尔斯在设计他的公共理性观念时确实很诚实地以目的中立性来对待西方各种整全学说,但这种中立性也无法超出个人主义道德的特征,而非西方社会中的整全学说可能并不存在这种特征。因此,在这个意义上,他的公共理性观念的设计必然有利于西方的整全学说而不是东方的整全学说,比如不具此个人主义特征的儒家学说。对罗尔斯来说,"唯一与公共理性相抵触的整全学说就是那些不能

---

① 个人主义与整体主义或关系主义涉及高度复杂的形而上学和道德问题,本章无法详细讨论。这里只想指出,如同本书第一部分论证,儒家的整全学说持一种以家庭为本位的决策模式。这种模式不像个人本位的西方模式那样认为个人在生物医疗问题上拥有独立于家庭的唯一或排他性决策权(Fan, 2015)。在受儒家伦理影响的东亚社会中,决策具有家庭主义的或非个人主义的道德特征。这可能会对罗尔斯的自由主义公共理性观念构成一种合理的挑战:它不适用于东亚社会,因为它显然不能满足自己设定的目的中立性要求。

支持政治价值的合理平衡的学说"(《政治自由主义》,243)。但我们的第一个问题是,这些政治价值从何而来? 可能罗尔斯想要争辩的是,即使他提出的一些政治价值(如自由和平等)来自西方的整全学说,它们也是独立存在的(self-standing),并不是用来支持某个具体的西方整全学说。那么我们的第二个问题是,采用这些价值观念是否有利于西方的整全学说而不是非西方的整全学说? 如果上述对西方和东方整全学说中的个人主义与非个人主义的道德特征的观察是正确的,那么就很难得出结论说,罗尔斯的公共理性观念完全独立于西方整全学说的个人主义特征。因此,如果简单地将罗尔斯的公共理性观念引入东亚社会,就会有利于那些带有个人主义特征的西方学说,而不利于那些非个人主义的东方学说。这就违背了罗尔斯在构建公共理性观念时所主张的目的中立的要求。

值得注意的是,这里探讨的是具体观念问题,即罗尔斯的自由主义公共理性观念不适合受儒家伦理影响的东亚社会,那是否意味着公共理性的概念可以用来表征和指导任何一群人,不管他们持有什么样的整全学说或接受什么样的政治制度? 这并非本章所要论证的。这里需要强调公共理性概念所适用的一个必要条件:它不能适用于任何极权主义政权。在这种政权中,人民被政府彻底控制,而无法拥有思考、说话和行动的基本自由。对于那些虽然在某种意义上是民主的但却受制于多数人暴政的社会而言,这个概念也没有意义(如古希腊的民主,其法律不允许合理拥有私有财产也不保护基本的个人权利)。简言之,我将遵循罗尔斯在其晚期作品《万民法》中发展出的基本思想,坚持认为除了自由民主的人们之外,公共理性概念也适用于其他"合宜的"当代人。即使他们不是自由民主人士,他们也享有罗尔斯术语中所述的适当的最低限度的人权(《万民法》)。无论他们的社会是自由的还是民主的，只要满足最低限度的人权这一条件，人们就可以根据自己社会的特定历史和社会文化状况，合理地发展出他们各自的公共理性观念①。

罗尔斯为一个合宜的社会设定了两个标准。第一，它"没有侵略性的目的，并且……只是通过外交和贸易以及其他和平的方式来获得其合理的目的"(《万民法》,64)；第二，它的法律体系为其所有成员确保最低限度的人权清单(这只是自由主义人权清单的一小部分，我将在第五节中论述)，规定合理的道德责任和义务，并且"法官和行使法律制度的其他官员都真诚地、合理地相信法律确实以一个共同的、良善的正义观为指导"(《万民法》,65‑66)。我认为这两个标准是合理的，应该被普遍接受。我假设现代中国社会已经逐渐成为这样一个合宜的社会。当然，我知道这个假设在国际上是存在争议的。关于目前的中国社会在多大程度上满足了罗尔斯提出的两个标准，是可以讨论的，无论如何，我希望当代中国的深化改革状况以及罗尔斯相对于民主社会而提出的合宜社会的合理性，已为我们提供了一个合适的背景来合理地探讨为中国构建适当的儒家公共理性观念的可能性。

三、儒家自由主义公共理性观念

陈祖为提出了儒家自由主义公共理性观念。严格来讲，他并没有使用这一术语，他使用的是"温和的儒家至善主义(moderate Confucian perfectionism)"，"在整全学说与罗尔斯的公共理性这种自由主义社会政治文化之间，开辟一条中间道路"(Chan, 2014)。然而在我看来，陈

---

① 对于罗尔斯在其《万民法》中所提出的公共理性概念的这一必要条件，本章并不试图提供更多论证。相反，本章的以下部分将试图说明和捍卫包括中国在内的东亚社会的儒家公共理性观念，并且假设该必要条件已得到(或将得到)满足。

氏实际上提供的正是一套儒家社会(如中国香港这种非西方自由主义社会)政治文化中的共同政治价值观,从而形成现代版的儒家政治哲学,指导政府的政策和活动(比如道德教育)。这种做法是为了适应现代社会的多元化特征。在这个意义上,将其作品看作是为香港社会提供了一套儒家的公共理性观念,并没有概念上的问题,因为他所提供的理性符合罗尔斯所论述的公共理性的三个方面(见第二节)。

陈氏的儒家公共理性观念,其主要内容如下:

> 我相信,在不诉诸任何整全学说的情况下,对美好生活的判断是可能的……温和的至善主义……以一种零碎的方式诉诸个体对于人类良善和经验的判断……我认为传统的至善主义哲学(perfectionist philosophy),如儒家思想,可以为现代社会提供丰富的洞察力和伦理资源。但它们是一套整全的学说,放在现代政治中就会出现合法性、和谐性问题。使这些洞察与资源和现代多元化社会相调和的最佳方式是通过温和的至善主义。例如,进行道德教育的温和方式是提倡构建美好生活的具体美德,而不是将其建立在一个整全的学说之上。我相信,在不必对儒家哲学全盘接受的情况下,也可以理解并欣赏诸如尊重、敬畏、守信、真诚和仁爱等儒家美德的价值。(Chan,2014)

因此,陈氏坚持认为,关键是应该放弃任何整全的儒家学说,只是呼吁特定的儒家美德。从整全的儒家学说中抽离出特定的儒家美德,已经足以构成一个政治价值体系。在这个体系中,诸如尊重和信任这样的儒家美德可以构成指导当代如中国香港这样的儒家社会的公共理性的一个重要部分。同时,陈氏认为,他的公共理性观念的其他基本部分应该来自罗尔斯提供的自由主义价值观。虽然他论证了这一观念的结构,但他也说需要更多的工作来把自由主义和儒家这两类价值结合起来,形成一个连贯的儒家公共理性观念。现在假设他的策略可行,即儒家和自由主义价值观的框架可以由这种方式结合起来,在一个儒家社会中作为公共理性来完成其任务,那么就会出现两个重要问题。第一个问题是,为什么需要把具体的儒家美德与整全的儒家学说进行分离,对于儒家的公共理性观念是必要的? 其次,这种分离是否可能?

对陈氏来说,这种分离是必要的,因为他认为这是现代社会文明(civility)的要求。这种文明的要求从何而来? 陈氏承认它不是来自儒家思想;相反他是从罗尔斯的思想中引入的。"文明试图通过寻求共同点和超越党派的共善来减少冲突……在证明自己的观点时提出他人可以共享的理由"(Chan,2013)。因此,他想提倡的既是儒家思想的"丰富的洞察力和伦理资源",也是现代儒家的多元社会中对自由主义"文明"的要求。他所构建的是自由主义和儒家相结合的公共理性观念。在这种情况下,虽然他的理论被称为儒家至善主义,但儒家的价值只能以零散的方式来推广。因为"把儒家思想作为一种整全学说来推广是不可取的,因为这损害文明"(Chan,2013)。

我不认为这种分离是必要的,因为在陈氏的解释下,自由主义的文明要求可能过于强烈,以至于无法为当代儒家社会有效地构建任何公共理性观念。当陈氏要求一个人必须"在证明自己的观点时提出他人可以共享的理由"时,他需要考虑的"他人"是否包括当代儒家社会中的每一个人,还是只包括受儒家价值观影响并普遍接受这种价值观的大多数人。如果是前者,那么任何理由都是不可能的,因为在当代任何理由都不可能得到所有其他公民的认同。例如,若某人为自己的观点进行演绎论证,那么其他任何公民都不会反对他的大前提或小前提。这不仅对东亚儒家社会的公共理性来说是不可能的,对西方社会的自由主义公共理性也是不可能的。另一方面,如果是后者,即提供社会中大多数人都认同或接受的理由,那么陈氏的分离要求对于一个当代儒家社会则是没有必要的。很可能的情况是,东亚社会的大多数人不仅认同一些零散的儒家具体美德,而且实际上也接受一些整全的学说,如儒家关于家庭孝道的学说(详见下一节)。因此,在提出论证甚至制定公共政策时,只要这些儒家的整全学说被大多数人自愿自发地继承和接受,而非被政府强制推行或灌输,就没有必要放弃引用这些整全学说来论证。

对于第二个问题,这种分离是否可能实现? 金圣文提供了一个令人信服的论证,表明它是不可能的。在金氏看来,陈氏的理念无法避免一个两难局面。一方面,陈氏需要证明他所列举的人类美德是重要的儒家美德,若缺少这样的证明,就无法将他的至善主义观点定性为儒家而非其他至善主义观点,比如自由主义至善观点。"当人类的美德,如尊重、敬畏、守信等脱离了儒家的整全学说时,如何还能称之为'儒家',这一点并不清楚"(Kim,2016:181)。但另一方面,如果陈氏强调这些人类美德的儒家根源,相关的儒家思想将不可避免地成为一种整全学说,而陈氏认为这将违背自由主义的文明价值(Kim,2016:181)。这就说明,当陈氏试图构建一套儒家的公共理性观念时,其内容不能像陈所预期的那样完全脱离整全的儒家学说。如果他坚持这种分离,那么其公共理性就不再是儒家的理性,而是成为自由主义的理性了。

四、儒家平等主义公共理性观念

金圣文是提出明确的儒家公共理性观念的第一位儒家学者。他指出，其观念有以下两个规范性前提：

（1）有一种可贵的儒家生活方式，它不同于自由主义的生活方式；

（2）一个国家可以允许根据一系列儒家价值（如孝道、敬老、祖先崇拜、礼仪、家庭和睦和社会和谐）所提供的理由来鼓励或抑制一些活动、观念或生活方式（Kim，2016：87）。

通过这种方式，他明确地将他的儒家公共理性观念与罗尔斯的自由主义理念区分开来。同时他还强调，现代西方社会的民主价值必须被纳入任何可能的公共理性观念中，比如他的儒家公共理性观念。对他来说，尽管民主公民对一些核心的自由和权利的政治价值观有普遍共识，但他们对每项自由和权利的实质道德内容也会存在极大的分歧。在他看来，这种分歧必然源于指导个人道德生活的整全学说（Kim，2016：80）。那么，公共理性的规范性应该来自哪里？对霍布斯（Hobbes）而言，它完全来自政治权力的强制性，而对罗尔斯而言，它不能也不应该来自这种强制性，而是应该使得公共理性既要尊重也要约束多样性。因此，金氏认为，罗尔斯的方法必然尊重价值多元主义。这种情况"使整全学说和公共理性之间的界限比人们通常认为的（甚至比罗尔斯本人所意图的）要松散得多"（Kim，2016：80）。"其结果是在不同的整全学说之间，对公共理性的解释可能存在竞争"。因此在金氏看来，罗尔斯不得不"开一个后门，允许整全学说潜入公共理性的领域"，因为对于每项自由和权利的实质道德内容上的差异而言，需要整全学说来支持其合理性（Kim，2016：80）。所以金氏认为，对罗尔斯的自由主义公共理性观念的完善诠释，可以在真正意义上尊重和包容多样性，这导致了公共理性和一些整全学说之间的重叠或交织。金氏由此得出结论，我们能够为儒家东亚社会探索出一种新的规范性理论模式，即公共理性至善主义（public reason perfectionism），而儒家即是其中的一种类型(Kim, 2016: 81)。

此外,金氏认为其儒家观念的两个规范性前提,可以由六个命题来补充。这些命题共同使儒家公共理性成为一种民主的至善主义。在这六个命题中,命题三至关重要:

命题三:在儒家社会中,所有人作为公民都是相互平等的,他们共同行使人民主权 (Kim, 2016: 88)。

金氏承认,命题三并非儒家的原创价值,而是从民主价值中输入儒家的。如其所宣称,他的儒家公共理性观念"必须将民主的核心价值作为非工具性的价值来接受,如人民主权和政治平等"(Kim, 2016: 88)。这样一来,我们看到很有意思的一点:陈氏在其儒家公共理性观念中插入了一个自由主义的核心价值——文明性,而金氏则在其观念中插入了一个民主的核心价值——平等性。因此,在我看来,陈氏在儒家价值和自由主义价值之间面临着两难选择(正如金氏所展示的那样);而金氏则在儒家价值和民主价值之间面临着两难选择。我将在下面进一步说明,如果陈氏不能贯通这两条进路,金氏也不能。我认为他们都给我们提供了启发和教训,以便表征一个真正的儒家公共理性观念。

具体来说,我认为金氏在将公众平等的一般民主价值引入其儒家公共理性观念中时,他忽略甚至否认了儒家的某些关键的非平等主义特征:

(1)合理的政治不平等性:由于不同公民个体所具有的儒家美德不同,公民在政治上是不平等的。例如,儒家的公共理性可能不接受每个人都有"一人一票"选举的道德权利。也就是说,有些不平等的政治安排可能是合理的。

(2)合理的机会不平等性:由于儒家的家庭观和差等之爱的理论和实践,公民的机会是不平等的。鉴于家庭在儒家社会中的基本地位,机会平等必须是家庭本位的、有限定的平等，它允许甚至尊重由某些因家庭因素而产生的合理的不平等。

的确，公民平等的一般民主价值强调公民之间平等的自由和义务。然而，虽然儒家应该接受某些自由是每个人的基本权利，但儒家也主张一些不平等的自由和义务(Fan, 2014)(详见下一节)。在儒家看来，个人的美德和能力越大，他们的政治权利和义务也应越多。因此，儒家在政治上支持的是任人唯贤，而非"一人一票"的民主政治。当然，那些拥护民主平等的人当然知道有些公民没有什么智慧和美德，他们也不觉得平等的政治参与(如一人一票)一定会选出好的领导人。他们只是接受一种绝对的平等主义思想，认为人的价值、尊严和地位是平等的，因此每个人都应该有平等的政治参与权，并且接受可能产生不良后果的风险。相比之下，根据儒家的观点，每个人都被赋予了美德的潜能，所以每个人都可以通过培养美德而成为君子、贤人乃至圣人。因此，儒家承认人与人之间有这种本质上的道德平等，但它同时也承认个体之间在实际培养和践行美德方面存在不平等。因此在道德地位和政治参与上，儒家文化倾向于反对人人绝对平等的思想。有一批学者从儒家贤人政治的角度论述并捍卫公民政治不平等的合理性(Daniel and Li, 2013)。人们也认识到，平等主义有时与善治(good governance)或保护自由相冲突。因此，在儒家看来，为了更好地捍卫基本自由，可能应该限制民主政治中的平等性(Bai, 2019)。

一个典型例子是，儒家可能认为公民没有"一人一票"普选的道德权利。正如陈祖为在一篇未发表的论文中所说，民主的平等主义者通常认为，每一个受到政府决策影响的人都应该有政治参与权，包括投票权；而儒家认为，政治参与权不仅涉及自身利益，还涉及指导他人生活的他律因素。因此在陈氏看来，儒家持有一种"政治权力的服务观"，这种政治权力主要是责任,取决于个人的治理能力和被治理者的合作(Chan,2014)。因此,这种政治权力的合法性就在于其对改善人们生活的贡献如何。没有自然的统治,正如没有自然的公民身份一样(Chan,2015)。因此,儒家可以把普选作为一种可用的工具和经验性机制:如果这种机制在特定时期对特定社会的人民幸福或繁荣有益,则应该采用;相反,如果它没有作用甚至不利于人民的美好生活,则不应采用。因此,在一个社会中"一人一票"可能是一项政治或法律权利,但也可能不是,因为在儒家看来,它不是一项基本人权或道德权利。对于儒家来说,重要的是在个人的基本自由和权利得到保障的前提下追求美好生活和贤能政治,而非不惜一切代价追求一人一票的普选制度[①]。

此外,在儒家生活方式中家庭处于一个中心地位。儒家的家庭的形而上学和本体论与自由主义西方发达国家的诸多诉求相冲突,尤其是其平等主义的追求。基于儒家对家庭的理解,"男人、女人和孩子的角色并非自由创造出来的,而是被看作适当地反映了先在的、非社会建构出来的道德规范,即一种支持家庭角色义务的规范性实在"(Engelhardt,2013)。然而,自由主义的西方发达国家致力于民主的机会平等,这一诉求与这种传统家庭的存在保持张力。家庭的目的是使自己的家人优先于其他人获益,因而阻碍社会中公平的机会平等的充分实现。虽然目前大多数西方国家仍然容忍这种不平等,但这并非民主正义所要引导的社会发展方向。正如罗尔斯也承认,虽然废

[①] 当然,贤能政治推崇"任人唯贤",也支持必要的权力制衡,这就引起一系列需要进一步探讨的问题(超出本章的范围):由谁来评价和决定"贤"或美德? 如何把"贤"或美德落实到制度实践中去? 不经"一人一票"的选举安排,能否实现和维持权力制衡? 事实上,几乎所有贤能派学者都正确地支持至少一部分制度应当通过"一人一票"的选举产生从而维护适当的权力平衡,他们只是不认同人人都有"一人一票"政治普举的一个基本道德权利。感谢慈继伟同我讨论这一问题。感谢刘海立建议增添这一注释。

除家庭并不迫切,但机会平等的民主思想确实倾向于这个方向(《正义论》,511)。西方发达国家公开支持这种权利,使个人更容易脱离家庭,在婚外生育子女(Engelhardt,2012)。这同儒家以家庭为本位的伦理取向南辕北辙。

在支持传统家庭的同时,儒家的公共理性必须探索如何应对来自公平的机会平等的挑战。儒家差等之爱的价值观,在对政府追求机会平等的政策和制度上设定了某些约束。为了保护家庭的正直性、维护家庭本位的机会不平等,这种约束也是必要的。在这方面,儒家社会应该发展和确保某些类型的平等,如法律面前的形式平等、司法独立和法制秩序等传统儒家社会未能发展出来的平等。但对于其他类型的平等,尤其是绝对的福利性平等,儒家的公共理性则不能接受,如加拿大等个别西方国家所实施的由政府管理的、单级的、排他的基本医疗平等分配制度,正如本书第二部分所示。这种由国家强制的医疗平等,不允许公民为自己和自己的直系亲属购买更好的基本医疗服务,即没有为他们留下合理的空间来实践儒家所肯定的差等之爱,这在儒家看来是反仁义的,也是不公平的。儒家应该接受机会平等的一般原则,但前提是它必须与儒家家庭本位的道德情感相协调,以允许甚至鼓励某些基于家庭的机会不平等存在。例如,父母可以向其子女提供一些教育机会,虽然这些机会必然导致社会中教育机会的分配不平等(Fan,2016)。这就是说,在儒家社会中促进公平的机会平等时,公共政策和法律必须为公民的个人选择留下足够的制度空间。比如在教育、医疗和住房领域,除了政府提供的公共服务体系之外,也应鼓励私营机构的发展并允许公民选择私营服务。

简言之,金圣文错误地将公共平等的民主价值引入其儒家公共理性观念中,从而与儒家的某些核心价值产生冲突。与陈氏一样,金氏的观念也无法避免两难困境。一方面，金氏需要严谨论述其观念中所主张的儒家价值的实质是什么（如他所列举的"孝道、敬老、祖先崇拜、礼仪、家庭和睦和社会和谐"），否则他就无法将这些价值定性为儒家价值而非其他（如民主）价值。然而另一方面，如果金氏强调这些价值的儒家根源以及它们与整体儒家学说之间根深蒂固的联系，那他将必然涉及非平等主义的内涵和要求，这种非平等主义在儒家伦理上都是可以得到辩护的。儒家对这些要求的重视，难以允许金氏协调一致地将"公民主权和政治平等"等民主价值引入其观念中，否则将失去其作为儒家观念的相容性。简言之，金氏似乎和陈氏一样，没有足够的信心来为东亚社会提出一个真正的儒家公共理性观念。

五、儒家重构主义公共理性观念

本节基于我在《重构主义儒学》中提出的观点（Fan, 2010），尝试得出一个更合理的儒家公共理性观念。我将首先总结这个观念的关键点，然后为它们提供解释和辩护。

（1）受儒家影响的当代东亚社会依然普遍接受和实践着一系列儒家的基本美德。因此，儒家公共理性观念必须包含这些儒家美德，作为公共理性或价值，与其他公共理性或价值（尤其是基本自由和权利清单）一起，为这些社会的公共讨论和政策制定提供指导。

（2）儒家公共理性观念应该包含一份基本自由和权利的清单，作为公共价值或理性。但这种自由和权利应该从儒家的基本美德中发展出来或至少应与它们的核心要求不相矛盾。这就是说，如果与儒家基本美德的核心要求相冲突的话，那么来自另一个传统（如自由主义的社会民主传统）中的一种理性或价值（无论在另一个传统中多么重要），就不应该直接引入到儒家公共理性观念中来①。

（3）这一重构主义公共理性观念中的政治正义原则将既包括儒家基本美德的核心要求，又包括由此发展出来的（或至少与此不相冲突的）基本自由和权利，以形成一组协调一致的公共理性，用于调节当代受儒家影响的社会。

（4）如同其他的公共理性观念一样，这一观念也应包括探究指导，即一套推理规则和证据规则，以利于公民参与公共讨论和制定公共政策。

概言之，在这一观念下，公共理性的内容涵盖四个方面。首先，它保留了儒家的基本美德，如仁、义、礼、智、孝、和等。在当代受儒家影响的东亚社会中，这些美德依然被普遍接受和实践，继续指导着这些社会实践。需要指明的是，这里的重点不是为公共理性提供一份详尽的儒家基本美德清单，也不是接受这些美德在传统意义中所有的理解或要求。相反，为了建立一个适用于当代东亚社会的儒家公共理性观念，重点是重构仍然体现在人们的生活方式中的这些基本美德的核心要求。简言之，应该充分阐述这些核心要求，使其构成儒家公共理性观念中不可替代的部分来引导当代人。其次，这一观念建立了一个基本自由和权利清单，这些自由和权利不仅对于保护当代社会中的合法个人利益是必要的，而且与美德的任何核心要求都不相矛盾。再次，这个观念下的政治正义原则不可避免地具有双重性：它们必须整合儒家基本美德与基本自由和权利的核心要求。在这个体系中，不能为了整体社会利

---

① 按照这一论证，陈氏提出的观念引入自由主义的"文明"价值，而金氏提出的观念引入民主主义的"平等"价值，而两者可能都与儒家美德的一些核心要求相冲突，这使得他们各自的公共理性观念不再是真正儒家的。相比较，在我所提出的儒家公共理性观念中，虽然某些基本的自由和权利是必要的组成部分，但它们并不像儒家基本美德那么根本，也不与儒家美德的核心要求相冲突。

益而牺牲个人基本的自由或权利，也不能为了促进任何非基本的自由或民主权利而违反美德的核心要求。最后，它提供了适当的探究指导，即一套推理规则和证据规则，供公民更好地参与公共讨论以及制定适当的法律、政策和决策。

我认为，在当代受儒家影响的社会中，至少有两个以美德为基础的、核心的道德和政治要求仍被广泛地接受和实践。第一，在世界上所有类型的生命中，人的生命是最尊贵、最有价值的。因此，无辜者的生命必须得到尊重和保护。第二，应鼓励和帮助个体培养基本美德，以形成适当的人际关系。而且这种关系的道德适当性不是主观主义的，不应该仅仅取决于个人的自主决定或互相的自愿同意。这一要求，也同人们对于东亚社会现实状况的一系列深思熟虑的判断协调一致。例如，家庭是一个深刻的形而上学和规范性实在，是要个体去追求和实现的，而非仅仅由参与者互相同意而产生的单纯的社会结构。再者，亲子乱伦在道德上是邪恶的，不论孩子是否已经成年，也不论乱伦双方是否都自愿同意以及是否造成心理上的伤害（Fan, 2017）。加之，每个人在道德上都有义务履行普遍之爱以及差等之爱（Fan, 2016）。最后，与一些著名的自由主义学者提出的典型的自由主义结论相反（English, 2002），东亚人普遍认为，成年子女有照顾老年父母的道德义务，即使他们与父母之间对此义务没有签订任何契约（Fan, 2007）。有必要指出，即使有些当代西方人也持有类似的核心要求，但基于儒家基本美德的这两个核心要求的道德取向也与基于完备的自由主义民主思想的个人自由、平等和权利的道德取向有所不同。当然，儒家公共理性观念必须包含一套基本的自由、平等和权利，我在本节后面将解释这里所说的"基本"的含义。

在论述我的儒家公共理性观念的第二部分内容之前，我先岔开话题,探讨一下正当性(legitimacy)问题。事实上为了建立儒家公共理性观念,我们必须面对多元主义的挑战:在东亚社会中一定有非儒家人士不接受儒家美德的核心要求。我们怎样才能证明儒家公共理性观念是正当的而不侵害其他非儒家人士的信念?我可以提出两点来应对这一挑战。首先,这种公共理性观念不仅是基于儒家的观点,也基于东亚社会所展现出的道德和政治的生活方式。例如,当下中国社会的一个事实是,即使大多数人不认为自己是儒家,他们仍然接受并实践基本的儒家美德,尤其是上述的两个核心要求。也就是说,在宗教信仰上,人们可能是无神论者、佛教徒、儒教徒、基督教徒、道教徒或其他信仰的信徒,但在道德和政治上,他们仍然主要是受儒家美德的影响和塑造的①。用金氏的术语来说,他们的道德生活方式是儒家式的,而非自由主义的或其他的。的确,如果我们看一下中国人的道德和政治生活方式(而不仅是看一下他们是否承认自己是儒家),我们很容易发现儒家的公共理性(如基本美德的核心要求以及相关的深思熟虑的判断),根深蒂固地嵌入在他们的生活实践之中。在他们的日常语言中,可以听到他们通常使用儒家美德的术语。在他们的日常活动及社会常识中,可以察觉到他们共享着儒家的公共理性。在他们对待自己和他人的行为中,在他们对政治和法律机构以及政府的态度中,在他们对道德、社会和文化事件的反应中,我们都可以发现只有儒家思想才能更准确地描述他们所依据的理性。所有以上这些因素,提供了足够的正当性来阐明儒家基本美德的核心要求,并将其纳入这些社会的公共理性观念中。即使有些人可能宣称不接受这些核心要求或我这里提供的表述方

---

① 正如有的学者区别"儒教"与作为"公民宗教"的儒家,后者被理解为一个社会学或政治学概念,在东亚社会发挥价值奠基、认同塑造、社会凝聚等作用。参见陈明,2023。

式,亦是如此。

这就是说,在当代受儒家影响而又多元化的社会中,如中国大陆,为什么说我所论述的儒家价值或理性是"公共"的呢?我的回答主要是基于实践性的,而非理论性的。这些价值和理性嵌入了人们的道德和政治的生活方式之中。换句话说,这些价值不会在理论意义上成为东亚社会的"重叠共识"(overlapping consensus),如果这一术语指的是这些社会中现有的学说、理论和意识形态可以被合理重构为一致汇聚到这些价值或理性上来的话。这是根本不可能的。如果我们认真对待当前中国社会中存在的各种道德理论和意识形态,如马克思主义、自由主义、女性主义以及各种宗教传统,如儒教、佛教、道教、基督教和伊斯兰教,恐怕很难找到多少有意义的重要重叠。他们的出发点和核心价值在很大程度上是不可通约的。实际上,没有人能够通过这些理论学说的内容来发展出中国的道德和政治共识。即使有人可以简单地将这些学说中自己不接受的部分贴上"不合理"的标签来剔除掉,也不可能实现。因为那样恐怕就不能留下任何有意义的价值了。因此,在我所提出的儒家公共理性观念中的"公共"价值或理性的力量无法基于对各种一般或整全性学说的普遍认同上,而只能基于对人们实际的道德和政治生活方式的合理的儒家重构上。

应对多元主义挑战,我的第二点回应是借助于一种比较。正如我在前几节所述,建构东亚社会公共理性观念的每一种主要方案(即罗尔斯的自由主义观念、陈氏的儒家自由主义观念和金氏的儒家平等主义观念)都面临着严重的困境,难以适用于东亚社会。相比之下,我所提出的观念不存在他们那样的困境。尽管这种比较并不能充分论证我的观念构想,但它基于比较优势仍可提供积极的支持。

最后值得一提的是,有些人可能更愿意将我所提出的儒家观念称为"实用的"（practical）或"务实的"（pragmatic），因为它将原本不属于儒家的其他价值引入其中，特别是人权这种一般性概念（我将对其进一步说明），认为这会比"儒家的"更具包容性、更受欢迎。然而就我的观念而言，"实用的"或"务实的"的术语绝不会比"儒家的"更准确，反而会有些名不符实，因为无法否认我的观念中包含着连贯性的儒家范畴特征。一方面，它涵盖了一系列基本美德及其核心要求，尽管它们也被东亚社会中儒家以外的人们所接受和实践，但在道德起源和性质上显然是儒家的。另一方面，这一观念所整合的非儒家价值必须是从儒家美德中发展出来的或者至少是与儒家美德的核心要求不相矛盾的。正是因为有了这些特点，称其为"儒家的"才恰如其分，而不是"实用的"或"务实的"。

我的儒家公共理性观念的第二个主要部分，即基本的自由和权利清单，则是适当发展儒家传统和适应当代东亚社会的多元化社会环境所必需的。尽管儒家的基本美德仍然嵌入于当代中国人的生活方式中，但一些中国人不再把它们作为他们的基础性道德规范或道德阐释的出发点。相反，尽管他们也接受儒家美德，但却认为一些其他的道德规范比儒家美德更加根本，如佛教的或自由主义的规范。因此，社会有必要采用个人权利的概念来保护人民的基本信仰和良心自由，更不用说人民的物质利益了。当然，儒家信奉者确实认为儒家美德概念，而不是个人权利、自由或平等概念，乃是道德的基础。换言之，对儒家而言，人类生活的尊贵或尊严在于追求美德，而不在于享受权利。然而，美德并不是他们追求的唯一内在价值。儒家传统中也一直在追求一些其他价值，如大同、大顺和至善，以实现全面良善的人类生活。在儒家看来，所有个人、家庭和政府都应该追求至善。儒家经典中明确论述，为了追求人类的至善，个人仅仅培养和行使美德是不够的，政府也必须尊重和保护个人和家庭的合理利益,如个人和家庭的财产。换句话说,儒家认识到,即使一个人自身的合理利益受到损害,他仍然可以践行美德、展示德行,但在这种情况下,他将无法实现至善①。为实现至善,社会必须借鉴古典自由主义者的思想,即赋予个人基本的自由和权利。

重构主义儒家公共理性观念所涵盖的基本自由和权利清单包括两个部分:一个是所有社会都应享有的普遍性人权;另一个是受儒家伦理思想所影响的东亚社会单独享有的特定权利。普遍性人权是罗尔斯在其后期著作中提出的一个基本自由和道德权利清单,它规定了合宜的最低限度的人权:它是"一类特殊的迫切性权利",如"自由(但非平等的自由)",但它并不代表一个完整的自由主义民主的权利观念(《万民法》,79)。相反,它是自由宪政民主制度下的公民以及合宜的等级社会中的成员所同样具有的"适当的部分权利"(《万民法》,81)。这个清单如下:

> 人权包括:生命权(维持生存和安全的手段);自由权(免于奴隶制、农奴制以及强制性劳作,以及足够程度的良心自由以确保宗教和思想自由);通过自然正义规则所表达的形式平等(即类似的情况得到类似的对待)。②(《万民法》,65)

---

① 我认为儒家这种"至善"思想,与亚里士多德的幸福或"人类的繁荣"(Eudaimonia)相似。它不仅要求个人通过践行美德来彰显人的尊严,还要求政府通过保障权利来保护个人和家庭的合理利益。在孟子的术语中,一个有德的政府必须通过保护合法的个人利益尤其是物质利益("恒产")来施行"仁政"。本章篇幅所限,无法就这一思想展开儒家和亚里士多德主义的比较研究,而只是提出儒家可有的权利观念的逻辑路径。关于"至善"概念,可参见儒家经典《大学》。
② 罗尔斯指出,"有些权利似乎更适合被描述为自由主义的理想,如1948年《世界人权宣言》第一条:人人生而自由,在尊严和权利上一律平等。他们被赋有理性和良心,应以兄弟关系的精神彼此相处"。其他条款似乎预设了一些特殊的制度,如第二十二条中的社会保障权和第二十三条中的同工同酬权(《万民法》,80)。在罗尔斯看来(本章完全赞同),这些权利属于西方自由主义社会特有的个人权利,不属于全人类各个文化都应共享的普遍的基本人权。

正如罗尔斯所强调的,我同意这些权利"不能被当作特殊的自由主义权利或西方传统所特有的权利而受到拒绝"(《万民法》,65)。相反,它们为文化间和国际间的多元主义设定了一个限制,并构成了任何适当的政治机构的必要条件(《万民法》,80)。虽然儒家传统从未提出过个人权利或人权的概念,但我认为这种权利概念可以也应该从儒家传统中发展出来,因为一些基本的权利可以被理解为隐含在儒家的基本美德及其意义的一般思想中。不错,我们曾在第六章中提到,儒家认为人的最终价值或尊严在于追求美德,不在于享受权利,即使当一个人的合理利益受到损害时,他仍可能成为一个有德行、有尊严的人。然而,同样重要的是,如果一个人的合理利益不能得到政府的保护,一个有德行、有尊严的人也无法过上全面的美好生活,即无法成为"至善"之人(社会也难以达到"大同",政府也绝非在行"仁政")。事实上,当一个社会不保护合理的个人利益时,大多数人恐怕都难以学习和实践美德,成就德行。

个人权利或人权概念是西方经典自由主义发现的保护合理个人利益的最有效的思想机制,儒家传统有理由也有资源学习和接受这一机制,虽然在过去从没有提出过权利概念。也就是说,受儒家影响的社会需要肯定一些基本权利来保护合理的个人利益,以有助于追求全面的美好生活(Fan, 2010)。上述罗尔斯提出的最小普遍人权清单中的每项权利,儒家没有反对的理由。事实上,它们可能得到儒家美德的核心要求(如上述两个核心要求)的支持,因为尊重人的生命与珍惜适当人际关系可能在很大程度上蕴含着政府应该采用适当的机制来保护每个人的合理个人利益。

然而,虽然一个"薄的"权利概念应该在不同的传统中普遍共享,但不同的传统不必也不应该接受全部相同的、大范围的权利清单。的确,儒家的权利清单肯定会与当代自由主义的权利清单有所不同,因为后者包括某些以绝对的个人自主为取向的权利,如"做不道德事情的权利"(a right to do moral wrong),带有过度的个人主义价值观,无法满足儒家美德的核心要求(Fan, 2017)。基于儒家的观点,个人利益是否合理将取决于它们是否合乎美德的核心要求。例如,儒家美德要求适当的人际互动以及社会的平和,出于这些考虑,儒家社会会将诸如赌博这类利益视为不合理的利益。虽然它们可以在一定限制下受到容忍(而非受到绝对禁止或惩罚),但也绝不会把它们看作应该受到尊重的个人道德权利,因为它们与美德的核心要求不一致。简言之,儒家的权利观念主要还是以美德为基础的,而完备的当代自由主义权利观念则是以个人自主为基础的。因此,重构主义儒家公共理性观念中不能允许某种败坏道德的行为成为一项道德权利,即使这种行为没有直接伤害他人,可以不被法律禁止。

除了要接受普遍的"最小"人权之外,某些儒家文化中的典型权利也应该发展起来,纳入儒家公共理性观念中的自由和权利清单之中。这些权利不具有普遍性,只与东亚儒家社会有关,因为它们是由儒家文化衍生出来的,其他非儒家社会可能并不具有。其中一个典型的例子,就是基于儒家孝的美德,年老的父母应该有权利得到成年子女的照顾。而自由主义学者则不能接受成年子女在道德上有义务照顾老年父母(English, 2002),更不必说为年老的父母制定这种权利了。在当代受儒家影响的社会,包括儒家和非儒家的大多数人,仍然认为这种道德义务是理所当然的(Wang, 1999;Yu, 2007)。这种道德义务深深植根于儒家的孝道。为了尊重老年人的道德主体性以及保护他们在当代社会中的合理利益,应该在儒家孝道的基础上借鉴权利和义务的一般逻辑来发展出这种权利。①

　　基于上述考虑,我的公共理性观念中所涵盖的正义原则将不仅规定基本的自由和权利,而且还规定儒家美德的核心要求,并且两者不相矛盾。机会平等的原则与家庭价值观相互协调,将为个人留出足够的政策和制度空间,允许个人优先考虑其家庭成员的利益。

　　最后,我的儒家公共理性观念应该为公众讨论和政策制定提供一些探究指导。对于自由主义的公共理性观念,罗尔斯指出,有三个特征使得整全学说"合乎理性",而这些特征大体也应该作为公共理性的探究指导。第一个特征是"理论理性的实践",它需要具有一致性(consistence)和连贯性(coherence),以表达"一种可以理解的世界观"。第二个特征是"实践理性的实践",它指导人们在不同的价值观发生冲突时如何进行权衡。第三个特征是,一个合理的整全学说"通常属于或源于一种思想和学说的传统","它往往按照自己所认为的良好和充分的理由,缓慢地进行演变"(《政治自由主义》,59)。

　　玛莎·努斯鲍姆(Martha Nussbaum)的评论令人信服。她认为罗尔斯的标准定得过高,当代西方社会的理性公民无法持有。在她看来问题出在前两个标准上:如果我们用这两个标准来检查当代西方人所持有的整全学说,那么一些基于西方传统宗教、占星术和新时代宗教的世界观都将变得"不合理性"。基督教的三位一体和有关恩典的教义以及传统犹太教的神秘主义(即从根本上无法用理性来把握的东西),当然不能满足罗尔斯对一致性和连贯性的理论要求。犹太教认为,在遇到复杂的情况和难题时,没有一成不变的解决办法。这显然违背了罗

———————

① 当然确立这种道德权利并不意味着一定要用法律强制的手段来保护这种权利。相反,一些柔性激励措施(如同第十九章中提到的香港的免税政策)可能更为适当。

尔斯对实践理性的第二个标准(Nussbaum，2011)。的确，在我看来，即便如今人们普遍都有一定的基本科学或生物学知识，但东方社会也有众多的人信仰佛教的轮回和道教的长生不老。这也很难满足罗尔斯的一致性和连贯性的理论要求。此外，佛教和道教追求神秘主义和神迹经验，还有相关仪式和练习，这也可能会强烈违背罗尔斯关于如何权衡不同价值的实践理性。努斯鲍姆的建议是，政治自由主义的公共理性应该放弃此类要求，"政治自由主义中的尊重首先是对人的尊重，而非尊重他们持有的学说教义"(Nussbaum，2011)。为了实现这种尊重，她建议不必持有任何额外的标准作为探究指导。在她看来，不仅不需要罗尔斯的前两个要求，甚至也不需要第三个要求：任何学说只要被一个有理性的、尊重其他人的公民认可，就是"合乎理性"的，不论它是"基于传统、基于权威、基于论证、基于信仰，还是仅仅基于其诱惑力"(Nussbaum，2011)。

我认为努斯鲍姆对罗尔斯三个标准批评得有点过头了，认为拒绝罗尔斯的前两个标准是正确的。但基于我的儒家公共理性观念，罗尔斯的第三个要求应该得到保留。在我看来，这个要求其实包含两个标准来衡量一个整全学说(包括依据一个整全学说来提出的新学说、新立场或新政策)在公共讨论中是否"合乎理性"。第一个可称为"传统来源"标准：一个合理的学说属于并源于某个既有的传统；第二个是"逐渐演变"标准：一个合理的学说会基于良好和充分的理由来慢慢演变。我的这种论证，并不是对整全学说抱持完全保守的态度，即否认任何社会变革甚至鼓吹社会停滞。相反，我们需要意识到，一个适当的新立场或新政策势必与一个社会中的众多公民所持有的整全学说中的某些价值或理性存在着合理的关联。缺乏任何这种合理联系的新立场或新政策只能是无源之水、无本之木，难以发生发展。同时，打倒传统、激进变革的社会主张,往往带来一片混乱,甚至生灵涂炭。相反,符合"传统来源"标准和"逐渐演变"标准的新立场或新政策,肯定有利于充分的公共讨论,并为促进社会和平以及政治稳定作出贡献。对于东亚社会的公民来说,这两个标准作为政治探究的指导,应该是适合的和有效的。

六、医助自杀的生命伦理学问题

本章没有足够篇幅应用重构主义儒家公共理性观念来处理许多伦理和政治问题以说明其适用性和有效性。我将仅仅探讨一下医助自杀的生命伦理学问题。事实上,与西方国家不同,没有一个东亚社会(如中国的内地、香港、台湾地区,韩国,日本,新加坡和越南)将医助自杀或主动安乐死合法化,这是有伦理根据的(虽然伦理根据不是立法的唯一考虑)。那么,医助自杀在这些社会是否应该合法化呢? 根据上述儒家公共理性观念,我认为需要阐述和平衡以下公共价值来探讨这一问题:① 对病人的自杀协助请求给予应有的考虑;② 按照仁、义、智、信、孝、和等基本美德的核心要求,珍惜病人的生命;③ 维护由仁、义、智、信、孝、和等基本美德所蕴含的医生的专业角色;④ 考虑医助自杀合法化对这些社会中的老年人可能产生的影响。我将论述,对这些价值的合理权衡之后会得出这一结论:在这些社会中(如中国的内地和香港,医助自杀不应被合法化)。

在这些社会中,病人的确有时会自愿请求进行医助自杀,这种请求当然应该得到一定的尊重,因为这是无辜者的请求,一定是出于某些值得同情的考虑而提出的。但医生应该接受这种请求而提供自杀帮助吗? 怎样才是对这种请求的适当的尊重呢? 有些学术论文持有自由主义的伦理看法,认为病人有结束自己生命的权利(或称死亡权利)

(Wang, 2005；Chen, 2014；Shuai, 2018)，但也有学者强烈反对给予
病人这样的权利(Liu and Yang, 2015；Wu, 2016；Sun, 2017)。从我
所提出的儒家公共理性观念来看，公民(包括病人)没有也不应该有这
种权利，因为这种"权利"违背儒家基本美德的核心要求，即无辜者的生
命必须得到尊重。尊重生命并不意味着尊重病人的每一个请求或决定
(那将不是尊重生命而是尊重自主权)，如果病人的请求是损害生命，那
么尊重生命就意味着不接受这种请求。虽然在某些情况下，自杀在儒
家传统中是可以理解和接受的①，但那是极端的例外情况。在医学上
给予个人自杀的权利，绝不能简单理解为对无辜者生命的尊重，因为这
是在故意允许、肯定甚至愿意向病人提供专业的医疗辅助来结束他们
的生命，而在儒家看来，医学的功能本来是拯救病人的生命、缓解他们
的痛苦。这就是说，在儒家公共理性观念下，虽然社会应该对病人的医
助自杀请求给予一定的尊重(下面将谈这意味着什么)，但对病人的适
当尊重绝非赋予其医助自杀的权利。在儒家的个人权利清单中，不可
能存在这种权利。

那么，对于这样的请求应该给予何种尊重呢？从香港医院管理局
(其负责管理香港所有公立医院)的视角来看，接受这样的请求并为患
者实施医助自杀是一种不道德的行为，这是"直接有意杀害他人，作为
提供医疗护理的一部分"。相反，根据他们的经验，患者提出安乐死或
医助自杀的请求通常是发出一种求助信号，意味着患者无法控制的身
体症状、社会问题或心理和精神上的困扰需要帮助。对于这样的请求，
医管局认为，应该给予的尊重是要妥善解决患者的问题，而非接受和实

---

① 罗秉祥提出儒家传统中那些为了救人或防止受辱而自杀的例子(Lo, 1999)。的
确，在某些极端情况下，自杀在儒家伦理上是可以接受的，甚至是令人钦佩的。
然而，与罗氏一样，我不认为医疗情境属于这种情况。详见上一章的论述。

施医助自杀。至少，这需要与患者和家属仔细沟通，了解他们的基本关切，帮助他们有效地应对这些问题(香港医院管理局，2002)。

当然，有些学者认为，至少有些人是真的想要医助自杀的，这时尊重他们的自主应该大于尊重他们的生命。例如，我的香港同事李翰林认为(Li & Campbell，2021)，罗尔斯式自由主义公共理性观念是公共理性的全球标准，适用于西方社会以及所有非西方社会(如香港)，乃是制定有关生命伦理问题(包括医助自杀)政策的充分理由。在他看来，香港应该将医助自杀合法化：他列举了"自主"(autonomy)、"痛苦的坏处"和"持续痛苦的无用性"作为支持合法化的主要伦理和政治的公共价值。读者可以将他提出的这三条公共价值同我在前面基于儒家公共理性所提出的四条公共价值作个比较：显然，他直接拒绝考虑仍在香港等东亚社会中发挥作用的美德价值观。当然，他可能批评我没有充分考虑到"痛苦的坏处"和"持续痛苦的无用性"等理由。

无人否认疾病带来痛苦，也无人否认痛苦一般具有负面价值。但问题在于，医学的存在就是为了治疗疾病，缓解痛苦。而且，医学了解自己不是万能的，不能总是治愈疾病、挽救生命甚至不能完全缓解痛苦。当代舒缓医学(palliative medicine)正是为了放弃无益的进取性治疗、采用保守手段尽可能让病人舒适地走完生命的最后一程而发展起来的。的确，如果进取性治疗不能帮助病人康复，而徒然增加病人的痛苦，则应合理地不给予或放弃这种治疗。然而，这些都同实施主动安乐死或医助自杀相差甚远。实施医助自杀意味着帮助病人直接杀害或毁灭自己的生命，这实在是无法符合美德的事情，也是对医学功能的否定。事实上，当代的舒缓医学已经取得了明显进步，可以根据合理的判断和医学的证据来指导镇痛、提供舒适(Gawande，2014)。如同上一章指出，受儒家美德思想的影响，中国传统医学也被称为"仁术"，医生在治疗时要保持对病人的仁爱恻隐之心(Fan, 2009)。一个有美德的医生,还应该投入更多的时间和精力与病人和家属沟通,理解并同情他们的诉求。这种同情是"仁术"的具体体现,也彰显了医生的角色(Fan, 2009)。在儒家文化中,医生提供医助自杀是不合乎道德的。

站在家庭的角度,病人作为家庭成员,应该得到家人的照顾和帮助。如果自己的父母身患绝症,孝道的美德要求成年子女必须关照父母的身体、情感和精神需求,并尽一切努力使父母尽量安宁、舒适地度过生命的最后阶段。在东亚社会(如中国大陆)的非个人主义儒家文化中,人们通常认为,即使父母因为重病而自愿请求医助自杀,父母真正期望的是减轻自己的痛苦、减少子女的负担,而不是立即终止自己的生命。因此在这种情况下,真正的孝道不是遵从父母的要求,而是寻求更有效的医疗和非医疗手段来照顾父母。此外,夫妻关系通常被认为是充满美德的,夫妻双方需要在困难或疾病时互相照顾。如果病人是自己的配偶,那么自己应该履行陪伴和照顾对方的义务。如果抛弃自己患病的配偶,通过医助自杀终止对方的生命,则是不合乎美德的(Fan and Sun, 2020)。

最后,考虑到儒家文化背景下东亚社会的老年人的特殊心理特征,对于是否将医助自杀合法化,我们还应该关注它对东亚社会的老年人可能产生的影响。20世纪中期的新儒家学者梁漱溟生动地概括了这种特征。在梁氏看来,人们生活在儒家美德所塑造的伦理关系中往往会忘记自己的利益,而主要关注家庭关系中对方的利益。例如,一个好的父母会重视自己孩子的利益而非自身的利益;一个好的配偶也会重视对方的利益而非自身的利益,所谓"人在情感中,恒只见对方而忘了自己;反之,人在欲望中,却只知为我而顾不到对方"(Liang, 1949)。这就是说,在儒家伦理关系中,一个人通常愿意牺牲自身的利益,以促进对方的利益。尽管这一特点在当代可能已经有所淡化，但仍然明显地体现在许多老人的生活中。作为父母，他们通常将子女的利益置于自己的利益之上。在医学上，当他们认识到自己的疾病无法治愈并将成为子女的沉重负担时，他们愿意为减轻子女的负担而放弃自己的生命。如果医助自杀合法化，无疑会极大地加强老年人的这种心理特征。在东亚社会，法律和道德密切相关。除了调节功能外，法律还兼具教育功能：如果在这样的社会中将医助自杀合法化，老年人可能不会将其当作可以接受或拒绝的中性的事情，而会把它当作"积极的"甚至"良好的"事情去做。这样一来，如果主动安乐死或医助自杀合法化，为了减轻子女和社会的负担，他们要求医助自杀的"合法权利"可能会反而变成他们所要承担的"合法义务"。医助自杀合法化的这种不良后果，需要认真考虑。

根据斯坎隆（Thomas Scanlon）的自由主义契约论伦理学，李翰林认为，"仅当一项行为、政策或法律可以得到受其影响的所有人的辩护时，它才是可允许的"。如果这种理想真是可行的，我认为它必须从世界上的某个地方（例如香港，而不是全世界的所有地方）开始：既然李氏和我都生活在香港并受香港法律的支配，考虑"所有香港人"比考虑"全世界所有的人"要合理和实际得多。我于 2020 年 3 月在香港城市大学教授的一门线上生命伦理学课程中，给 82 个香港本科生介绍了赞成和反对医助自杀合法化的理由并调查他们的意见。毫不意外的是，他们中的大多数人反对医助自杀在香港合法化，因为他们认为这与他们的文化和价值观不符。这表明，同一个文化社会中会有不同意见，但也会有主流的观点和价值观。这也提示，在全球范围内制定一个普适的公共理性观念几乎是不可能的，因为不同的社会和文化具有不同的历史、传统和价值观。学者不应该简单地假定存在一个共同的全球政治文化来为世界上的所有社会制定一个普适的公共理性观念。

我班上的香港学生反对医助自杀合法化的主要理由是，即使患者处于疾病晚期且痛苦难忍、请求医疗帮助以结束生命，但利用医学来帮助杀死无辜的人类患者在道德上也是邪恶的。这个理由十分类似于我所总结的儒家美德的第一个核心要求，尽管我在课堂上并没有向学生介绍我的儒家公共理性观。此外，三分之二的学生认为成年子女应该有权利否决父母的主动安乐死请求。他们提出的理由是：鉴于香港社会中自然形成的亲子关系的特点，成年子女应该承担孝道义务来照顾父母，而这种义务应该授予孩子这样的否决权，以保障父母在医疗环境中的福祉。尽管这一调查结果未必能够可靠地代表整个香港社会，但它确实表明，香港年轻一代的生活方式仍然受到孝道这一儒家美德的显著影响。无论李氏是否同意我的学生所提出的这些理由，他也应该认真考虑它们，而不是直接把以个人自主为核心的自由主义公共理性观念视为理所当然而应用于香港社会。

在回应我的论证时（Li & Campbell，2021），李氏进一步表示，儒家应该支持医助自杀。他说："据我所知，（范的）关于医助自杀的观点会与大多数儒家学者的观点相冲突。"我搜索了最近的文献，没有找到可靠的调查数字可以支持李氏的断言。在注释中，他提到："我已经与香港和国外的各种儒家学者进行了个人交流。"我知道一些儒家学者支持医助自杀[①]，另一些则反对，我没有证据表明哪一方是多数意见。因此，他基于个人联系所断言的"大多数儒家学者的观点"并不具有普遍性。更重要的是，关于医助自杀的儒家观点最终应该由基本的儒家价

[①] 值得一提的是，我本人曾同儒家学者朋友方旭东作过深入对话，他把儒家伦理学理解为一种后果论伦理学，提出支持医助自杀的理由，读者可以参考范瑞平、方旭东，2021。

值观和承诺来确定。尽管如此,在进行他的个人调查和表述时,李氏开始关注到儒家观点,我欢迎他的这一举措。

事实上,从李氏的角度看,"大多数儒家的观点"是"孝子应该尊重他的父母在晚期绝症、痛苦难忍并渴望死亡时选择医助自杀的真诚决定"。然而,尽管没有可靠的证据显示儒家在这个问题上的多数意见,但他的说法在儒家孝道美德方面肯定存在致命的缺陷。首先,当代的舒缓治疗、临终关怀和疼痛管理已经取得了巨大的成就。如果适当地进行,即使不能完全消除患者的每一点痛苦,也不会让患者处于"难以忍受的痛苦"(unbearable suffering)中。如果一位孝子没有为他的患病母亲寻找熟练的临终关怀医生和有效的止痛剂而让她"经历难以忍受的痛苦",这在儒家道德意义上根本不可能算得上"孝子"。其次,在儒家传统中,如果他的母亲在正常医疗情况下"渴望死亡",孝子必须自我审查,看看他是否做错了什么或做得不够,以至于导致母亲"渴望死亡"。他可以在物质、心理或精神上不断改进自己的照顾方式,陪伴她度过生命的最后阶段,而不是支持她自杀。最后,即使他的母亲已经处于晚期绝症阶段(通常意味着她的生命不会再超过 6 个月),孝子对她的医助自杀请求的尊重仍应与对她生命价值的尊重相平衡。在儒家看来,她的生命是一种高贵的或有尊严的生命,作为她的成年子女,他们承担着特殊的道德义务来根据儒家的孝道教导来照顾她的生命。在这种情况下,她选择自杀来终止痛苦不应被视为正确的决定,因为痛苦可以通过医疗手段减轻。儒家经典《孝经》中教导,孝子必须规劝父母而不是遵从父母的不当之举,以免父母陷入不义之中。总之,与李氏的理解相反,孝子不应该支持给父母实施医助自杀,即使这是父母本人的请求。

总之,按照重构主义儒家公共理性观念来考察医助自杀问题,本章认为医助自杀不应在当代东亚社会（诸如中国的内地和香港）得到合法化①。

七、结论

本章为当代东亚社会建立一个可辩护的儒家公共理性观念以指导公共讨论和政策制定，展开了一些初步工作，探究其可能性。本章表明，这个观念必须包括：一系列基本的儒家美德；一个基本的自由和权利清单（其与基本儒家美德的核心要求不相矛盾）；一类正义原则（其中包含基本的自由和权利以及儒家美德的核心要求，且两者连贯一致）；适当的探究指导（包括传统来源标准和逐渐演变标准）。本章为这一观念提供了一些论证，并将其应用于医助自杀问题。这些论证当然引发了更多问题，超出了本章所能完全讨论的范围。然而，我希望本章至少能够提示，无论在理论上还是实践上，这种儒家思想的当代努力乃是值得尝试的。

【致谢：本章初稿曾于2018年1月4—5日在香港中文大学哲学系和生命伦理学中心举办的"公共理性与生命伦理学国际研讨会"上进行交流，感谢研讨会的参与者对初稿提出的意见。】

———————————

① 需要指出，这一结论是基于公共价值观得出的，而非基于任何具体的宗教信仰，比如东亚社会中除儒教之外的两个主要宗教信仰：佛教和道教。尽管如此，也不可错误地猜测这些宗教将自杀当作一种高尚的行为。事实上，虽然自杀者不会像基督教认为的那样下地狱，但佛教和道教都不赞成自杀。对佛教徒而言，一个自杀者正在制造一种恶性循环，使其来生比今世更加困难；对道教徒而言，自杀会剥夺一个人成仙的机会。此外，也许是受到儒家思想的影响，佛教徒和道教徒都注意到，一个人自杀会给家人和爱他的人带来严重的痛苦和折磨。所以在通常情况下，自杀是一种不好的行为。即便在特殊情况下可以允许自杀，人们通常也认为，医学疾病不属于这种情况。

附录一　中文参考文献

北京市民政局.北京市居家养老相关服务设施摸底普查报告[S].
2018.网址：http://mzj. beijing. gov. cn/attached/file/20180516/
20180516112815_282.pdf.

北京市统计局.北京市 2018 年国民经济和社会发展统计公报[S].
2018. 网址：http://tjj. beijing. gov. cn/English/MR/IE/201802/
t20180201_392019.html.

北京卫生计生委信息中心.2017 年北京卫生计生事业发展统计公
报 [S]. 2017. 网址：http://www. phic. org. cn/tonjixinxi/
weishengtongjigongbao/ 201803/P020180330667261022654.pdf.

白劼,范瑞平.孝道、生育伦理与子从母姓[J].中国医学伦理学,2019,32
(1)：10 - 17.

陈飞.从权利意识的视角看实践患者知情同意的文化障碍[J].医学与哲
学(人文社会医学版),2008,29(09)：1 - 10.

陈来,甘阳.孔子与当代中国[M].北京：生活·读书·新知三联书店,
2008：203 - 234.

陈立胜.大抵心安即是家：阳明心学一系"家"哲学及其现代影响[J].开放时代,2022(6).

陈明.儒家文明论稿[M].北京：中国文史出版社,2023.

陈默.关于医助自杀合法性的争论及伦理分析[J].医学与哲学(A),2014,35(12)：15-19.

陈寿.三国志[M].长沙：岳麓书社,1990.

翟艺丹.安乐死合法化提倡的理论证成与立法考察[J].广播电视大学学报(哲学社会科学版),2018(03)：31-35.

第九届全国人大常委会.执业医师法[Z].中华人民共和国主席令第五号,1999.

丁新磊,凤凰.即释吗啡经典不可取代[OL].医师网.2017.网址：http://www.mdweekly.com.cn/html/xinwen/xingyedongtai/2017/0927/7847.html.

方朝晖."三纲"的两种含义及其历史演变[J].文史哲,2020(6).

范瑞平,李翰林,等."换头术"的挑战[J].中国医学伦理学,2017(12)：1473-1481.

范瑞平,方旭东.儒家伦理学：后果论还是美德论？[J].哲学分析,2020(6)：176-189.

范瑞平,张新庆.经济利益诱惑下医生尊重病人自主性的困惑探究[J].工程研究——跨学科视野中的工程,2019,11(6)：542-548.

傅琳凯,王立仁.论孟子的理想人格理论[J].东北师大学报(哲学社会科学版),2010(5)：29-34.

郜建华,楼宇烈.《吕氏春秋》中的"精气说"[J].华侨大学学报(哲学社会科学版),2017(3)：40-53.

葛延风,贡森等.中国医改：问题·根源·出路[M].北京：中国发展出版社,2007.

顾昕.走向全民医保：中国新医改的战略与战术[M].北京：中国劳动社会保障出版社,2008.

关于公开发表《履行知情同意原则的指导意见》系列文件的公告[J].医学与哲学,2008(29)：1.

国家统计局.中国统计年鉴 2017[M].北京：中国统计出版社,2017.

国家卫生和计划生育委员会.中国卫生和计划生育统计年鉴 2016[M].北京：中国协和医科大学出版社,2017.

国家卫生计生委办公厅.养老机构医务室基本标准（试行）[S].2014.网址：http://www.nhfpc.gov.cn/yzygj/s3593/201411/dd043c3899684a8e8286abafffbd265c.shtml.

纪昀.阅微草堂笔记[M].北京：大众文艺出版社,2003.

济南市政府.济南市城镇居民基本医疗保险暂行办法[Z].2008.网址：http://www.chinacourt.org/flwk/show.php? file_id=129489.

江苏省东海县政府.关于印发东海县新型农村合作医疗报销办法和报销比例的通知[Z].2009.网址：http://www.360doc.com/content/10/0311/22/107266_18416529.shtml(2010 年 10 月 22 日访问).

蒋庆.广论政治儒学[M].北京：东方出版社,2014.

康晓光.仁政：中国政治发展的第三条道路[M].新加坡：新加坡世界科技出版公司,2005.

康晓光.中国归来：当代中国大陆文化民族主义运动研究[M].新加坡：世界科学出版社,2008.

李天纲.中国礼仪之争：历史,文献和意义[M].上海：上海古籍出版社,2019.

李亚明,李建会.死亡的尊严：儒家和西方观点的比较[J].世界哲学,

2016(5)：147-153.

梁漱溟.中国文化要义[M].上海：上海人民出版社,2003.

临床实践指南 NCCN：成人癌痛[S]. http://www.medsci.cn/guideline/
　　show_article.do?：id=b7d8b1c001a362bf.

刘滨,荣英男,张亮.完善城镇职工基本医疗保险个人账户的建议[J].中
　　国卫生经济,2008,27(12).

刘建利.晚期患者自我决定权的刑法边界——以安乐死、尊严死问题为
　　中心[J].中国社会科学院研究生院学报,2018(03)：135-144.

刘小平,杨金丹.死亡权利：自主的迷思与权利的限度[J].医学与哲学,
　　2015,36(05)：22-24.

刘鑫.精神卫生法的理想与现实[J].中国卫生法制,2013(5)：25-34.

倪培民.儒家功夫哲学论[M].北京：商务印书馆,2022.

彭国翔."治气"与"养心"：荀子身心修炼的功夫论[J].学术月刊,2019
　　(9). http://www.zgscph.org/html/2019/xqlh_1016/1225.html.

钱穆.灵魂与心[M].桂林：广西师范大学出版社,2004.

曲进.气与量子间的梦想[J].山西中医学院学报,2014.15(4)：1.

上海市人民政府.关于印发《上海市城乡居民基本医疗保险办法》的通
　　知[R].2015.网址：http://www. shanghai. gov. cn/nw2/nw2314/
　　nw2319/nw10800/nw11407/nw32868/u26aw45361.html.

邵龙宝."活着的儒学"传统在中国社会百姓生活中的影响调查分析报
　　告[J].孔子研究,2018(05)：108-118.

史更.伦理学视角下安乐死问题研究[D].沈阳：沈阳师范大学,2016：
　　21-23.

帅佳.生命权的自主选择辨析——以安乐死问题为视角[J].吉首大学学
　　报(社会科学版),2018,39(S2)：45-47.

孙思邈.备急千金要方[M].长春：时代文艺出版社,2008.

孙向晨.论家：个体与亲亲[M].上海：华东师范大学出版社,2019.

孙也龙.临终患者自主权研究——以境外近期立法为切入[J].西南政法
　　大学学报,2017,19(05)：65－73.

唐文明.近忧：文化政治与中国的未来[M].上海：华东师范大学出版
　　社,2010.

唐文明.极高明而道中庸[M].北京：生活·读书·新知三联书店,2023.

涂光社.原创在气[M].南昌：百花洲文艺出版社,2001.

王前. 生机的意蕴[M].北京：中国人民大学出版社,2017.

王彧,柏宁,尹梅.对我国遗体器官捐献困境的分析与研究[J].医学与哲
　　学,2015：36(4)：13－15.

王岳.医事法[M].北京：人民卫生出版社,2009.

王志杰.放弃治疗与安乐死的伦理争论[J].中国医学伦理学,2005(04)：
　　61－63.

网易.2017.国内首例吗啡医疗案：2017 北京法院十大案件.网址：
　　http://dy.163.com/v2/article/detail/D9BNG8BE0514D3J0.html.

吴何奇.质疑与批判：安乐死不应合法化[J].医学与法学,2016,8(04)：
　　7－11.

吴国盛.什么是科学[M].北京：商务印书馆,2023.

吴静娴,范瑞平.良心反对：儒家养老伦理新论[J].伦理学研究,2017
　　(2)：118－124.

吴连胜,吴奇.黄帝内经(汉英对照)[M].北京：中国科学技术出版
　　社,2005.

吴琪.肿瘤医生张建伟：一起吗啡胜诉案中的无奈[S].三联生活周刊,
　　2017,33.1.

吴玉韶.养老服务热中的冷思考[J].北京社会科学,2014(1):40-45.

吴振云,李娟,许淑莲.不同养老方式下老年人心理健康状况的比较研究[J].中国老年学杂志,2003,23(11):713-715.

香港集思会.香港遗体器官捐赠初探[S].2015.

萧登福.试论道佛两教的地狱教主[G]//第一届道教仙道文化国际学术研讨会论文集.高雄:中山大学中文系出版,2006:471-502.网址:http://buddhism. lib. ntu. edu. tw/DLMBS/en/search/search_detail.jsp? seq=539100.

小野泽精一,等.气的思想[M].上海:上海人民出版社,1999.

谢浩范,朱迎平.管子全译[M].贵阳:贵州人民出版社,2000.

新华社.2015.我国百万人口年捐献人体器官率 5 年增长 60 倍[OL]. 网址:http://www.gov.cn/xinwen/2015-04/10/content_2844912.htm (2019 年 6 月访问).

新华网. 2018. 解码医保门诊报销政策[OL]. 网址:http://m. xinhuanet.com/gd/2018-05/21/c_1122861030.htm.

许翠芳,韩跃红.我国器官捐献的伦理困境及对策探析[J].昆明理工大学学报(社会科学版),2011,11(05).

阎茹,黄海,邱鸿钟.我国器官捐献供体短缺问题的伦理思考[J].医学与哲学,2015,36(8):24-27.

杨儒宾,祝平次.儒学的气论与功夫论[M].台北:台湾大学出版中心,2005.

杨儒宾.儒家身体观[M].台北:台湾"中央研究院",1999.

杨儒宾.五行原论[M].台北:联经出版公司,2019.

杨世勇.安乐死的合法化及其实施构想[D].兰州:兰州大学,2018:12-15.

杨效斯.家哲学：西方人的盲点[M].北京：商务印书馆,2017.

余锦波.应用伦理学论衡[M].上海：东方出版中心,2022.

张安勇,崔益群,吴伟风.解析遗体捐献瓶颈的成因及解决措施[J].中国
　　医学伦理学,2009,22(2)：101-102.

张觉,Knoblock.荀子[M].长沙：湖南人民出版社,1999.

张立文,等.气[M].北京：中国人民大学出版社,1996.

张荣明.中国古代气功与先秦哲学[M].台北：桂冠图书出版社,1994.

张祥龙.家与孝：从中西间视野看[M].北京：三联书店,2017.

章湖洋,简伟研,方海.新型农村合作医疗的高血压患者门诊费用对住
　　院费用的替代效应[J].北京大学学报(医学版),2016,48(03).

郑泽勉.诚意关：从朱子晚年到王阳明的哲学史重构[M].北京：人民出
　　版社,2022.

赵法生.荀子人性论辨证[J].哲学研究,2014,6：31-42.

赵永佳,丁国辉,黄子为,等.现代香港人的传统家庭观念[J].当代港澳
　　研究,2014(04)：81-97.

指导意见 I：履行知情同意原则的指导意见[J].医学与哲学,2008(29)：
　　2-6.

指导意见 II：肿瘤患者告知与同意的指导原则[J].医学与哲学,2008
　　(29)：7-8.

中共中央、国务院.关于进一步加强农村卫生工作的决定[Z].2002.网
　　址：http://vip. chinalawinfo. com/newlaw2002/SLC/SLC. asp?
　　Db=chl&Gid=42928(2010 年 10 月 22 日访问).

中国青年报.医养结合不轻松：优质医疗资源养老院月收费破万
　　[OL].2015.网址：http://finance. sina. com. cn/china/20151207/
　　080223947606.shtml.

中国台湾地区"卫生福利部".人体器官移植分配及管理办法[Z].
    2014/2018,网址:https://law.moj.gov.tw/LawClass/LawAll.aspx?
    pcode=L0020183.

中国卫生部.卫生部公告文件第113号[Z].北京:中国卫生部,2010.

中华人民共和国.精神卫生法[Z].2013.网址:http://baike.baidu.com/
    view/9250913.htm? fromtitle=％E7％B2％BE％E7％A5％9E％
    E5％8D％AB％E7％94％9F％ E6％B3％95&fromid=6815454&.
    type=search(2015年4月访问).

中华人民共和国国务院.国务院关于开展城镇居民基本医疗保险试点
    的指导意见[Z].国发〔2007〕20号,2007.

中华人民共和国国务院.国务院关于印发医药卫生体制改革近期重点
    实施方案(2009—2011年)的通知[Z].国发〔2009〕12号,2009.

中华人民共和国国务院.医疗机构管理条例[Z].国务院令第149
    号,1994.

中华人民共和国国务院.医疗事故处理条例[Z].国务院令第351
    号,2002.

中华人民共和国国务院办公厅.国务院关于加快发展养老服务业的若
    干意见[Z].国发〔2013〕35号,2013.网址:http://www.gov.cn/
    zwgk/2013-09/13/content_2487704.htm.

中华人民共和国民政部.关于进一步完善城乡医疗救助制度的意见
    [Z].民发〔2009〕81号,2009.

中华人民共和国卫生部.中国卫生统计年鉴2010[Z].2010.

中华人民共和国卫生部.中国卫生统计年鉴2006[Z].2006.

中华人民共和国卫生部.中国卫生统计年鉴2006—2018[M].北京:中
    国协和医科大学出版社,2018.

钟振宇.道家的气化现象学[M].台北：台湾"中央研究院"，2016.

周与沉.身体：思想与修行[M].北京：中国社会科学出版社，2005.

朱熹.朱子语类[M].北京：中华书局，1999.

附录二　英文参考文献

AARP. 2012. Beyond 50. 05: A report to the nation on livable communities: Creating environments for successful aging. https://assets. aarp. org/rgcenter/il/beyond _ 50 _ communities. pdf. Accessed April 16, 2021.

Abadie A, Gay S. 2006. The impact of presumed consent legislation on cadaveric organ donation: A cross-country study. *Journal of Health Economics*, Vol. 25(4): 599 - 620.

Aboderin I. 2004. Modernisation and ageing theory revisited: Current explanations of recent developing world and historical Western shifts in material family support for older people. *Ageing and Society*, 24(1): 29 - 50.

Akabayashi A. and Hayashi Y. 2014. Informed Consent Revisited: A Global Perspective, in *The Future of Bioethics: International Dialogues*. Eds. A. Akabayashi, Oxford: Oxford University Press: 735 - 749.

Akabayashi A. and Slingsby B. 2006. Informed Consent Revisited: Japan and the U.S. *The American Journal of Bioethics*, 6(1): 9 - 14.

Alitto Guy S. 1986. *The Last Confucian: Liang Shu-Ming and the Chinese Dilemma of Modernity*, 2nd edition. Berkeley: The University of California Press.

AMA Council on Ethical and Judicial Affairs. 1994. Strategies for cadaveric organ procurement: Mandated choice and presumed consent. JAMA 272(10): 809 - 812.

Amitai E. 1996. *The new golden rule: Community and morality in a democratic society*. New York: Basic Books.

Andrew O. 1982. Loyalties. *The Journal of Philosophy*, 79 (4): 173 - 193.

Angle S. A. and Slote M. 2013. *Virtue Ethics and Confucianism*. Routledge.

Aristotle. 1958. *The Politics of Aristotle*, ed. and trans. Ernest Barker, London: Oxford University Press.

Aristotle. 1985. *Nicomachean Ethics*, translated by Terence Irwin. Indianapolis: Hackett.

Ashkenazi, T. Lavee, J. and Mor, E. 2015. Organ donation in Israel—achievements and challenges. *Transplantation*, 99 (2): 265 - 266. https://doi.org/10.1097/TP.0000000000000591.

Atul Gawande. 2014. *Being Mortal: Medicine and What Matters in the End*, New York: Metropolitan Books.

Australian Government. 2008. Department of Families, Housing,

Community Services and Indigenous Affairs submission to the Productivity Commission Inquiry into Paid Maternity, Paternity and Parental Leave. https://www.pc.gov.au/inquiries/completed/parental-support/submissions/sub141.pdf. Accessed April 16, 2021.

Australian Government. 2021. Avoiding committing fraud. https://www.servicesaustralia.gov.au/avoid-committing-fraud? context=21811. Accessed April 16, 2021.

Australian Government. 2021. Carer Payment. https://www.servicesaustralia.gov.au/carer-payment. Accessed April 16, 2021.

Carers UK. 2014. Direct Payments. https://www.carersuk.org/help-and-advice/practical-support/getting-care-and-support/direct-payments. Accessed April 16, 2021.

Bagheri A. 2006. Compensated kidney donation: An ethical review of the Iranian model. *Kennedy Institute of Ethics Journal*, 16(3): 269 – 282.

Bai T. 2019. *Against Political Equality: The Confucian Case*, Princeton: Princeton University Press.

BBC News. 2014. China to stop harvesting executed prisoners' organs [On-line]. Available: http://www.bbc.com/news/world-asia-china-30324440. Accessed June 20, 2019.

Beauchamp T. L. and J. F. Childress. 2013. *Principles of Biomedical Ethics*. New York: Oxford University Press.

Beauchamp T. L. 2001. Principlism and its Alleged Competitors, *Bioethics*, ed. J. Harris, Oxford University Press, Oxford: 479 – 493.

Becker G. S. 1993. *A treatise on the family*, enlarged ed. Cambridge, MA: Harvard University Press.

Bell Daniel A. 2015. *The China Model*. Princeton: Princeton University Press.

Chan, Joseph. 2014. *Confucian Perfectionism: A Political Philosophy for Modern Times*. Princeton: Princeton University Press.

Berzon C. 2018. Israel's 2008 Organ Transplant Law: Continued ethical challenges to the priority points model. *Israel Journal of Health Policy Research*, 7(1), 1 - 12. https://doi.org/10.1186/s13584 - 018 - 0203 - 6.

Bian L. 2015. Medical individualism or medical familism? A critical analysis of China's new guidelines for informed consent: The Basic Norms of the Documentation of the Medical Record, *Journal of Medicine and Philosophy*, 40(4): 372.

Bian L. and Fan R. 2021. Who would the person be after a head transplant? A Confucian reflection. *Journal of Medicine and Philosophy*.

Bishop J. 2005. Autonomy and informed consent: A much misunderstood relationship. *The Journal of Value Inquiry*, 38: 383 - 391.

Bishop J. 2014. Dependency, decisions, and a family of care. In *Family-oriented informed consent: East Asian and American perspectives*, ed. Fan R. Dordrecht: Springer: 27 - 42.

Bishop, J. 2012. Families, dependencies, and the moral ground of health savings accounts. *The Journal of Medicine and Philosophy*,

37: 513 - 525.

Bloch S and Reddaway P. 1977. *Russia's political hospitals-the abuse of psychiatry in the Soviet Union*. London: Victor Gollancz Ltd.

Boisaubin E. V. 2004. Observations of physician, patient, and family perceptions of informed consent in Houston, Texas. *Journal of Medicine and Philosophy*, 29.

Boorse C. 1975. On the distinction between disease and illness. *Philosophy and Public Affairs*, 5: 49 - 68.

Boorse C. 1977. Health as a theoretical concept. *Philosophy of Science*, 44: 542 - 573.

Bramstedt K. A. 2013. Family refusals of registered consents: the disruption of organ donation by double-standard surrogate decision making. *Internal Medicine Journal*, 43(2): 120 - 123. https://doi.org/10.1111/imj.12029.

Broad C. D. 1925. *The Mind and Its Place in Nature*. London, United Kingdom: Kegan Paul.

Brown S., Nesse R., Vinokur A. and Smith D. 2003. Providing social support may be more beneficial than receiving it: Results from a prospective study of mortality. *Psychological Science*, 14 (4): 320 - 327.

Cai Y. 2015. On family informed consent in the legislation of organ donation in China. In *Family-Oriented Informed Consent*, ed. Fan R. New York: Springer: 187 - 199.

Cali Turhan. 2015. Neurogenethics: An emerging discipline at the intersection of ethics, neuroscience, and genomics. *Applied and*

Translational Genomics, 5: 18 – 22.

Callahan D. 2000. *The troubled dream of life: In search of a peaceful death*. Washington D. C.: Georgetown University Press.

Cao Y. F., Wang Y. L., and Zheng L. J. 2008. Towards a Confucian approach to health care allocation in China: a dynamic geography. In *China: Bioethics, trust and the challenge of the market*, ed. J. Tao. New York: Springer.

Caplan, A. 2017, Dec. 13. Promise of world's first head transplant is truly fake news. Chicago Tribune. https://www. chicagotribune. com/ opinion/commentary/ct-perspec-head-transplant-ethics-1215-story. html. Accessed June 28, 2021.

CDC (Centers for disease Control and Prevention). 2021. Older adults at greater risk of requiring hospitalization or dying if diagnosed with COVID – 19. https://www.cdc.gov/coron avirus/2019-ncov/ need-extra-precautions/older-adults. html. Accessed April 16, 2021.

Census and Statistics Department of HKSAR. 2012. Thematic report: Single parents. Census and Statistics Department. http:// www. census2011. gov. hk/pdf/single-parents. pdf. Accessed 6 Dec 2013.

Census and Statistics Department. 2021. The profile of persons residing in private elderly homes in 2020. https://www. statistics.gov.hk/ pub/B72102FB2021XXXXB0100.pdf. Accessed April 16, 2021.

Census and Statistics Department. 2021. Thematic household survey report No.72. https://www.censtatd.gov.hk/en/data/stat_report/

product/C0000079/att/B11302722021XXXXB0100. pdf. Accessed April 16，2021.

Center of Media Research of the Chinese University of Hong Kong (CMRCUHK). 2010. Investigating Hong Kong's Niche Policy: A Survey. Retrieved from https://www.fhb.gov.hk/download/press _and_publications/consultation/110412_f_columbarium/c_report_ opinion_review.pdf.

Centralized Organ Donation Register，Hong Kong（CODR）. 2022. Organ Donation. Retrieved from https://www.codr.gov.hk/codr/ InternetAgreeRegistration.xhtml.

Chan H. M. 2004. Informed consent Hong Kong style: An instance of moderate familism. *The Journal of Medicine and Philosophy*，29 (2)，195 – 206. https://doi.org/10.1076/jmep.29.2.195.31508.

Chan H. M. 2009. Ethical considerations on end-of-life decision making. *International Journal of Chinese and Comparative Philosophy of Medicine*，7：55 – 66.

Chan H. M.，Doris MT，Wong KH，Lai JC，Chui CK. 2015. End-of-life decision making in Hong Kong: the appeal of the shared decision making model. In *Family-oriented informed consent: East Asian and American perspectives*，ed. Fan R. Switzerland: Springer: 149 – 167.

Chan J. 1999. A Confucian perspective on human rights on contemporary China. In *East Asian challenge for human rights*，ed. J. R. Bauer and D. Bell. Cambridge: Cambridge University Press: 212 – 237.

Chan J. 2002. Moral Autonomy, Civil Liberties, and Confucianism. *Philosophy East and West*, 52: 281 – 230.

Chan J. 2013. On the legitimacy of Confucian constitutionalism. In *A Confucian Constitutional Order*, trans. Edmund Ryden, eds. Daniel Bell and Fan R. Princeton University Press, 102 – 103. Emphasis original.

Chan J. 2014. *Confucian Perfectionism*, Princeton University Press.

Chan J. 2015. Is there a human right to political participation? A Contemporary Confucian perspective. unpublished paper.

Chan W. C. H., Chan S. O., Wong A. L. Y. and Ng P. K. L. 2020. Understanding family involvement in body donation in Hong Kong: A qualitative study of registered donors and bereaved family members. *Health and Social Care in the Community*, 28 (1): 270 – 278. https://doi.org/10.1111/hsc.12861.

Chan W. T. 1963. *A Source Book in Chinese Philosophy*. Princeton: Princeton University Press.

Chan X. and Fan R. 2010. The family and harmonious medical decision making: cherishing an appropriate Confucian moral balance. *Journal of Medicine and Philosophy*, 35: 573 – 586.

Chan Z. 2019. Waiting for four years[OL]. HK01. Retrieved from https://www.hk01.com/sns/article/316324.

Chen L. 2013. The Confucian thought of body and the contemporary ethics of organ donation. *Chinese Literature and History*, 1(1): 61 – 68.

Chen X. and Silverstein, M. 2000. Intergenerational social support and the psychological well-being of older parents in China. *Research on Ageing*, 22(1): 43 - 65.

Chen, G. 2019. It's too early to write the euthanasia in to the Civil Code. The opinion of China. Retrieved from: http://opinion. china.com.cn/opinion_28_205228.html.

Cherry M. J. 2005. *Kidney for Sale by Owner: Human Organs, Transplantation, and the Market*. Washington, DC: Georgetown University Press.

Cherry M. J. 2010. Parental authority and pediatric decision making. *The Journal of Medicine and Philosophy*, 35 (5): 553 - 572.

Cherry M. J. 2012. Building social and economic capital: The family and medical savings accounts. *The Journal of Medicine and Philosophy*, 37: 526 - 544.

Cherry M. J. 2014. Individually directed informed consent and the decline of the family in the West. In *Family-oriented informed consent: East Asian and American perspectives*, ed. Fan R. Dordrecht: Springer: 43 - 62.

Cherry M. J. and Engelhardt H. T., 2004. Informed consent in Texas: Theory and practice. *Journal of Medicine and Philosophy*, 29: 237 - 252.

Cherry M. J. 2016. *Sex, family, and the culture wars*. New Brunswick: Transaction Publishers.

Cherry M. J. 2022. Could you marry a sex robot? Shifting sexual norms and the transformation of the family. In *Sex robots: Their social impact and the future of human relations*, eds. Fan R. and M. J. Cherry. Dordrecht: Springer.

Cheung C. and Chow, E. 2006. Spilling over strain between elders and their caregivers in Hong Kong. *The International Journal of Aging and Human Development*, 63(1): 73 - 93.

China Internet Information Center. (2016). Organ donation rates in China remain low [On-line]. Available: http://china. org. cn/china/2016 - 08/16/content_39099071. htm. Accessed June 20, 2019.

Choi K. 2014. The ideal of autonomy and its misuse. In *Family-oriented informed consent: East Asian and American perspectives*, ed. Fan R., 83 - 92. Dordrecht: Springer.

Chong A. and S. Liu. 2016. Receive or give? *Asia Pacific Journal of Social Work and Development*, 26(1): 2 - 14.

Chong A. S., Woo Ng, J. and Kwan A. 2006. Positive ageing: The views of middle-aged and older adults in Hong Kong. *Ageing and Society*, 26(2): 243 - 265.

Chow E. and Ho C. 2014. Caregivers' strain, age and psychological wellbeing of older spousal caregivers in Hong Kong. *Journal of Social Work*, 15(5): 2 - 14.

Chow L. 2021. Care homes and COVID - 19 in Hong Kong: How the lessons from SARS were used to good effect. *Age and Ageing*, 50(1): 21 - 24.

Chui W. et al. 2009. Elderly commission's study on residential care services for the elderly (final report). Retrieved from: https://www.

elderlycommission.gov.hk/en/download/library/Residential%20Care%20Services%20%20Final%20Report(eng).pdf.

Cline, E M. 2015. *Families of Virtue: Confucian and Western Views on Childhood Development*. Columbia University Press.

Cong Y. 2004. Doctor-family-patient relationship: The Chinese paradigm of informed consent. *Journal of Medicine and Philosophy*, 29: 149 - 178.

D'Itri J. 2010. South Korea's unwed mothers organize. Foreign Policy Blogs. http://foreignpolicy-blogs.com/2010/02/25/south-koreas-unwed-mothers-organize/. Accessed 6 Dec 2013.

Daniel A. Bell and Chenyang Li (eds.) 2013. *The East Asian Challenge for Democracy: Political Meritocracy in Comparative Perspective*, Cambridge University Press.

Daniel S. P., Hughes M. T., Thompson R. E. et al. 2007. How would terminally ill patients have others make decisions for them in the even of decisional incapacity? A longitudinal study. *Journal of the American Geriatrics Society*, 55: 1981 - 1988.

Daniels N. 1988. *Am I my parents' keeper? An essay on justice between the young and the old*. New York: Oxford University Press.

Daniels N. 2008. *Just Health: Meeting Health Needs Fairly*. Cambridge: Cambridge University Press.

Daniels N. and Sabin J. 2002. *Setting limits fairly: Can we learn to share medical resources?* New York: Oxford University Press.

Davis D S. *Genetic dilemmas: Reproductive technology*, *parental choices*, *and children's futures*. New York: Routledge; 2001.

Delgado J., Molina-Pérez A., Shaw D. and Rodríguez-Arias D. 2019. The role of the family in deceased organ procurement: A guide for clinicians and policymakers. *Transplantation*, 103(5): 112 – 118. DOI: 10.1097/TP.0000000000002622.

Delmar C., Alenius-Karlsson N., Mikkelsen Højer A. 2011. The implications of autonomy: Viewed in the light of efforts to uphold patients dignity and integrity. *International Journal of Qualitative Studies on Health and Well-being*, 6(2): 1 – 9.

Delmonico F. L. and Scheper-Hughes N. 2002. Why we should not pay for human organs. *National Catholic Bioethics Quarterly*, 2(3): 381 – 389.

Deng R. 2014. The informed consent of human medical research in mainland China: A family-based binary decision model. In *Family-oriented informed consent: East Asian and American perspectives*, ed. Fan R. Dordrecht: Springer: 203 – 218.

Deng R. 2015. The Informed Consent of Human Medical Research in Mainland China: A Family-Based Binary Decision Model. In *Family Based Informed Consent: East Asian and American Perspectives*, edited by Fan R. Dordrecht: Springer: 201 – 218.

Ding C. 2006. How far do China's new interim provisions on organ transplantations go? *Hong Kong Law Journal*, 36(3): 613 – 627.

Ding C. 2008. Latest development of legal regulations of organ transplant in China. *International Journal of Bioethics*, 19(4): 61 – 81.

Eastday. 2013. Shanghai plans to lower standards on establishing elder care institutions. Retrieved from http://sh. eastday. com/m/20130926/u1a7682356.html.

Education Bureau. 2018. Pre-primary education voucher scheme. https://www. edb. gov. hk/en/edu-system/preprimary-kinde rgarten/preprimary-voucher/index. html ♯ Voucher. Accessed April 16, 2021.

EL PAIS. 2021. Spain releases first official figure on COVID - 19 victims in senior residences: 29408 fatalities. https://english. elpais. com/society/2021 - 03 - 04/spain-releases-first-official-figure-on-COVID-19-victims-in-senior-residences-29408-fatalities. html. Accessed March 31, 2021.

Elderly Commission. 2009. Study on residential care services for the elderly—final report. https://www. elderlycommission. gov. hk/en/download/library/Residential％ 20Care％ 20Services％ 20 -％ 20Final％20Report(eng).pdf. Accessed March 31, 2021.

Elderly Commission. 2011. Study on residential care services for the elderly—final report. http://www.elderlycommission. gov.hk/en/download/library/Community％ 20Care％ 20Services％ 20Report％ 202011_eng.pdf. Accessed March 31, 2021.

Elderly Commission. 2017. Elderly services programme plan. https://www. elderlycommission. gov. hk/en/download/library/ESPP _ Final_Report_Eng.pdf. Accessed March 31, 2021.

Engehardt H.T. 1974. Disease of masturbation: Values and the concept of disease. *Bulletin of the History of Medicine*, 48(2): 234 - 248.

Engelhardt H. T. 1996. *The Foundations of Bioethics*, 2nd edition. New York: Oxford University Press.

Engelhardt H. T. 2002. Morality, universality, and particularity: Rethinking the role of community in the foundations of bioethics. In *Cross-cultural perspectives on the (im)possibility of global bioethics*, ed. J. Tao Lai Po-wah. Dordrecht: Kluwer Academic Publishers: 19 – 38.

Engelhardt H. T. 2007. Long-term care: The family, post-modernity, and conflicting moral life-worlds. *Journal of Medicine and Philosophy*, 32: 519 – 536.

Engelhardt H. T. 2010. Beyond the best interests of children: Four views of the family and of foundational disagreements regarding pediatric decision-making. *The Journal of Medicine and Philosophy*, 35 (5): 499 – 517.

Engelhardt H. T. 2013. The family: Crucial to and divisive in bioethics. *International Journal of Chinese and Comparative Philosophy of Medicine*, 11 (2): 113 – 127.

Engelhardt H. T. 2012. Fair Equality of Opportunity Critically Reexamined: The family and the Sustainability of Health Care Systems. *Journal of Medicine and Philosophy*, 37, no. 6: 583 – 602.

English J. 1992. What do grown children owe their parents? In *Aging and ethics: Contemporary issues in biomedicine, ethics, and society*, edited by Jecker N. S. Totowa: Humana Press: 147 – 154.

English J. 2002. What Do Grown Children Owe Their Parents? In *Ethics in Practice: An Anthology*, ed. Hugh LaFollette, Oxford: Blackwell: 152 – 155.

Erika H. Y. Yu, 2007. Respect for the Elderly and Family Responsibility: Confucian Response to the Old Age Allowance Policy in Hong Kong, In *The Family*, *Medical Decision-Making and Biotechnology: Critical Reflections on Asian Moral Perspectives*, ed. Lee Shui Chuen, Springer: 197 – 206.

Eskens R. 2017. Is sex with robots rape? *Journal of Practical Ethics*, 5(2). Available at SSRN: https://ssrn.com/abstract 3087200.

Fabre J. 2014. Presumed consent for organ donation: a clinically unnecessary and corrupting influence in medicine and politics. *Clin Med (Lond)*, 14: 567 – 571.

Fabre J. P., Murphy and Matesanz R. 2010. Presumed consent: A distraction in the quest for increasing rates of organ donation. *BMJ*, 341: 922 – 924.

Factually: What is HOTA all about? [updated 20 July 2017]. Available from: https://www.gov.sg/factually/content/what-is-hota-all-about. Accessed 31 Aug 2017.

Faden R. and Beauchamp T. L. 1986. *A history and theory of informed consent*. New York: Oxford University Press.

Fan R. 1997. Self-determination vs. family-determination: Two incommensurable principles of autonomy. *Bioethics*, 11: 309 – 322.

Fan R. 1999. *Confucian Bioethics*. Dordrecht: Kluwer Acaemic

Publishers.

Fan R. 2000. Informed consent and truth-telling: The Chinese Confucian moral perspective. *HEC Forum: An Interprofessional Journal on Healthcare Institutions' Ethical and Legal Issues*, 12: 87 – 95.

Fan R. 2002. Health care allocation and the Confucian tradition. In *The examined life-Chinese perspectives*, ed. Jiang X. New York: Global Publications.

Fan R. 2002. Reconsidering surrogate decision-making: Aristotelianism and Confucianism on ideal human relations. *Philosophy East and West*, 52: 346 – 372.

Fan R. 2003. Modern western science as a standard for traditional Chinese medicine: A critical appraisal. Journal of Law, *Medicine and Ethics*, 31(2): 213 – 221.

Fan R. 2006. Confucian filial piety and long term care for aged parents. *HEC Forum*, 18(1): 1 – 16.

Fan R. 2007. Confucian familism and its implications for bioethics. In *The Family, Medical Decision-Making and Biotechnology: Critical Reflections on Asian Moral Perspectives*, ed. Lee S. C. New York: Springer: 15 – 26.

Fan R. 2007. The Ethics of Human Embryonic Stem Cell Research and the Interests of the Family, In *The Family, Medical Decision-Making, and Biotechnology*. ed. S. C. Lee, Springer: 127 – 148.

Fan R. 2007. Which care, whose responsibility, and why family? A Confucian account of long term care for the elderly. *Journal of*

Medicine and Philosophy, 32(5): 495 – 517.

Fan R. 2008. Rethinking Medical Morality in Transitional China: Towards a Directed Benevolent Market Polity. *Cambridge Quarterly of Healthcare Ethics*, 17(3): 280 – 292.

Fan R. 2009. Discourses of Confucian Medical Ethics. In *The Cambridge World History of Medical Ethics*, ed. by Robert Baker and Laurence McCullough. Cambridge: Cambridge University Press: 195 – 201.

Fan R. 2010. *Reconstructionist Confucianism: Rethinking Morality after the West*, Springer, New York.

Fan R. 2010b. A Confucian Reflection on Genetic Enhancement, *The American Journal of Bioethics*, 10: 4(2010): 62 – 70.

Fan R. 2011. *Contemporary Confucian Bioethics*. Beijing: Beijing University Press.

Fan R. 2011. Family-oriented surrogate decision making and Confucian bioethics. *Bioethical Law and Ethics*, 5(2): 1 – 20.

Fan R. 2011. Jiang Qing on Equality. In *The Renaissance of Confucianism in Contemporary China*, ed. by Fan R. Dordrecht: Springer: 55 – 73.

Fan R. 2011. The Confucian bioethics of surrogate decision making: Its communitarian roots. *Theoretical Medicine and Bioethics*, 32(5): 301 – 313.

Fan R. 2012. Confucian Reflective Equilibrium: Why Principlism Is Misleading for Chinese Bioethical Decision Making? *Asian Bioethics Review*, 4(1): 4 – 13.

Fan R. 2014. A Confucian notion of the common good for contemporary China, In *The Common Good: Chinese and American Perspectives*, ed. David Solomon and P. C. Lo, Springer: 193 - 218.

Fan R. 2014. Informed Consent: Why Family-Oriented? In *Family-Oriented Informed Consent: East Asian and American Perspectives*, ed. by Fan R. Dordrecht: Springer.

Fan R. 2016. Nonegalitarian Social Responsibility for Health: A Confucian Perspective on Article 14 of the UNESCO Declaration in Bioethics and Human Rights, *Kennedy Institute of Ethics Journal*, 26, no.2: 105 - 218.

Fan R. 2016. Is the Chinese principle of family priority in organ procurement morally justifiable? Presented at the Surgical ethics: Cross-Cultural Perspectives on an Emerging Field conference organized by the University of Chicago Surgical Ethics Center, University of Chicago Center, Hong Kong, 30 March 2016.

Fan R. 2017. Is Confucian Harmony Foundationless? A Critical Question for Chenyang Li, *Philosophy East and West*, 67. 1 (2017): 246 - 256.

Fan R. 2019. DNA, Brain, Mind and Soul: A Confucian Perspective, in *Interreligious Perspectives on Mind, Genes and the Self*, ed. Joseph Tham, Chris Durante, and Alberto Garcia Gomez, London: Routledge: 63 - 74.

Fan R. 2021. Confucian Harmony as Ritual Synchronicity, In *Harmony in Chinese Thought: A Philosophical Introduction*,

eds. Chenyang Li, Sai Hang Kwok and Dascha During, Rowman&
Littlefield, Lanham, pp. 119 – 139.

Fan R. 2021. A Confucian conception of public reason and bioethics. In
Public reason and bioethics, eds. H. Li, and M. Campbell. Cham:
Palgrave Macmillan.

Fan R. 2023. *Incentives and Disincentives in Organ Donation: A
Multicultural Study among Beijing, Chicago, Tehran and
Hong Kong*. Springer.

Fan R. and B. Li. 2004. Truth Telling in Medicine: The Confucian
View, *Journal of Medicine and Philosophy*, 29: 179 – 193.

Fan R. and Chan H. M. 2017. Opt-in or opt-out: That is not the
question. *Hong Kong Medical Journal*, 23(6), 658 – 660.

Fan R. and Chen X. 2010. The Family and Harmonious Medical
Decision Making: Cherishing an Appropriate Confucian Moral
Balance, *Journal of Medicine and Philosophy*, 35: 573 – 586.

Fan R. and Ding C. 2021. Organ Donation in China and Hong Kong:
Learning from International Models and Adopting Proper
Motivational Measures, In *Handbook of Public Policy and
Public Administration in China*, ed. Xiaowei Zang, Edward
Elgar, 362 – 376.

Fan R. and Sun S. 2020. To Relieve or Terminate? A Confucian Ethical
Reflection on the Use of Morphine for Late-stage Cancer Patients
in China, *Developing World Bioethics*, 20.3: 130 – 138.

Fan R. and Tao J. 2004. Consent to medical treatment: The complex
interplay of patients, families, and physicians. *Journal of*

Medicine and Philosophy, 29: 139 - 148.

Fan R. and Wang M. 2015. Taking the role of the family seriously in treating Chinese psychiatric patients: A Confucian familist review on China's first mental health act. *Journal of Medicine and Philosophy*, 40(4): 387 - 399.

Fan R. and Wang, M. 2019. Family-based consent and motivation for cadaveric organ donation in China: An ethical exploration. *The Journal of Medicine and Philosophy*: A Forum for Bioethics and Philosophy of Medicine, 44(5): 534 - 553. https://doi.org/10.1093/jmp/jhz022.

Fan R. and Zhao W. 2017. Developing Confucian Virtue-based Rights, In *Religious Perspectives on Bioethics and Human Rights*, ed. Joseph Tham, Kai Man Kwan and Alberto Garcia, Dordrecht: Springer: 115 - 118.

Fan R. Chen X. and Cao Y. 2012. Family-oriented Health Savings Accounts: Facing the Challenge of Health Care Allocation, *Journal of Medicine and Philosophy*, 37, no.6: 507 - 512.

Fan R. Z. Guo, and M. Wong. 2014. Confucian perspective on psychiatric ethics. In *The Oxford Handbook of Psychiatric Ethics*, eds. J. Sadler, W. van Staden, and K. W. M. Fulford. Oxford: Oxford University Press.

Fan R. 1999. Introduction: Towards a Confucian bioethics. In *Confucian bioethics*. ed. Fan R., Dordrecht: Kluwer Academic Publishers: 1 - 23.

Fang Y. 2014. Do Confucian ethics impede organ donation in China today? *International Journal of Chinese and Comparative Philosophy of Medicine*, 12(1): 11 – 20.

Fang Y. 2015. Is it unfilial for children to fulfill their parents' desire for body donation? *International Journal of Chinese and Comparative Philosophy of Medicine*, 13(1): 43 – 54.

Food and Environmental Hygiene Department, Hong Kong. 2022. List of Charges for Cemeteries and Crematoria Services. Retrieved from https://www.fehd.gov.hk/english/cc/info_charge.html.

Food and Health Bureau, Hong Kong. 2017. Background Information on Organ Donation and Transplant. Retrieved from https://www.fhb.gov.hk/download/press_and_publications/otherinfo/170600_organ_donation_transplant/e_background_paper_organ_donation_transplant.pdf.

Food and Health Bureau. Background information on organ donation and transplant. Available from: http://www.fhb.gov.hk/download/press_and_publications/otherinfo/170600_organ_donation_transplant/e_background_paper_organ_donation_transplant.pdf. Accessed 31 Aug 2017.

Fukuyama F. 2006. *America at the crossroads: Democracy, power, and the neoconservative legacy*. New Haven: Yale University Press.

Girgis S. R. P., George and Anderson R. T. 2011. What is marriage? *Harvard Journal of Law and Public Policy*, 34: 245 – 287.

Gorvin L., Brown D. 2012. The psychology of feeling like a burden: A review of the literature. *Social Psychology Review*, 14: 28 – 41.

Gross C. P. and Sepkowitz. K. A. 1998. The Myth of the Medical Breakthrough: Smallpox, Vaccination, and Jenner Reconsidered, *International Journal of Infectious Diseases*, 3(1): 54 – 60.

Gutmann A. and Thompson D. 1996. *Democracy and disagreement. Cambridge*, MA: Harvard University Press.

Hamilton W. D. 1964. The genetical evolution of social behavior. II. *Journal of Theoretical Biology*, 7(1): 17 – 52.

Hegel G. W. F. 1967. *Hegel's philosophy of right*. Trans. T. M. Knox. London: Oxford University Press.

Heylin L. 2021. Cork woman who fraudulently claimed €69k in carer's allowance has sentencing put back to allow her gather [sic] more compensation. Echo Live, June 17. https://www. echolive. ie/corknews/arid-40316516.html. Accessed. July 1, 2021.

Hjelmgaard K. 2017, Nov. 17. Italian doctor says world's first human head transplant "imminent". USA TODAY. https://www. usatoday. com/story/news/world/2017/11/17/italian-doctor-says-worlds-first-human-head-transplant-imminent/847288001/. Accessed June 28, 2021.

Hong Kong Government. 2019. Press release, January 9. https://www. info. gov. hk/gia/general/201901/09/P2019010900351. htm?fontSize=1. Accessed April 16, 2021.

Hong Kong Government. 2022. Press release, March 28. (in Chinese) https://www. news. gov. hk/chi/2022/03/20220328/20220328 _171419_974.html. Accessed. May 1, 2022.

Hong Kong Legislative Council. 2016. Document CB (2)836/15 – 16

（08）. Retrieved from http://www. legco. gov. hk/yr15 - 16/chinese/panels/hs/papers/hs20160418cb2 - 836 - 8 - c.pdf.

Hong Kong Legislative Council. 2016 - 2 - 15. Report No.: CB(2)836/15 - 16(08). Available from: http://www. legco. gov. hk/yr15 - 16/english/panels/hs/papers/hs20160418cb2 - 836 - 8 - e. pdf. Accessed 31 Aug 2017.

Hong Kong Niches Centre. 2022. An Example. Retrieved from https://www. hkniches. com/hkmacao/pofookhill/? index_tag_id=6,10.

Hospital Authority, HA Guidelines on Life-sustaining Treatment in the Terminally Ill, (Hong Kong, 2002): http://www.ha.org.hk/haho/ho/adm/124655e.pdf.

Hu S. and Chen M. 2014. *The Classic of Filial Piety*. Beijing: The Chinese Publishing House.

Huang J. 2007. Ethical and legislative perspectives on liver transplantation in the People's Republic of China. *Liver Transplantation*, 13(2): 193 - 196.

Huang J. 2015. Voluntary organ donation system adapted to Chinese cultural values and social reality. *Liver Transplantation*, 21(4): 419 - 422.

Huang J. Millis, Mao Y., Millis M. A., Sang X., and Zhong S. 2012. A pilot programme of organ donation after cardiac death in China. *Health Policy*, 379(9818): 862 - 865.

Human Organ Transplant Ordinance, Hong Kong (HOTO). 1995/2020. Retrieved from https://www. elegislation. gov. hk/hk/

cap465! en. pdf? FILENAME=Consolidated%20version%20for%20the%20Whole%20Chapter.pdfandDOC_TYPE=QandPUBLISHED=true.

Hursthouse, R. 1999. *On Virtue Ethics*. Oxford University Press.

Iltis A. S. 2014. Families and medical decisions to assume risks for the benefit of others. In *Family-oriented informed consent: East Asian and American perspectives*, ed. Fan R. Dordrecht: Springer: 171-186.

Iltis A. S. 2015. Organ donation, brain death and the family: Valid informed consent. *Journal of Law*, Medicine and Ethics 43(2): 369-382.

Inland Revenue Department, Hong Kong (IRD). 2022. Allowance, deductions and tax rate table. Retrieved from https://www.ird.gov.hk/eng/pdf/pam61e.pdf.

Inland Revenue Department. 2019. 2018-19 Annual report. https://www.ird.gov.hk/dar/2018-19/table/en/ar_1819.pdf. Accessed April 16, 2021.

Inland Revenue Department. 2022. Allowance, deductions and tax rate table. https://www.ird.gov.hk/eng/pdf/pam61e.pdf. Accessed May 1, 2022.

International Registry in Organ Donation and Transplantation (IRODaT). 2016. Deceased organ donor evolution (Hong Kong 2016). Available from: http://www.irodat.org/? p=databaseandc=_H♯data. Accessed 31 Aug 2017.

International Registry in Organ Donation and Transplantation

(IRODaT). 2016. Preliminary numbers in organ donation and transplantation in 2016. Available from: http://www.irodat.org/img/database/pdf/NEWSLETTER2017_ firstedition.pdf. Accessed 31 Aug 2017.

Ivanhoe P. J. 2000. *Confucian Moral Self Cultivation*, second edition, Hacket, Indianapolis.

Jecker N. S. 2020. Nothing to be ashamed of: Sex robots for older adults with disabilities. *Journal of Medical Ethics*, https://doi.org/10.1136/medethics－2020－106645.

Jha V. 2015. Reforms in organ donation in China: Still to be executed? *Hepatobiliary Surgery and Nutrition*, 4(2): 138－140.

Jiang Q. 2013. *A Confucian Constitutional Order: How China's Ancient Past Can Shape Its Political Future*. Eds. by Daniel A. Bell and Fan R. Princeton: Princeton University Press.

Johnson, E. J. and Goldstein D. 2003. Do defaults save lives? *Science*, 302(5649): 1338－1339.

Kaipayil J. 2009. *Relationalism: A Theory of Being*. Bangalore, India: JIP Publications.

Kang X. 2010. *Confucian positions on the cultural front*. Beijing, China: Social Science Literature Press.

Kass L. R. 1992. Organs for sale? Propriety, property, and the price of progress. *Public Interest*, 107: 65－86.

Kevin W. W. 2000. *Moral Acquaintances: Methodology in Bioethics*. Notre Dame: University of Notre Dame Press.

Kim S. 2016. *Public Reason Confucianism*. Cambridge: Cambridge

University Press.

Kinsinger F. 2009. Beneficence and the professional's moral imperative. *Journal of Chiropractic Humanities*, 16(1): 44 – 46.

Kluge E. H. W. 2016. Organ donation and retrieval: Whose body is it anyway? In *Bioethics: An anthology*. Eds. P. Singer, H. Kuhse. England: Wiley Blackwell: 417 – 420.

Kong X. Y., Yang G., Fuqing and Zhao M. 2012. The problems and potential direction of reforms for the current individual medical savings accounts in the Chinese health care system. *The Journal of Medicine and Philosophy*, 37: 556 – 567.

Krauthammer C. 1999. Yes, let's pay for organs. Time [On-line]. Available: http://content. time. com/time/magazine/article/0, 9171,990984,00.html. Accessed June 20, 2019.

La Fond J. Q. 1996. The impact of law on the delivery of involuntary mental health services. In *Law*, *Mental Health*, *and Mental Disorder*, eds. Sales B. D. and Shuman D. W. Pacific Grove: Brooks/Cole Publishing Company: 219 – 239.

Lau D. C. 2003. Trans. *The Analects of Confucius*. Hong Kong: Chinese University Press.

Lau D. C. 1992. *Confucius: The Analects*. Hong Kong: Chinese University Press.

Lau D. C. 2003. *Mencius: A Bilingual Edition*. Hong Kong: Chinese University Press.

Lau D. C. trans. 1970. *Mencius*. New York: Penguin Books.

Lau, D. C. trans. 1983. *The analects*. Hong Kong: Chinese University Press.

Lavee J., Ashkenazi T. and Steinberg D. 2010. A new law for allocation of donor organs in Israel-Authors' reply. The Lancet, 376(9737), 231 – 232. https://doi.org/10.1016/S0140 – 6736(10) 61140 – 3.

LCQ5: Organ donation. The Government of the Hong Kong Special Administrative Region (HKSAR). 2017. Press release, 10 May 2017. Available from: http://www. info. gov. hk/gia/general/ 201705/10/P2017051000462.htm. Accessed 31 Aug 2017.

Lee I. 2014a. Filial duty as the moral foundation of caring for the elderly: Its possibility and limitations. In *Family-oriented informed consent: East Asian and American perspectives*, ed. Fan R. Dordrecht: Springer: 137 – 148.

Lee Pauline C. 2014. Two Confucian Theories on Children and Childhood: Commentaries on the Analects and the Mengzi. *Dao*, 13(4): 525 – 540.

Lee S. C. 2007. On relational autonomy: From feminist critique to Confucian model for clinical practice. In *The Family, Medical Decision-Making and Biotechnology: Critical Reflections on Asian Moral Perspectives*, ed. Lee S. C. New York: Springer: 83 – 94.

Lee S. C. 2007. *The Family, Medical Decision-Making, and Biotechnology*. Dordrecht: Springer.

Lee S. C. 2014. Family consent in medical decision-making in Taiwan:

The implications of the new revisions of the Hospice Palliative Care Act. In *Family-oriented informed consent: East Asian and American perspectives*, ed. Fan R. Dordrecht: Springer: 125 – 136.

Lee S. C. ed. 2007 *The Family, Medical Decision-Making, and Biotechnology: Critical Reflections on Asian Moral Perspectives*. Dordrecht, The Netherlands: Springer.

Legge J. 1970. *The Chinese Classics (in five volumes)*, Hong Kong University Press, Hong Kong.

Legge. J. 1971. *The four books: Confucian analects, the great learning, the doctrine of the mean, and the works of Mencius*. Taipei: Ch'eng-wen Publishing Co.

Legge. J. 2010. *The hsiao king or Classic of filial piety*. LaVergne.

Legge. J. 1960. *The Chinese classics*. Hong Kong: Hong Kong University Press.

Legge. J. 1967. *Li Ki (Book of Rites)*. Trans. Vol. II, University Books, Inc. New York.

Legge. J. 1971. *Confucian Analects, The Great Learning and The Doctrine of the Mean*, (Trans.) New York: Dover Publications, Inc.

Legge. J. 1973. *I Ching: Book of Changes*. New York: Causeway Books.

Legge. J. 2010. *The Hsiao King or Classic of Filial Piety*. (Trans.) LaVergne, TN USA.

Li Bo N. H. and Wang X. 2005. The current situation of organ donations and blocking fac tors in China. *Chinese Medical Ethics*,

18(4): 59 – 60.

Li C. 1997. Shifting perspectives: Filial morality revisited. *Philosophy East and West*, 47(2): 211 – 32.

Li C. 2010. Confucian moral cultivation, longevity, and public policy. *Dao*, 9(1): 25 – 36.

Li C. 2014. *The Confucian Philosophy of Harmony*, Routledge.

Li H. & Campbell M. 2021. *Public Reason and Bioethics: Three Perspectives*. Palgrave MacMillian.

Li C., Kwok S. and During D. (eds.), 2021. *Harmony in Chinese Thought: A Philosophical Introduction*, Rowman & Littlefield.

Li H., Rosenlee L. 2012. *Confucianism and Women*. New York: SUNY Press.

Li J. and Wang J. 2012. Individuals are inadequate: Recognizing the family-centeredness of Chinese bioethics and Chinese health system. *The Journal of Medicine and Philosophy*, 37: 568 – 582.

Li J., Li Y. 2016. Dignity in Dying from a Confucian Perspective. *International Journal of Chinese and Comparative Philosophy of Medicine*, 14(1): 35 – 53.

Li J., Li Y. 2017. Death with dignity from the Confucian perspective. *Theoretical Medicine and Bioethics*, 38(1): 63 – 81.

Li X., Lu J., Hu S., Cheng K., Maeseneer D., Jan, Meng, et al. 2017. The primary health-care system in China. *The Lancet*, 390 (10112): 2584 – 2594.

Lim M. 1985. Justice as fairness: Political not metaphysical.

Philosophy and Public Affairs, 14: 223 - 251.

Lim M. 1993. *Political Liberalism*. New York: Columbia University Press.

Lim M. 2004. Shifting the burden of health care finance: A case study of public-private partnership in Singapore. *Health Policy*, 69: 83 - 92.

Lim M. 2012. Values and health care: The Confucian dimension in health care reform. *The Journal of Medicine and Philosophy*, 37: 545 - 555.

Liu W., Luo A. and Liu H. 2007. Overcoming the barriers in pain control: an update of pain management in China. *European Journal of Pain Supplements*, Vol.1(S1): 10 - 13.

Livermore J. M., Malmquist C. P. and Meehl P. E. 1968. On the justifications for civil commitment. *University of Pennsylvania Law Review*, 117: 75 - 96.

Lu, Wan-Zi. 2021. *Body Politics: Morals, Markets and the Mobilization of Organ Donation for Transplantation*. Ph. D. Dissertation, Department of Sociology, University of Chicago.

Luo P. 1998. Confucian life and death perspective and Euthanasia. *International Journal of Chinese and Comparative Philosophy of Medicine*, 01: 35 - 73.

Luo P. 1999. Confucian Ethic Death with Dignity and Its Contemporary Relevance, *The Journal of the Society of Christian Ethics*, 19: 313 - 333.

Luo P. 1999. Confucian Views on Suicide and Their Implications for

Euthanasia, in *Confucian Bioethics*, ed. Fan R. Dordrecht: Kluwer Academic Publishers: 69 - 102.

MacAskill W. 2017. Effective altruism: Introduction. *Essays in Philosophy*, 18 (1), 1 - 5. https://doi. org/10. 7710/1526 - 0569.1580.

MacIntyre A. 1988. *Whose Justice? Which Rationality?* Notre Dame: University of Notre Dame Press.

MacIntyre A. 1999. *Dependent rational animals: Why human beings need the virtues*. Chicago: Open Court Press.

MacIntyre A. 2007. *After virtue*. 2nd ed. Notre Dame: University of Notre Dame Press.

MacKay D. 2015. Opt-out and consent. *Journal of Medical Ethics*, 41 (10): 832 - 835.

Mahdavi-Mazdeh M. 2012. The Iranian model of living renal transplantation. *Kidney International*, 82(6): 627 - 634.

Mair D. C. and V Mair. H., trans. 1996. *Strange Tales from Make-Do Studio*. Beijing, PRC: Foreign Language Press.

Mandal A. 2013. Morphine History. News Medical. Retrieved from: https://www. news-medical.net/medical/about.

Morrow D. 2009. Moral Psychology and the "Mencian Creature". *Philosophical Psychology*, 22(3): 281 - 304.

Murry C. 2012. *Coming Apart: The State of White America 1960 - 2010*, New York: Crown Forum.

Nash R. 2014. Toward a shared decision: Against the fiction of the autonomous individual. In *Family-oriented informed consent:*

East Asian and American perspectives, ed. Fan R. Dordrecht: Springer: 219 – 230.

Needham J. and Tsien T. H. 1985. *Science and Civilization in China*. Vol. 5. Cambridge, United Kingdom: Cambridge University Press.

New York Times. 2021. One-third of U. S. Coronavirus deaths are linked to nursing homes. https://www.nytimes.com/interactive/2020/us/coronavirus-nursing-homes.html. Last updated June 1, 2021. Accessed March 31, 2021.

Newfoundland Labrador Health and Community Services. 2015. Provincial home support services program paid family caregiving option. https://www.gov.nl.ca/hcs/long-term-care/family-caregiving/. Accessed March 31, 2021.

Ni M. *The Yellow Emperor's Classic of Medicine*. Boston: Random House Inc, 1995.

Ni P. 2017. *Understanding the Analects of Confucius*. New York: SUNY Press.

Ni P. 2014. Seek and You Will Find It; Let Go and You Will Lose It: Exploring a Confucian Approach to Human Dignity. *Dao*, 13(2): 173 – 198.

Nie J. B. 2015. The benevolent polity. *Asian Bioethics Review*, 7(3): 260 – 276.

Nivison David S. 1996. *The Ways of Confucianism*. Edited by Van Norden B. W. Chicago: Open Court.

Norden V. B. W. 2003. Virtue Ethics and Confucianism. In

Comparative Approaches to Chinese Philosophy, edited by Mou B. Burlington, VT: Ashgate: 99 - 121.

Norden V. B. W. 2007. *Virtue Ethics and Consequentialism in Early Chinese Philosophy*. Cambridge, UK: Cambridge University Press.

Nuffield Council on Bioethics. 2011. Human bodies: donation for medicine and research.

Nuffield Council on Bioethics. 2014. Human bodies: Donation for medicine and research [On-line]. Available: http://nuffield bioethics. org/wp-content/uploads/2014/07/Donation _ full _ report. pdf. Accessed June 2019.

Nussbaum M. 2011. Perfectionist Liberalism and Political Liberalism, *Philosophy and Public Affairs*, 39, no.1: 25 - 29.

O'Brien M. B. 2012. Why liberal neutrality prohibits same-sex marriage: Rawls, political liberalism and the family. *British Journal of American Legal Studies*, 1: 411 - 466.

Oakeshott M. 1991. *Rationalism in politics and other essays*. Indianapolis: Liberty Fund.

Okasha S. 2003. Biological Altruism, Stanford Encyclopedia of Philosophy. Retrieved from https://stanford. library. sydney. edu.au/archives/spr2008/entries/altruism-biological/.

Opt-out organ donation being considered. Available from: http://www.news.gov.hk/en/categories/health/html/2017/03/20170319_142740.shtml. Accessed 31 Aug 2017.

Osterman P. 2018. Improving long-term care by finally respecting home-care aides. *Hastings Center Report*, 48(5): S67 – S70.

Pan Y. 2013. Further developed Chinese donation system can meet one third of the need [On-line]. Available: http://news. ifeng. com/gundong/detail_2013_02/25/22471576_0. shtml? _from_ralated. Accessed June 20, 2019.

People's Daily. 2009, May 26. China's population aged 65 and above to reach 109. 56 million [On-line]. Available: http://english. peopledaily. com. cn/90001/90776/90882/6666930. html. Accessed September 6, 2011.

Plantinga A. 2011. *Where The Conflict Really Lies? Science*, *Religion and Naturalism*. Oxford University Press, Oxford.

Presidential Commission for the Study of Bioethical Issues. 2012. Privacy and Progress in Whole Genome Sequencing. Washington, D.C.

Qiu C. 2017. The myth of head transplant surgery: From a Confucian bioethical perspective. *International Journal of Chinese and Comparative Philosophy of Medicine*, 15(1): 63 – 80.

Qiu R. 2004. Introduction: Bioethics and Asian culture — A quest for moral diversity. In *Bioethics: Asian perspectives*. ed. Qiu R. Z. Dordrecht: The Netherlands: Kluwer.

Rawls J. 1971. *A theory of justice*. Cambridge, MA: Harvard University Press.

Rawls J. 1985. Justice as fairness: Political not metaphysical, *Philosophy and Public Affairs*, 14, no.3.

Rawls J. 1993. *Political Liberalism*. New York: Columbia University

Press.

Rawls J. 1997. *The idea of public reason revisited*. The University of Chicago Law Review, 64: 765 - 807.

Rawls J. 1999. *Law of Peoples*. Harvard University Press: 65.

Rebecca K. 2014. *Living with Pirates: Common Morality and Embodied Practice*. Cambridge Quarterly of Healthcare Ethics 23 (1): 75 - 85.

Rector R. 2010. Marriage: America's greatest weapon against child poverty. *Backgrounder*, 2465: 1 - 16.

Research Office Legislative Council Secretariat. Organ donation in Hong Kong. Research Brief 2015 - 2016, 5. Available from: http://www. legco. gov. hk/research-publications/english/1516rb05-organ-donation-in-hong-kong-20160714-e. pdf. Accessed 31 Aug 2017.

Reuters. 2020. Swedish watchdog finds serious failures in COVID - 19 care at nursing homes. https://www. reuters. com/article/us-health-coronavirus-sweden-nursinghome-idUSKBN2841FN. Accessed April 16, 2021.

Richard K., Altruism, Stanford Encyclopedia of Philosophy. Retrieved from https://plato.stanford.edu/entries/altruism/.

Robert N. 1974. *Anarchy, State and Utopia*. New York: Basic Books.

Robert V. 1986, *The Foundation of Justice: Why the Retarded and the Rest of us Have Claims to Equality*. New York: Oxford University Press.

Rosenblum A. M., Horvat L. D., Siminoff L. A., Prakash V., Beitel J., Garg A. X. 2012. The authority of next-of-kin in explicit and presumed consent systems for deceased organ donation: an analysis of 54 nations. *Nephrol Dial Transplant*, 27: 2533 – 2546.

Sadler J. Z. 2005. *Values and Psychiatric Diagnosis*. Oxford: Oxford University Press.

Saimon D. A. et al. 1999. Health consequences of religious and philosophical exemptions from immunization laws: individual and societal risks of measles, *JAMA*, 282.1: 47 – 53.

Saimon D. A. et al. 2003. Mandatory immunization laws and the role of medical, religious and philosophical exemptions, unpublished commentary. Available online: www. vaccinesafety. edu/exempt review101503.pdf. Accessed 20 January 2019.

Saimon D. A. et al. 2006. Compulsory vaccination and conscientious or philosophical exemptions: past, present, and future, *Lancet*, 367: 436 – 442.

Sales B. D. and Shuman D. W. 1996. The newly emerging mental health law. In *Law, Mental Health, and Mental Disorder*, eds. Sales B. D. and Shuman D. W. Pacific Grove: Brooks/Cole Publishing Company: 2 – 14.

Sandel M. 2007. *The Case against Perfection: Ethics in the Age of Genetic Engineering*, Harvard University Press, Cambridge.

Sheldon S., Wilkinson S. 2005. Should Selecting Saviour Siblings Be Banned? *Journal of Medical Ethics*, 30 (6): 533 – 537. doi:

10.1136/jme.2003.004150.

Shepherd L., O'Carroll R. E., Ferguson E. 2014. An international comparison of deceased and living organ donation/transplant rates in opt-in and opt-out systems: a panel study. *BMC Med*, 12: 131.

Shuman D. W. 2004. *Law and Mental Health Professionals*, Texas. 3rd ed. Washington, DC: American Psychological Association.

Shun K. 1997. *Mencius and Early Chinese Thought*. Stanford, CA: Stanford University Press.

Shun, K. 2002. Ren 仁 and li 禮 in the Analects. In *Confucius and the Analects: New Essays*. ed. Bryan W. Van Norden, Oup Usa: 53 – 72.

Sidgwick, H. 1888. The Kantian conception of free will. *Mind*, 13(5): 405 – 412.

SINA.The facts in Chinese society beyond euthanasi. Retrieved from: http://news.sina.com.cn/view/als/.

Singer P. 2002. *One World: The Ethics of Globalization*. New Haven and London: Yale University Press.

Singer P. 2011. *Practical Ethics*, New York: Cambridge University Press.

Siraj M. S. 2016. *Organ Donation for Transplantation in Bangladesh: Policy, Practice and Ethics*. Ph. D. thesis. Hong Kong: City University of Hong Kong.

Slovenko R. 2009. *Psychiatry in Law/Law in Psychiatry*. New York:

Taylor and Francis.

Social Welfare Department (Hong Kong). 2021. Overview of residential care services for the elderly. https://www. swd. gov. hk/tc/index/site _ pubsvc/page _ elderly/sub _ residentia/id _ overviewon/. Accessed April 16, 2021.

Sparrow R. 2017. Robots, rape, and representation. *International Journal of Robotics*, 9: 465 – 477.

Spriggs M. 2002. Lesbian couple create a child who is deaf like them. *J Med Ethics*. 28: 283.

State of Victoria, Department of Health. 2014. The Mental Health Bill 2014 — An Explanatory Guide, Melbourne: Victorian Government.

Stern L. 1983. Opportunity and health care: Criticism and suggestions. *Journal of Medicine and Philosophy*, 8: 339 – 361.

Stoler A. J. B. Kessler, T. Ashkenazi, A. E. Roth, and J. Lavee. 2016. Incentivizing authorization for deceased organ donation with organ allocation priority: The first 5 years. *American Journal of Transplantation*, 16(9): 2639 – 2645.

Strategies for cadaveric organ procurement. 1994. Mandated choice and presumed consent. Council on Ethical and Judicial Affairs, American Medical Association. *JAMA*, 272: 809 – 812.

Sun F. 2021. Coronavirus: Hong Kong's care homes keep COVID - 19 at bay, but loneliness epidemic strikes elderly residents as family members keep away. South China Morning Post, March 27. https://www. scmp. com/week-asia/people/article/3126860/its-our-lifestyle-sheng-siongs-lim-hock-leng-why-singapores-mighty.

Accessed April 16, 2021.

Taiwan Insights. 2012. Singles and single-parent families on the rise. Taiwan Insights. http://www. taiwaninsights.com/2012/12/17/singles-and-single-parent-families-on-the-rise. Accessed 6 Dec 2013.

Tan Y. 2009. Youth feel pressure of looking after aging parents. China Daily, June 29, 2009. http://www. chinadaily. com. cn/china/2009 - 06/29/content_8331505.htm. Accessed October 22, 2010.

Tang K. Y. and Chan C. M. 2014. *From maintenance to well-being: Negotiating responsibilities in supporting the aged as in the modern Chinese culture*. Hong Kong: Methodist Bookroom.

Tao J. 2007. Dignity in long-term care for older persons: A Confucian perspective. *Journal of Medicine and Philosophy*, 32(5): 465 - 481.

Tao J. 2008. *China: Bioethics, Trust, and the Challenge of the Market*. Dordrecht: Springer.

Tao J. ed. 2004. *Cross-Cultural Perspectives on the (Im)Possibility of Global Bioethics*. Dordrecht, The Netherlands: Kluwer Academic Publishers.

Tatlow D. K. 2015, November 17. China bends vow on using prisoner's organs for transplant. New York Times [Online]. Available: https://www. nytimes. com/2015/11/17/world/asia/china-bends-vow-using-prisoners-organs-for-transplants.html. Accessed January 8, 2019.

Taylor C. 1994. The politics of recognition. In *Multiculturalism:*

Examining the politics of recognition, ed. A. Guttman, 25 – 74. Princeton: Princeton University Press.

Teoh J. Y. C., Lau B. S. Y., Far N. Y., Yuen S. K. K., Yee C. H., Hou S. S. M. and Ng C. F. 2020. Attitudes, acceptance, and registration in relation to organ donation in Hong Kong: A cross-sectional study. *Hong Kong Medical Journal*, 26(3): 192 – 200. https://doi.org/10.12809/hkmj198176.

Texas Legislature. 2005. Advance directives. In Health and safety code. http://www. statutes. legis. state. tx. us/Docs/HS/htm/HS.166.htm. Accessed July 21, 2011.

Texas Legislature. 2005. Consent for medical treatment. In Health and safety code. http://www. statutes. legis. state. tx. us/Docs/HS/htm/HS.313.htm. Accessed July 21, 2011.

The Ministry of Health and Welfare (MOHW) invites public to improve organ donation system [press release]. Executive Yuan, Republic of China (Taiwan) 16 November 2015.

Thomas N. 2012. *Mind and Cosmos: Why the Materialist Neo-Darwinian Conception of Nature Is Almost Certainly False?* Oxford University Press, Oxford.

Tonelli M. N., Wiebe G., Knoll A., Bello S., Browne D., Jadhay S., Klarenbach and Gill J. 2011. Kidney transplantation compared with dialysis in clinically relevant outcomes. *American Journal of Transplantation*, 11(10): 2093 – 2109.

Toulmin, S. 1982. How Medicine Saved the Life of Ethics? *Perspectives in Biology and Medicine*, 25.4: 736 – 750.

Tse C. and Tao J. 2004. Strategic ambiguities in the process of consent: Role of the family in decisions to forgo life-sustaining treatment for incompetent elderly patients. *Journal of Medicine and Philosophy*, 29: 207 - 224.

TWGHs Temple and Cultural Services Website. 2022. Retrieved from https://temples.tungwahcsd.org/tung-wah-coffin-home.

U. S. Department of Health and Human Services. 2020. Economic impacts of programs to support caregivers: Final Report. https://aspe.hhs.gov/basic-report/economic-impacts-programs-support-caregivers-final-report#conclude.

UDN. 2020. Taiwan People's Donation. Retrieved from https://health.udn.com/health/story/6005/4993523.

UNESCO. 2005, Declaration in Bioethics and Human Rights. Accessed on December 20, 2015. http://portal.unesco.org/en/ev.phpURL_ID = 31058andURL _ DO = DO _ TOPICandURL _ SECTION = 201.html.

United Nations, Department of Economic and Social Affairs, Population Division. 2017. World Population Prospects: The 2017 Revision, custom data acquired via website.

University of Maryland Medical Center. 1999. The "break even" cost of kidney transplants is shrinking [On-line]. Available: https://www.eurekalert.org/pub _ releases/1999 - 05/UoMM-TECO-200599.php. Accessed June 20, 2019.

US. Bill of Rights. 1791. Available: http://www.archives.gov/exhibits/charters/bill _ of _ rights _ transcript.html. Accessed in

March 2014.

Velleman J. D. 2005. Family history. *Philosophical Papers*, 34: 357 – 378.

Wang H. 2009. The Way of Heart: Mencius' Understanding of Justice. *Philosophy East and West: A Quarterly of Comparative Philosophy*, 59(3), 317 – 363.

Wang H. 2016. From the end to the beginning: The new era of organ donation and transplantation of China. Presented at the international workshop of family-based organ donation, City University of Hong Kong, March 17, 2017.

Wang J. 2014. Family and autonomy: Towards share medical decision-making in light of Confucianism. In *Family-oriented informed consent: East Asian and American perspectives*, ed. Fan R. Dordrecht: Springer: 65 – 82.

Wang M. X. and Wang X. L. 2010. Organ donation by capital prisoners in China: Reflections in Confucian ethics. *Journal of Medicine and Philosophy*, 35: 197 – 212.

Wang Q. 1999. The Confucian Filial Obligation and Care for Aged Parents. In *Confucian Bioethics*, edited by Fan R. Dordrecht: Kluwer Academic Publishers: 235 – 256.

Wang Q. 2016. The relational self and the Confucian familial ethics. *Asian Philosophy*, 26(3): 193 – 205.

Wang S., Marquez P. and Langenbrunner J. 2011. *Toward a healthy and harmonious life in China: Stemming the rising tide of non-communicable diseases*. Washington DC: World Bank.

Wang X. and Hancock T. 2017. Opioid Boom in China as Patients Lose Addiction Fears. Financial Times. Retrieved from: https://www.ft.com/content/4e482c4c - 897e - 11e7 - bf50 - e1c239b45787.

Wang, H., Gusmano M. K. and Cao Q. 2011a. An evaluation of the policy on community health organizations in China: Will the priority of new healthcare reform in China be a success? *Health Policy*, 99(1): 37 - 43.

Wear S. 1993. *Informed consent: Patient autonomy and physician beneficence within clinical medicine*. Dordrecht: Kluwer Academic Publishers.

Whyte M. K. 2003. The persistence of family obligations in Baoding. In *China's revolution and intergenerational relations*. ed. M. K. Whyte. Ann Arbor: University of Michigan Center for Chinese Studies.

Wolfe R. and Sharp L. 2002. Anti-vaccinationists past and present, *BMJ*, 325 (7361): 430 - 432.

Wong H. C. 2014. Towards a good practice of family-oriented consent: Reflections on medical practice in Taiwan. In *Family-oriented informed consent: East Asian and American perspectives*, ed. Fan R. Dordrecht: Springer: 245 - 256.

Wong Y. C. R. 2013a. Economics of the family and same-sex marriages. [Online] Available: http://www.wangyujian.com/?p=1997andlang=en. Accessed on 16 Mar 2013.

Wong Y. C. R. 2013b. Housing, retirement and the economy — Why family savings and investing in children matters? [Online]

Available: http://www. wangyujian. com/? p = 2004andlang = en. Accessed on 16 Mar 2013.

Woo J. 2020. COVID - 19 and residential care homes in Hong Kong. *Journal of Nursing Home Research*, 6: 20 - 21.

Wu D. and Lam T. 2016. Underuse of primary care in China: The scale, causes, and solutions. *Journal of the American Board of Family Medicine*, 29(2): 240 - 247.

Wu, J., & Mao, Y. 2017. Liberty in health care: a comparative study between Hong Kong and mainland China. *Journal of Medicine and Philosophy*, 42(6), 690 - 719.

Wu S. 2017. More than 110 traditional mortuaries. HK01. Retrieved from https://www.hk01.com/sns/article/82638.

Wu X. and Fang Q. 2013. Financial compensation for deceased organ donation in China. *Journal of Medical Ethics*, 39(6): 378 - 379.

Xie H., Cheng C., Tao Y., Zhang J., Robert D., Jia J., Su Y. 2016. Quality of life in Chinese family caregivers for elderly people with chronic diseases. *Health and Quality of Life Outcomes*, 14 (1): 1 - 9.

Xu C. F. and Han Y. H. 2011. Ethical dilemmas and policy options of organ donation in China. *Kunming University of Technology and Industry Journal*, 11(5): 12 - 17.

Xu H. 2022. What kinds of use of sex robots can be morally allowed? A Confucian perspective. In *Sex robots: Their social impact and the future of human relations*, eds. Fan R. and M. J. Cherry. Dordrecht: Springer.

Yang Y. 2014. A family-oriented Confucian approach to advance directives in end-of-life decision making for incompetent elderly patients. In *Family-oriented informed consent: East Asian and American perspectives*. ed. Fan R. Dordrecht: Springer: 109 – 124.

Yu E. 2007. Respect for the elderly and family responsibility. In *The family, medical decision-making, and biotechnology: Critical reflections on Asian moral perspectives*, edited by Lee S. C. Dordrecht: Springer: 197 – 206.

Yu K. 2009. The Confucian conception of harmony. In *Governance for harmony in Asia and beyonded*. Tao J., Cheung A., Painter M.and Li C. London: Routledge : 15 – 36.

Yu K. P. 2014. The Confucian alternative to the individual-oriented model of informed consent: Family and beyond. In *Family-oriented informed consent: East Asian and American perspectives*. ed. Fan R. Dordrecht: Springer: 93 – 106.

Yu Y. 1987. O soul, come back! A study in the changing conception of the soul and afterlife in pre-Buddhist China. *Harvard Journal of Asiatic Studies*, 47(2): 363 – 395.

Yung L. 2014. The East Asian family-oriented principle and the concept of autonomy. In *Family-oriented informed consent: East Asian and American perspectives*, ed. Fan R. Dordrecht: Springer: 109 – 124.

Yung L. Y. Y. 2022. The moral significance of human likeness in sex robots: A Confucian perspective. In *Sex robots: Their social impact and the future of human relations*, eds. Fan R. and

Cherry M. J. Dordrecht: Springer.

Yung Y. Y. 2015. The East Asian family-oriented principle and the concept of autonomy. In *Family-oriented informed consent*. ed. Fan R. New York: Springer: 107 - 121.

Zang X. W. and Zhao L. eds. 2017. *Handbook on the Family and Marriage in China*. Cheltenham, United Kingdom: Edward Elgar.

Zhang E. Y. 2022. Why sex? Sex-bots from a Daoist perspective. In *Sex robots: Their social impact and the future of human relations*, eds. Fan R. and M. J. Cherry. Dordrecht: Springer.

Zhang W. 2012. *The China Wave: Rise of a Civilizational State*, Singapore: World Scientific Press.

Zhang W. and Chen M. 2014. Psychological distress of older Chinese: Exploring the roles of activities, social support, and subjective social status. *Journal of Cross-Cultural Gerontology*, 29 (1): 37 - 51.

Zhao W. 2014. A Confucian worldview and family-based informed consent: A case of concealing illness from the patient in China. In *Family-oriented informed consent: East Asian and American perspectives*, ed. Fan R. Dordrecht, Springer: 231 - 244.

Zhao, Wenqing. 2022. A Confucian Reasoning on Two Controversial Issues in Reproduction. In *Multicultural and Interreligious Perspectives on the Ethics of Human Reproduction: Protecting Future Generations*, eds. Joseph Tham, Alberto G Gomez, and John Lunstroth. Springer: 73 - 82.